i

为了人与书的相遇

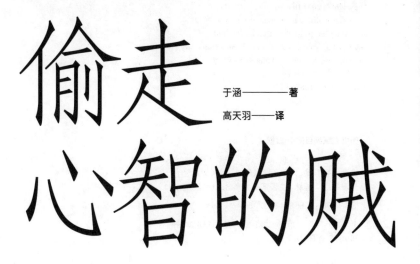

Mind Thief

偷走
心智的贼

于涵———著

高天羽——译

阿尔茨海默病的故事　　The Story of Alzheimer's

广西师范大学出版社
· 桂林 ·

图书在版编目(CIP)数据

偷走心智的贼：阿尔茨海默病的故事 / 于涵著；
高天羽译. —— 桂林：广西师范大学出版社, 2022.7

ISBN 978-7-5598-5022-5

Ⅰ.①偷… Ⅱ.①于… ②高… Ⅲ.①阿尔茨海默病
－研究 Ⅳ.①R749.1

中国版本图书馆CIP数据核字(2022)第086882号

著作权合同登记图字：20-2022-080

广西师范大学出版社出版发行

广西桂林市五里店路9号　邮政编码：541004
网址：www.bbtpress.com

出　版　人：黄轩庄

责任编辑：黄平丽

特约编辑：魏钊凌

装帧设计：吴伟光　陈威伸

内文制作：李丹华

全国新华书店经销

发行热线：010-64284815

山东韵杰文化科技有限公司

开本：1230mm×880mm　1/32

印张：12.5　字数：290千字

2022年7月第1版　2022年7月第1次印刷

定价：65.00元

如发现印装质量问题，影响阅读，请与出版社发行部门联系调换。

目　录

中文版序言

　　语言是一种很奇妙的东西，它不仅仅是我们嘴里发出的声音或是笔下写出的符号；它是我们思维运作的根本。

　　当理想国的编辑问我想不想给我这本书的中文版加一个前言时，我欣然答应了。我在美国已经生活了 20 年了，这 20 年来，我天天用英文写作，脑子里走的是英文的想法、单词和句式。虽然我能流利地说中文，也能顺畅地读中文，但惭愧的是，我似乎已经不能轻松地用中文写作了。当我坐在电脑前、手放在键盘上时，我必须非常努力地用中文思考，才能尽量让笔下出来的文字显得自然，而不像是翻译出来的结果。就算如此费力，写出来的东西还是不尽如人意。

　　这就是为什么我非常感谢中文版的译者和理想国的编辑把我的书《偷走心智的贼：阿尔茨海默病的故事》（*Mind Thief: The Story of Alzheimer's*）变成了中文，带给了中国的读者。翻译是一件非常困难的事，从一种语言转换到另一种语言，我们必须转变已经在脑子里根深蒂固的思维方式。就算能做到这点，一些说法、语气和感觉有时候真的是无法翻译的，就像我小时侯在中国看译制片一样，有些东西听起来总觉得有点怪怪的。翻译科普书籍可比翻译电视剧更要难得多，有很多术语需要转换，理论需要重塑，文献需要核对。这本书译者和编辑非常优秀，工作非常认真，《偷走心智的贼》反映出了他们的专业和付出。

阿尔茨海默病是人类的大敌，对中国民众也不例外。基于中国庞大的人口以及不断攀升的老年人口，阿尔茨海默病对国人将是（确切地说已经是）生活的一部分。我希望《偷走心智的贼》能让更多国人不仅知道这个病的名字，还对它的历史、来源、研究和治疗有更深入的了解。

20 年前，当我还在中国时，Alzheimer's（阿尔茨海默病的英文名称）的中文名字是"老年痴呆症"。这个译名让人觉得 Alzheimer's 并非什么特别的疾病，只是衰老的必经过程——至少我当时是这样想的。现在，越来越多的国人认识到阿尔茨海默病是一种脑神经疾病，而且它不光只影响我们想象中的那些"风烛残年的老人"。在如今的医疗条件下，健健康康地活到 70 岁、80 岁乃至 90 岁已不是什么不可能的事，但是阿尔茨海默病在 60 岁甚至更早的时候就会偷走我们的心智。我们所有人都需要更好地了解这一疾病。

在美国等一些西方国家，阿尔茨海默病的科研和科普工作比中国开展得更早，所以发展程度也相对更高，但是中国的学者正在奋起直追，全民教育也在展开。我希望《偷走心智的贼》能对这些努力起到些许推波助澜的作用。

阿尔茨海默病的科研是在不断发展的。从这本书的英文版出版到现在，有些数据和试验最近已经更新变化了，中文版尽量反映了这些变化。但是，等读者把这本书拿到手里时，新的变化必然已经发生了。这是不可避免的，还请读者原谅。

最后要说的是感谢我的父母在 20 年前鼓励我出国学习，鼓励我去发现自已想追求的东西。更重要的是，我希望把这本书献给我的姑父。我的姑父在多年前不幸患上阿尔茨海默病，现已去世，他和他的家人承受了身心的折磨，做出了巨大的牺牲。我知道什么也无法挽回他们失去的一切，但我希望《偷走心智的贼》能带给他们些许慰藉，让他们知道，他们并不孤单。

于涵

2022 年 5 月 22 日于美国伊利诺伊州家中

前　言

在美国，每 65 秒就有一个人患上阿尔茨海默病。[1] 在全世界，^{vii}每 3 秒就有一个人患上痴呆症，痴呆症的主要原因仍是阿尔茨海默病。

2019 年，有 580 万美国人带着阿尔茨海默病生存。到 2050 年，这个数字将变为 1,380 万。那一年，全世界将有 1.315 亿痴呆症患者。

在美国，过去 20 年中因阿尔茨海默病死亡的人数上升了 120% 还多。眼下它已是美国人的第六大死因。在全世界，阿尔茨海默病和其他痴呆症是人口死亡的第五大原因。

2019 年，护理一个美国痴呆症患者所需的费用是 35 万美元。同年，阿尔茨海默病及其他痴呆症造成的总成本，在美国是 2,900 亿美元，在全世界超过了 1 万亿美元。

更严重的是阿尔茨海默病对人本身的伤害——患者失去亲友，失去记忆和目标，失去生命和灵魂。

目前，对阿尔茨海默病还缺乏有效的预防或治疗手段，更别说治愈了。

身为人类，我们迫切需要做点什么。

第一章

消失的妻子

1864 年，德国法兰克福（Frankfurt）郊外建起了一座大宅。它仿照中世纪哥特式建筑建成，有着巍峨的高塔、拱形的玄关和巨大的窗户。以所有的建筑学标准来说，它都是一座了不起的建筑。但是，作为精神病与癫痫医院的所在地，当它映衬在法兰克福的阴霾天空之下，给人的感觉却是压抑多于壮美。当地人称它为"疯人堡"。

1901 年冬，一名当地女子蹒跚迈过这座堡垒的大门，她名叫奥古斯特·德特尔（Augeste Deter），51 岁，身材高挑，棕色长发，看得出来年轻时是一位端庄的美人，现在也气质依然，只是深色的眼睛里透露着困惑和无助。丈夫卡尔（Karl）站在她身边。奥古斯特不知道自己身在何处，甚至不知道自己是谁。

奥古斯特生于德国卡赛尔（Kassel），家中连她一共有四个孩子。她父亲年纪轻轻就病死了，死因可能是皮肤感染，母亲也在 64 岁时死于肺炎。[1] 像那个年代普通工人阶级家庭的女孩一样，奥古斯特上了小学，毕业后工作赚了几年薪水，然后就做了对当时的女子而言唯一体面的事情:嫁人。[2] 23 岁时,她与卡尔结为夫妻。婚后两人移居法兰克福,卡尔在当地找了一份铁路办事员的工作。在之后的 28 年里,奥古斯特证明了自己是一位勤劳亲切的妻子,她操持家务、照料丈夫,还养育了一个健康的女儿。

可是近些日子,奥古斯特却仿佛变了个人似的,家务疏忽了,烹饪也搞砸了。她记性出了问题,还变得疑神疑鬼,总觉得别人要谋害她。她四处游荡,不打招呼就到邻居家串门,惹得人家心里不高兴。她还怀疑起了卡尔,指责他与一名邻居有染。

卡尔感到既丢脸又无助,带奥古斯特去看了他们的家庭医生。医生注意到了奥古斯特的健忘、躁狂和失眠,诊断她得了麻痹性痴呆(general paresis)。这在当时是一种常见而可怕的疾病,会造成智力衰退、人格变化,并最终导致死亡。它在今天被称作神经性梅毒(neurosyphilis),是由脑和神经系统内的细菌感染引起的。如今有了青霉素疗法,它已经不再是一种绝症。但是 1901 年青霉素尚未问世,人们对它的病因也还没有清晰的认识。那位家庭医生宣布奥古斯特已经无法治疗,吩咐将她送入一家精神病院,也就是那座“疯人堡”。

虽然名字骇人、外观肃穆,“疯人堡”里面的氛围却颇令人振奋。[3] 这家医院是在海因里希·霍夫曼(Heinrich Hoffmann)的指导下建立的,对一些人来说,这位精神病学家更知名的成就是创作了流行童书《蓬蓬头彼得》(Der Struwwelpeter)。医院的运营体现了霍夫曼的理念,即精神病是一种真正的疾病。精神病人并非道德腐化、性格柔弱或是恶灵附体。同其他病人一样,他们的痛苦也有着生理学的原因:他们的脑受了损伤,虽然这损伤较为隐蔽,不像伤残的四肢或深深的伤口那样显眼。要说有什么区别，那就是精神病人需要最温柔最人道的护理，因为他们得的是毁灭性最强的疾病。

遵照这一理念，这家医院禁用约束衣，还尽量给予病人活动的自由。院内避免强制措施，只在迫不得已时才会使用隔离手段。3 作为代替，沐浴疗法被广泛使用。病人躺在浴缸里，在温水中一泡就是几个小时甚至几天，以帮助他们平复情绪。医院还鼓励病人锻炼身体、从事园艺、听音乐。

然而，可怜的奥古斯特却没能好好享受这些康乐设施。她的困惑和烦躁程度太深。入院时，她已经记不得自己的名字和丈夫的名字，就连自己有丈夫这件事都不知道了。此前卡尔·德特尔还抱有一丝希望，但现在他终于意识到，相伴28年的妻子已经消失了。

就在同一年，医院里的另一个男人也失去了妻子。他是37岁的资深医师爱罗斯·阿尔茨海默博士（Dr. Alois Alzheimer）。在外人眼里，他是亲切的同事、满足的父亲，育有三名子女。他热心学术，在麻痹性痴呆（也就是奥古斯特被怀疑患上的病）领域是公认的专家。

1901年2月，爱罗斯相伴七年的妻子塞西莉（Cecilie）因不明疾病死亡。同奥古斯特和卡尔一样，爱罗斯和塞西莉的婚姻也很幸福——只是那一对终于精神病，这一对却始于精神病。4 1892年，塞西莉的姓氏还是盖森海默（Geisenheimer），她的丈夫奥托·盖森海默（Otto Geisenheimer）是一名富商，患有麻痹性痴呆。

那一年，奥托和塞西莉一起，带着私人医生到非洲北部探险。旅途中，奥托的病情突然恶化。他的私人医生是爱罗斯·阿尔茨海默的朋友，当下拍电报向爱罗斯求助。

爱罗斯匆匆赶到阿尔及利亚与三人会合，虽然尽力做了治疗，却无力回天，奥托在一行人返回德国途中去世。之后的故事很像一部现代言情剧的情节：年轻的寡妇喜欢上了爱罗斯。更不寻常的是，后来是她向他求的婚。爱罗斯答应了，那次致命探险的两年后，两人结为夫妻。

除了给了爱罗斯三个孩子和一个家之外，塞西莉还带来了一笔巨额财产，这是她从上一次婚姻得到的。爱罗斯·阿尔茨海默再也不必为生存而工作了。

4　　　但他仍在继续工作，而且很勤奋。区别在于，财务自由让他能更坚定地追求自己在医学和科学上的志趣，他从少年时代开始就有这样的志趣了。他出生在德国小镇马克特布赖特(Marktbreit)，在当地上了小学，后来又去阿沙芬堡(Aschaffenburg)上了中学。年轻的爱罗斯在中学时代很优秀，对自然科学表现出了强烈兴趣和杰出才华。中学毕业后，他先后到柏林（Berlin）、维尔茨堡(Würzburg)和图宾根(Tübingen)的大学研读医学，学习各个科目，尤其痴迷于其中两门：精神病学和组织学（就是用显微镜研究细胞和组织的科目）。[5]这两门学科成了他后来和奥古斯特相遇的决定性因素。

奥古斯特来到"疯人堡"时，爱罗斯已经在那里工作了13年，起初是院内的实习医师，最后成了主任医师。在医院的日常工作中，这位阿尔茨海默大夫喜欢和病人谈话，这既是为了和病人拉近关系，也是为了观察他们的症状。奥古斯特入院后的第二天，他在吃午饭的时候和她做了首次面谈。那天中午的菜是花椰菜和猪肉。

> 爱罗斯：你吃的什么呀？
>
> 奥古斯特（一边嚼着猪肉）：菠菜！
>
> 爱罗斯：我问的是你现在在吃什么？
>
> 奥古斯特：先吃了土豆，又吃了辣根。[6]

难怪这可怜的妇人不会做饭，也难怪她的丈夫要抱怨了。她现在连蔬菜和肉都分不清了。有趣的是，这一点百年来并无多大变化。直到今天，妇女在厨房中丧失烹饪能力——比如忘记了她以前是怎么做苹果派的——仍常常是最先让丈夫和孩子感到担心的迹象。

接下去的几天、几个月和几年里，阿尔茨海默大夫和同事持续对奥古斯特开展检查。他们详尽记录了她在医院里如何打发时间、如何与其他病人交流，又如何回应医生的治疗。我们差一点就看不到这些记录了，因为奥古斯特的病历在1910年前后遗失了，找了很多年也没找到。最后纯粹是运气好，这份病历在1995年重见天日了，之前它一直埋没在法兰克福大学精神病诊所的档案里。

那只蓝色的卡纸文件袋仍然完好无损，里面装着奥古斯特·德特尔的几张相片（其中的一张见图1.1），以及她努力签下的名字。还有几页是阿尔茨海默医生的手写记录，用的是一种现已不再使用的德文字体，其中详尽记载了他的这名病人入院后最初五天里的行为。另外几页由他的两位同事所写，描述了病人之后的病情变化。[7]

在这些文件中，我们看到了奥古斯特的一幅幅快照，它们跨越了四年的时间，从最初入院一直到她最后在医院逝世。她弄不清时间和方位，无法说出完整的句子，不能读写，就连自己的名字也拼不出来。她记得丈夫和女儿的名字，但说不出他们的具体情况。她产生了幻觉，对其他病人态度粗暴，还会对给她做检查的医生拳打脚踢。她又是尖叫又是恸哭，漫无目的地游来荡去，还有人听到她呼喊着求上帝垂怜。

奥古斯特的病情使爱罗斯·阿尔茨海默既困惑又好奇。虽然当时人们已经公认高龄会导致精神衰退（mental deterioration），即所谓的"老年期痴呆"（senile dementia），但奥古斯特才 51 岁，根本还不算老，况且她的症状显然比老年期痴呆患者更加严重和暴力。另一个诊断结果是麻痹性痴呆，奥古斯特的家庭医生就怀疑她得了这种病，这倒是可以解释她年纪不大这一事实，因为麻痹性痴呆的发病与年龄无关。但如果真是麻痹性痴呆，其他元素又对不上号。虽然奥古斯特表现出了麻痹性痴呆中常见的精神损伤，却仍缺乏其他显著的症状：她的瞳孔对光线有正常反应，她的步伐并不紊乱，膝跳反射也很正常。[8]

6　　就在阿尔茨海默医生为诊断犯难时，奥古斯特的病情继续恶化。在最后的日子里，她"像胚胎似的蜷缩在床上，大小便失禁，可怜极了"。[9]1906 年 4 月，她死了。尸检后，医生在她的病历中记录下了死因，包括褥疮造成的血液感染、小脑血管硬化、脑积液、

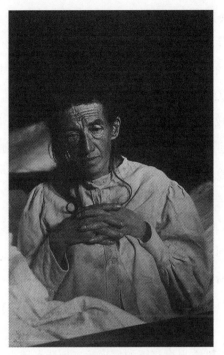

图 1.1　奥古斯特·德特尔

脑萎缩、肺炎和肾炎。[10]

做尸检的并不是阿尔茨海默医生本人。这时他已经不在"疯人堡"。他于三年前离开法兰克福前往慕尼黑（Munich），到新建成的皇家精神病诊所，去为著名精神病学家埃米尔·克雷珀林（Emil Kraepelin）工作了。新东家许诺他有大量机会开展神经病理学和显微镜学研究。[11]

克雷珀林后来在回忆录中写道，爱罗斯·阿尔茨海默对这间慕尼黑诊所的开业起到了关键作用。阿尔茨海默"十分尽责，不知疲倦地"协助他,"有着无可撼动的忠诚和可靠"。[12]

因为有钱,所以阿尔茨海默同意无偿在诊所工作。克雷珀林回忆说:"阿尔茨海默来为诊所服务是不领工资的,这既是因为我没有职位可以给他,也是因为他希望能自由支配时间。"[13]就这样,阿尔茨海默成了一名不支薪的"科学助理",他为诊所建立了解剖实验室,还出钱为实验室购置物资设备并支付其他职员的工资。他帮忙布置诊所里的每一处陈设,平息各方冲突,并参与监督医疗服务。[14]

在为新工作忙碌的同时,阿尔茨海默并没有忘记奥古斯特。"疯人堡"的老同事一直在向他报告奥古斯特的近况,在奥古斯特逝世后也立即通知了他。他们甚至安排人将奥古斯特的档案和脑寄给了阿尔茨海默,好让他在慕尼黑的实验室里用显微镜开展彻底的检查。

阿尔茨海默在显微镜下的发现后来创造了历史。他发现奥古斯特脑中的神经元有不同程度的崩解,它们似乎是被从自身内部长出的原纤维(fibrils)摧毁了。有的神经元里可以看到一根或几根原纤维,更严重的情形是原纤维结成了粗大的纤维束。在受损最严重的区域,神经元彻底崩解,只能从留下的一大团缠结的原纤维推断出那里以前有神经元。[15]除了原纤维,阿尔茨海默还发现有大量微小的斑块(plaques)堆积物散布在神经元之间。这些堆积物由一种未知物质构成,可以被清楚地观察到。[16]

有学者称,阿尔茨海默是医学史上首个发现原纤维的人。但其实,比他更早的时候就有报告指出过老年期痴呆患者脑中有原纤维,虽然这样的报告只有零星几篇。[17]斑块同样不是新发现。大约20年前，就有报告提到它们在老年期痴呆患者脑中出现。[18] 不过，在同一个病人脑中观察到这两种物质，并且这个病人还不是老人，这的确是了不起的发现。

这次尸检的结果，连同在"疯人堡"里对奥古斯特的临床观察，使阿尔茨海默确信她患上了某种独特的疾病，它不是老年期痴呆，不是当时已知的任何精神疾病。不过他还不准备宣布自己发现了一种全新的疾病，只是称其为"大脑皮层的一种特殊疾病"。他用这个名称写了一篇论文描述奥古斯特的病况，一年后发表在了《精神病学及精神-法医学普通杂志》（*General Journal for Psychiatry and Psychic-forensic Medicine*）上。

将这种疾病命名为"阿尔茨海默病"的任务，后来落到了他在慕尼黑诊所的上司埃米尔·克雷珀林肩上。

埃米尔·克雷珀林在现代精神病学史上是一位举足轻重的人物，有人认为他是现代精神病学的创始人之一。他编的课本《精神病学及神经科学基础》（*Foundations of Psychiatry and Neuroscience*）很畅销，一共出了九版。这本书为精神病的分类做出了重大贡献。他的研究让混沌复杂的精神疾病变得有条理了起来，系统性的诊断、研究和治疗这才变得可能。

大约就在阿尔茨海默发表论文介绍奥古斯特时，克雷珀林正开始为第七版课本做修订。在1910年出的第八版课本中，他不打招呼也不做铺垫、轻描淡写地举出了一种新的疾病，并径直称之为"阿尔茨海默病"。在这个条目下，克雷珀林详述了这种疾病的临床症状，依据的正是阿尔茨海默的观察：

发病后几年，病人在智力上逐渐逆行，记忆衰退，思维贫乏，头脑混沌不清。他们再也找不到路，也认不出人，并开始丢弃自己的物品。接着病人会出现某种躁动，他们喋喋不休，喃喃自语，时而放歌，时而大笑，他们跑来跑去，浪费时间，这里揉揉，那里拔拔，弄得一身邋遢……病人听不懂任何要求也看不懂任何手势，认不出东西也看不懂图像，无法完成任何有条理的任务……

在所有症状中，语言上的混乱程度最深。病人仍能说出意思明白的单词或单句，却又常常陷入无意义的胡言乱语……

最终病人会彻底陷入沉默，只在情绪激动时才会说出可以理解的词语或一串意义不明的音节。书写能力则已完全丧失。与此同时，病人的精神极度恍惚。听见外人对他说话，病人或许会望向对方，间或露出微笑，但已无法理解对方的言语和面部表情，也不再认识自己的亲属。只有在遭到直接的身体干预时，病人才会报以恼怒的姿态和匆忙发出的含糊音节……

此处描写的最终状态可能会非常缓慢地继续恶化，也可能在许多年中维持不变。我观察的几个病例后来都是死于合并症。[19]

列出这些临床症状之后，克雷珀林又在下一段介绍了脑解剖的结果：神经元广泛死亡，出现大量斑块及原纤维。克雷珀林坦言，这些解剖结果与老年期痴呆患者的解剖结果有着部分的相同之处，但是他也强调，阿尔茨海默病的患者要年轻得多，且症状格外严重。他最后写道："在这些病例中，我们至少可以假设病人所患的是一种**早老性**痴呆，甚至可以更进一步，认为这是一种与年龄关系不大的特殊疾病过程。"[20]

因为克雷珀林的权威意见，阿尔茨海默病诞生了。大家常常直接称之为"阿尔茨海默"（Alzheimer's），或用它的首字母缩写AD。（这恰好也是它的第一个病人奥古斯特·德特尔的姓名首字母缩写。这算是巧合，还是命运使然？）

第二章

遗传的诅咒

埃米尔·克雷珀林很清楚，给一种疾病命名后，大众就会认
为它确实存在，产生的涟漪效应比只是在课本上新增一个条目要
强。它能规范人们的生活，为治疗提供依据，还能用来推销疗法。
比如曾经有一个口袋式的术语叫"女性癔症"（female hysteria），
用来指责女性的情绪和冲动行为。几百年来，人们不断提出各种
奇怪假说（比如子宫游走说）和歧视性的疗法（如骨盆按摩术）*，
靠这些东西来赚钱。

不过，克雷珀林没想到的是，用一名忠实员工的名字来命名
一种疾病，竟激起了巨大的争议。怀疑者质问阿尔茨海默病的医
学基础，认为病例太少，不足以佐证这种病真的存在，还说这次
命名不过是为了炒作。

---

* 女性癔症、子宫游走说和骨盆按摩是三个相互关联的概念。在古代欧洲，人们认
为女性的子宫会在身体里四处游走，并引发情绪激动等症状；为了使子宫回到正
常位置，一些医生提出了按摩骨盆的疗法，曾在 19 世纪流行于欧洲和美洲。（本
书脚注若无特别说明均为译注）

我们现在已经很难知道，克雷珀林究竟知道几个阿尔茨海默病例。就公开发表的来看，当克雷珀林的著作付印时，包括奥古斯特·德尔特在内，被医学文献记录下来的病例只有六个。[1] 不仅如此，在这六例中，有三例病人已经年过六旬，跨过了一般用来界定老年期的年龄门槛，因而并不符合克雷珀林提出的"早老性痴呆"标准。

11　　但是除此之外，还有未发表的病例，克雷珀林就知道至少一个这样的病例。这个病例就在他自己的慕尼黑诊所，爱罗斯·阿尔茨海默也曾亲眼见过。这个病人名叫约翰·费格尔（Johann Feigl），是阿尔茨海默病的二号患者。

56岁的约翰是一名丧偶的工人，于1907年底被慕尼黑诊所收治。[2] 他的症状与奥古斯特的有着显著的相似性。他健忘，辨不清方向，不会自己洗澡，用不了梳子，除了自己的名字什么都不会写。他能说出单词，但无法理解它们。面谈时，他只会重复问题，无法回答。他会卡在单词和概念上，如果刚刚谈论过膝盖，他就会将一把钥匙也称作"膝盖"。

约翰的病情恶化得很快。刚入院时，他还会衔一根雪茄，擦亮火柴，把雪茄点着抽上几口。但是半年后，当别人给他一根雪茄时，他却只知道拿着它摩擦火柴盒。随着时间的推移，约翰变得焦躁、顽固和沉默了起来。在最后的日子里，他更是大小便失禁，对外界刺激完全没了反应。到了入院后的第三年，他就死了。

克雷珀林亲眼见识过约翰的症状，这很可能强烈影响了他，让他决定命名一种早老性阿尔茨海默病。但克雷珀林不知道的是，这个病例并不像表面看起来的那么简单。

约翰去世之后，爱罗斯·阿尔茨海默迅速解剖了他的脑。同奥古斯特一样，约翰的脑也已经萎缩，并且布满了似乎由相同的未知物质构成的斑块。这些斑块在脑的有些区域数量众多，而且许多斑块异常巨大。[3]不过，虽然阿尔茨海默多次尝试在脑的不同区域采样，却始终找不到一个像奥古斯特那样的，被原纤维侵占的神经元。

在约翰之前，所有诊断为阿尔茨海默病的病例都有这种反常的原纤维。原纤维生长于神经元内部，斑块堆积于神经元之间，正是两者的结合在显微层面构成了名为阿尔茨海默的疾病。但约翰的出现让事情变得复杂了起来。就算到了今天，这种所谓的"斑块型阿尔茨海默病"（plaque-only Alzheimer's disease）也仍是一个棘手的话题，一旦认真追究起来，就会动摇阿尔茨海默病诊断的病理学基础。好在这样的病例并不常见。[4]研究者只把它看作阿尔茨海默病的早期特征，也就是说，只要病人活得够长，他们迟早会长出原纤维的。[5]

而在当时，阿尔茨海默还没有大量病例可供比较。病人只有那么几个，他亲自检查的更是只有两人。其中一人既有斑块也有原纤维，另一人只有斑块没有原纤维。鉴于缺乏共同的病理学特征，而这种新发现的病又是以他的名字命名的，阿尔茨海默为此感到很不安。1911年，他写了一篇论文讨论约翰这个病例。他在文中写道："现在并无可靠的理由认为这些病例都是由一种特定的疾病过程所引起。只能说它们都是老年期精神病，是老年期痴呆病的非典型形式。"[6]他充其量承认这些病例"占据了某个独立的位置，我们应该知道它们的存在……避免做出错误诊断。"[7]

阿尔茨海默有没有责怪克雷珀林操之过急？我们并不知道，但有些历史学家确实是这么看待克雷珀林的。[8]他们认为，克雷珀林拿着一点零星的科学证据就草率行事，这种做法无非是为了获得社会效益和经济效益。他们推测，克雷珀林之所以用自家诊所的员工名字来命名该病，目的是想压倒布拉格的一家竞争对手，并确保自家诊所有稳定的经济收入。在布拉格的那家诊所，一位名叫奥斯卡·菲舍尔（Oskar Fischer）的研究者也在几个老年期痴呆患者的脑中发现了斑块，正准备提出一种基于斑块的痴呆亚型，叫作"老年精神病态"（presbyophrenia）。此时提出"阿尔茨海默病"，就能比"菲舍尔老年精神病态"抢先一步了。还有一种理论认为，克雷珀林和西格蒙·弗洛伊德及其精神分析学派是竞争对手。弗洛伊德将精神障碍归因于内心冲突和性焦虑，而克雷珀林和他的器质性精神病学派将精神障碍归因于脑中的生物学异常。以显微镜下的脑损伤为基础提出"阿尔茨海默病"，将是对"内心冲突说"的沉重一击。

13　　从阴谋论的角度来看，这两种理论都很诱人，但是没有哪一种得到了充分的证明。[9]没有证据显示克雷珀林的诊所当时有财务危机。即便真有，用员工的名字命名一种疾病是否就能立刻化解危机，也令人怀疑。说克雷珀林想要赢过弗洛伊德也不可信，因为"器质学派"在当时刚刚获得了一场大胜：他们发现，麻痹性痴呆（即奥古斯特最初的诊断结果，这也是当时常见的精神疾病）有生物学上的源头，是由脑部的细菌感染引起的。

这两个理论还忽视了一个事实：克雷珀林是一位知名学者，在业界声誉卓然，他在提出一种疾病之前肯定会三思，不会宣扬一种他自己也不相信的假病。虽然他的手上没有太多病例，但是他读到的和看到的肯定已经相当令人信服了。一个四五十岁的病人，病情能像那样恶化，其背后很可能有独特的病理学原因。

怀疑克雷珀林也是在抹杀爱罗斯·阿尔茨海默的成就，好像他在历史上留名，仅仅是因为给一个有影响力的老板打过工似的。正相反，阿尔茨海默本人就是一位敏锐的医生、一个一丝不苟的研究者、一位杰出的教师。他因为既重视临床也重视显微观察而受到推崇，被公认为治疗麻痹性痴呆、脑动脉硬化和癫痫等多种疾病的专家。终其一生，他发表了超过 50 篇研究论文，[10] 几乎每一篇都是独立撰写的。他能够发现一个稀有病例，**不仅仅**是因为在正确的时间出现在了正确的地点。

因为成就卓著，阿尔茨海默于 1912 年接受布雷斯劳（Breslau）的西里西亚省弗里德里希–威廉大学任命，出任正教授兼精神病学系主任。可惜上任三年之后，他就因为链球菌感染和风湿热去世了，终年 51 岁。他在慕尼黑诊所的继任者瓦尔特·施皮尔迈尔（Walther Spielmeyer）对他评价很高："阿尔茨海默从来不必为他的研究争求认可。他的口头报告和书面论文清晰流畅，即便是遥远的旁观者看了也会相信他那些结论的重要性。在这个盛产论文的时代，人人都认为自己有重要的意见有待公布，许多人一遍遍地宣扬自己那微不足道的发现。而阿尔茨海默从不轻易发言，除非他真有重要的事情想说。"[11]

也正是这样的品格使阿尔茨海默不敢轻易相信阿尔茨海默病的存在。他要是活得更久一些、接触了更多病例，会改变想法吗？我不知道，但是我敢肯定，要是他预见了自己的同胞——伏尔加德意志人将要面对的困境，他一定会的。

作为一位俄国皇帝，彼得三世的命运是不幸的。他在 1762 年加冕，短短六个月后就被推翻了。政变者不是别人，正是他的妻子叶卡特琳娜二世。彼得被囚几天后便离奇死亡。叶卡特琳娜（后来被称为"叶卡特琳娜大帝"）继续统治了俄国 30 多年。

叶卡特琳娜登基后的第一项也是最具雄心的一项事业，就是开发俄罗斯在伏尔加河（Volga River）沿岸的东南边陲，那在当时还是一片巨大的无人荒野。[12] 这是一项艰难的任务，但叶卡特琳娜偏偏知道如何去完成它：引入欧洲移民，为她开发土地。1763 年，俄国发布了一份《宣言》（Manifesto），刊登在欧洲各处宣传他们的招募移民运动。宣言中描绘了一幅光辉灿烂的边疆美景，土地富饶肥沃，"各种珍贵矿物与金属取之不竭"，而且"上天赐予了丰富的森林、河流、大海与大洋，轻易就能开展贸易"。[13]《宣言》还向愿意前来的移民承诺了多项特权：旅行援助、每日津贴、物资设备、宗教自由、不服兵役、税收减免，移民还可以自治。

移民运动吸引了约 3 万人，在德意志的两个黑森伯国*最为成功。当时的黑森人正为频仍的战争、贫瘠的土地和极端的贫困所苦。他们对故乡已毫无留恋，纷纷投入了前往俄国的漫漫征途。其中有一家人姓赖斯维希（Reiswig），丈夫约翰内斯（Johannes）、

---

* 18 世纪时，德国还没有统一，在黑森这片土地上有四个伯国：黑森-达姆施塔特伯国、黑森-卡塞尔伯国、黑森-莱茵菲尔斯伯国和黑森-马尔堡伯国。这四个伯国是从黑森大公国分化而来的。

妻子凯瑟琳（Catherine），还有 8 岁大的儿子乔治（George）。[14] [15]
这一家人留下的记录很少，但我们知道他们挨过了艰难的旅程（许多人没熬过来），到达了伏尔加河流淌的边疆。

令赖斯维希一家和其他远行者沮丧的是，这段旅程的终点竟是苦难生活的开端。眼前的土地和俄国人的许诺天差地别：原始的土壤、荒蛮的植被，季节变化极端，各种害虫肆虐，还有法外之徒无情地劫掠。这里没有藏身之所，食品和医疗物资也少得可怜。当俄罗斯的严冬降临时，定居者除了在地上挖坑之外别无办法，只有这些地窝才能在零下的气温中保护他们。后来疾病流行，夺走了许多人的性命，约翰内斯·赖斯维希也没能幸免于难。但神奇的是，凯瑟琳和小乔治都活了下来。

这些伏尔加河的移民者大多不是农民，他们缺乏耕作经验，就像这一带缺乏土地和资源。然而这些人还是献出了他们全部的体能和智力，因为他们再也没有什么可以失去的了。最终，他们将不可能变成了可能，庄稼有了收成，家畜产下了幼崽，木屋建造起来，人口开始增长。赖斯维希家也兴旺了。小乔治的子孙们在伏尔加河边疆成长，把这里当成了故乡。他们和其他定居者一道，将这片曾经的不毛之地改造成了俄国的农业中心和工业枢纽。自始至终，这些伏尔加德意志移民都维持着一个紧密的社区，他们只在内部通婚，并保留了自己的语言、宗教和习俗。

正当一切出现起色的时候，好的一面却开始衰弱。伏尔加德意志人喜欢生育，有限的土地渐渐无法养活他们增长的人口。反德情绪也在俄国勃然兴起，俄国人开始讨论将他们强行同化并迫使他们服役。为了寻找新的土地和新的生活，伏尔加德意志人派出探子前往美国,去勘察密苏里河(Missouri River)沿岸的大草原。探子带着好消息回来了:美国有充足的土地,铁路上可以找到工作,还有宗教信仰的自由,每一个勤奋的人都有机会获得回报。于是,第一批伏尔加德意志人效法他们勇敢的祖先,在 1874 年出发去了美国,接下来的两年里又有数百个家庭紧随其后。因为精于农业,他们许多人都在堪萨斯和内布拉斯加两州定居。

他们当中就有小乔治·赖斯维希的后裔,那是一个六口之家:父亲雅各布(Jacob)、母亲安娜(Anna)和 4 个年轻的男孩。他们于 1878 年到达堪萨斯州,几年后移居俄克拉何马,并在一个名叫基尔(Kiel)的镇子定居。最大男孩克里斯蒂安(Christian)在 20 岁出头时结婚,生了 5 个孩子。以伏尔加德意志人的标准来看,这只能算是个小家庭。对他们来说,孩子少于 8 个是反常的,有 10 个到 12 个孩子的家庭并不少见。

这个传统由克里斯蒂安的大儿子约翰(John)继承了,他在 20 世纪第一个十年初结婚——这时奥古斯特·德特尔正在法兰克福的"疯人堡"度过她最后的日子。1906 年,奥古斯特·德特尔逝世。同年,约翰的大女儿出生。后面还有 13 个男孩女孩要来。

和孩子一同来到的还有"尘盆"(Dust Bowl)。多年的激进耕作、干旱和尘暴严重破坏了俄克拉何马和得克萨斯草原区的生态和农业。天空被黑霾笼罩,土地变得荒芜,人群中流行起了肺炎和营养不良。幸运的是,约翰·赖斯维希的 14 个孩子都在恶劣的气候中活了下来,平安地长大成人了。但是就像他们的祖先一样,他们在挨过一段旅程之后,仍将面对一场更无情的灾难。

噩兆从大家长约翰开始。48 岁那年,他开始出现健忘和注意力涣散的迹象。起初大家并不在意，只当那是在艰难时代养育一大家子的压力造成的。再说约翰还很能干。他照顾自己，管理农庄，还开车载着家人外出办事。直到有一天，他驾车时离奇地迎面撞上一列火车，妻子死了，一个儿子也受了伤。

约翰从车祸中幸存了下来，但内心备受摧残，头脑也更糊涂了。他抛下了农场，搬去和成年的孩子们同住。从此，从白天到黑夜，他都必须像个孩子似的受人看护照料；他的脸上整日挂着一副茫然的表情。62 岁那年，他死了。

然而噩梦没有随着约翰结束，它才刚刚开始。在不到十年的时间里，约翰的儿子女儿（这时都已经四五十岁）也都出现了同样的神情。他的一个女儿不得不辞掉了秘书工作，因为她已经不能胜任了；另一个女儿因为无法再操持家务而离了婚；一个儿子变得不会组装农用设备了，他以前对这些设备可是了如指掌；另一个儿子只要离家稍远就会迷路。他们一个接一个地都走上了这条老路：记忆丧失，头脑彻底混乱，性格和行为都发生了变化。对他们中的一些人而言，这条路只走了短短几年；对另一些人而言，这却是一条为期 20 年的漫长道路。在最后的日子里，他们都变得疑神疑鬼、又凶又怕，对外部刺激失去反应，也不能控制大小便——凡此种种，都像极了几十年前的奥古斯特·德特尔。他们相继在五六十岁时去世。约翰的 14 个孩子，只有 3 个逃过了一劫。[15]

在很长一段时间里，赖斯维希一家始终不知道是什么在折磨他们。直到 20 世纪 60 年代，在看过几十次医生、恐惧了许多年后，他们终于听说了一个名字：阿尔茨海默病——确切地说，应该是早发性阿尔茨海默病。其实早到何种程度才算"早发"，并无

17

精确标准，医生的经验法则是 60—65 岁以下发病都算。一家人还听说了一件事：倒霉的不只是他们而已。截至 1992 年，据报告共有 18 个家庭患上了这种疾病，他们全都是伏尔加德意志人的后裔。[16]

这些家庭的出现让埃米尔·克雷珀林的命名终于有了依据。

克雷珀林提出的早老性痴呆与今天的早发性阿尔茨海默病相吻合，属于阿尔茨海默病下的一个子类。但无论是克雷珀林还是爱罗斯·阿尔茨海默都没有想到，这种病居然可以遗传，虽然他们的眼前已经有了一个例子：约翰·费格尔，也就是阿尔茨海默医生在慕尼黑的那个病人。一个世纪之后的家谱研究显示，约翰·费格尔并非他的家族中唯一的痴呆者。[17] 约翰的曾外祖父、外祖父，还有他的母亲，死亡时的表现都符合早发性阿尔茨海默病的特征。约翰的哥哥雅各布 66 岁去世，死前几年丧失了智能。他的另两个兄弟姐妹死时也有精神疾病。据统计，约翰的母系亲属中有 16 人罹患此病，父系亲属中则有 2 人。

至于奥古斯特·德特尔，关于她的家族记录很少，但或许她也和伏尔加德意志人的这条由疾病串联起来的线有关，因为她也来自德国黑森地区。[18] 这个说法还有进一步的证据：研究者在今天的黑森地区也发现了一个患有早发性阿尔茨海默病的家庭，他们和那些患病的伏尔加德意志人拥有相同的基因突变（关于基因突变，见第四章详解）。[19] 可以想见，奥古斯特、这个现代黑森家庭、赖斯维希一家还有其他患病的美国伏尔加德意志人，都忍受着一个共同的诅咒。

第三章

学习走路

　　既然早在 1910 年，名为"阿尔茨海默病"的疾病就已经被权
威医生埃米尔·克雷珀林发现并且归类了，为什么赖斯维希家族
等到了几代人去世后才得到了这个诊断呢？在 20 世纪的大部分时
间里，阿尔茨海默病到底引起了多大关注？

　　说实话，从美国国家医学图书馆的文献来看，几乎没有，就
算有也很少。美国国家医学图书馆是世界上最大的生物医学图书
馆，收藏了大量研究数据和令人佩服的电子工具。其中的一种搜
索引擎 PubMed（请访问 https://pubmed.ncbi.nlm.nih.gov/）梳理
了 3,000 万份出版物，从中归纳出了有关生物医学和卫生出版物
的信息。

　　借助 PubMed，我们可以对现代阿尔茨海默病研究做一番鸟瞰。
1910—1960 年，在 PubMed 中可以找到 62 份标题或摘要含有关
键词"阿尔茨海默病"的出版物，平均下来大约每年一份。与之
相比，2019 年一年就可以找到 10,747 份相关出版物。图 3.1 显示
了其间的数量变化。可以看出，现代阿尔茨海默病研究起步相当

缓慢，到 20 世纪前半叶为止，它始终在匍匐前进；70 和 80 年代，它开始摇摇晃晃地直立行走；90 年代后开始小跑，一直到过去 15 年左右才大步奔跑继而狂奔起来。

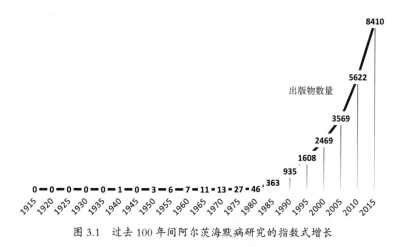

图 3.1　过去 100 年间阿尔茨海默病研究的指数式增长

为什么在 20 世纪的大半时间，对于阿尔茨海默病的关注如此稀少，而之后大家又猛地兴趣大增了呢？是因为这种疾病骤然暴发了吗？也不是。这个从匍匐到狂奔的转变，首先有政治和文化的原因，然后才轮到科学。

20 世纪 70 年代之前，人人都认为以 50 多岁的奥古斯特·德特尔为代表的这种疾病是罕见的，[1] 而罕见病不会吸引研究者关注，也无法筹到资金。如果病人和病例都很有限，收集一种疾病的知识就需要浪费大量时间和精力；即使研究成功，开发出药物，它也只能卖给数量有限的病人，带来的经济回报很微薄。因此大家认为，对罕见病的研究不值得公共部门投资，也会给药企带来过大的风险。[2]

你可能要问：那老年期痴呆呢？这种发生在 60 岁或更老的病人身上的痴呆症，在当时并不罕见吧？确实如此，而且当时就有人提出，奥古斯特的这种罕见的早老性痴呆，与常见的老年期痴呆是有关联的。毕竟，在奥古斯特脑中发现的斑块和原纤维，早就在老年期痴呆患者的脑中发现过了。[3]

但问题在于，那时的人们对老年期痴呆也不了解。它究竟是一种病理状态、一种疾病，抑或只是衰老的一个部分，是某种"良性的健忘"？[4] 如果它是衰老的一部分，那它就是不可避免的；既然不可避免，那也没有必要再研究它。有一位研究者回忆，一直到 20 世纪 60 年代，"如果你对医生——不是普通人，是医生哦——提起老年期痴呆的话题，他们都会表现得毫无兴趣……他们会说：'我不想讨论这个。你看，我们都会变老，这是避免不了的，在这方面开展研究完全是浪费时间。'"[5] 因为大家都是这个态度，所以研究晚年脑疾被认为是职业上的自杀行为。[6]

这股风气直到 1968 年才开始扭转。那一年，英国纽卡斯尔大学的研究者做了一项"计数"研究，想确认脑中斑块的数量是否与痴呆有关。[7] 他们先通过访谈和认知能力测试评估了老年研究对象的痴呆情况。待到这些研究对象去世，再解剖他们的脑，并清点其中的斑块数量。在收集了 60 名对象的数据之后，研究者指出两者间确实有一致但可能不怎么精确的联系：脑里斑块越多，痴呆就越严重。痴呆者的脑中的斑块数目比非痴呆者的多出了整整四倍。这说明什么？说明老年期痴呆对应于脑异常，而这种异常对老年人来说并非不可避免——至少从数量上不能这么说。所以对老年人，老年期痴呆也不是不可避免的。

从这个结论出发，20 世纪 70 年代的一些前沿研究者提出了一个主张：所谓的早老性阿尔茨海默病，与老年期痴呆"其实完全相同。"[8] 它们有着共同的脑部病理特征：斑块和原纤维。它们表现出相同的临床症状：健忘、思维混乱以及性格和行为的变化。除了发作年龄之外，两者没有真正的区别。这些研究者倡议改变观念，"取消随意的年龄划分，并采用'阿尔茨海默病'这个统一的称号。"[9]

这个观点有着深远的意义：如果早老性痴呆与老年期痴呆相同，且两者均属于阿尔茨海默病，那就不能再把它们视作正常现象，对它们的研究也不能说是浪费时间了。[10] 另外，既然阿尔茨海默病已经戴上了两顶帽子，有了早发性和晚发性这两个分型，那么它也不能再算是罕见病了。当时的研究者根据英国等国家的数据做了估算，结论是 65 岁以上的人中有 4.4% 患有痴呆，而其中有大约 65% 的是由阿尔茨海默病引起的。[11] 按照这个比例，20 世纪 70 年代的美国有 60 万阿尔茨海默病患者，且每年造成 10 万人死亡。[12] 这种曾经的罕见病一跃成为一名"主要杀手"，是美国人的第四或第五大死因了。[13]

当然了，你要是认为光凭那几个科学家和他们仅限于那几本艰深期刊的影响力，就能把阿尔茨海默病变成举国关切的卫生问题，那你就太天真了。在美国，推动这个转变的还有其他人群：名流、政客、患者及家属，还有商人。

对于那个年代的许多美国人来说，使阿尔茨海默病成为一种"真正的"疾病的人是丽塔·海华丝（Rita Hayworth），她是舞者、影星，也是美国大众的一位梦中情人。这位性感尤物的事业极为成功，她主演了 40 多部电影，是二战时美国军人最爱的海报女郎。令人伤感的是，这位美国人的梦中情人却在 50 多岁时出现了精神痛苦和记忆衰退的迹象。她饮酒无度，忘记台词，还常被情感爆发所吞噬。多年来，人们总认为她的心魔是酒精，但是 1979 年，她却被诊断出了阿尔茨海默病。[14] 八年后，海华丝去世，终年 68 岁。她临终时被困在曼哈顿中央公园西侧的高档公寓里，"陷入了彻底无助的状态。" [15]

当海华丝的人生悲剧徐徐展开时，有另一群人登上舞台，对阿尔茨海默病的普及起到了推动作用，他们就是国家衰老研究所（National Institute on Aging，NIA）。NIA 成立于 1974 年，是美国国立卫生研究院下属的一家分支机构。这个分支有些古怪，它不像其他机构（比如国家癌症研究所、国家心肺及血液研究所）那样关注特定的疾病或器官，而是有着更加宽泛的使命：应对"老人面临的所有问题和疾病"。[16]

和我们一般的观念不同，如果使命过于宽泛，非但不能左右逢源，反而会堵死门路。正如国立卫生研究院的一位前任官员所说："当一家新的研究所成立时……特别是当它关注的不是一种或几种疾病，而是人生的某一阶段，考虑到预算分配的政坛现实，它很难拿到经费来研究衰老。你必须找到一样东西来吸引政治势力的兴趣才行。" [17]

而在 NIA 第一任所长罗伯特·巴特勒（Robert Butler）看来，这样"东西"就是阿尔茨海默病。"我们为研究所争取资源的方式，不是普通科学家惯用的方式。"巴特勒在几十年后透露道，"因为常人不认为自己会死于分子生物学或基础科学，但他们知道自已会受某种病痛的折磨。我认为从这个方向来争取经费是合理的，一是因为当时我对痴呆症尤其是对阿尔茨海默病已经有了浓厚的兴趣，二是因为阿尔茨海默病已经是一种常见病了。我要是从毛细管扩张或早老症之类的疾病入手，就不会有这个效果。"[18]

选好一种疾病之后，NIA 就开始采取行动了，具体说，就是积极招募相关领域的学者开展阿尔茨海默病研究，并协助他们发现研究机会。[19] NIA 的目标不是当下就为阿尔茨海默病找到治愈方法，而是创造一批令人信服的科学故事，拿到国会上去申请经费。

除此之外，NIA 还开展了一个公关项目：每当有关于阿尔茨海默病的有趣发现，他们就主动联系报刊。[20] 更聪明的是，他们还培养了一个社会团体，让其成员诉说阿尔茨海默病对人的折磨，以此吸引国会的目光。当时已经有了几个阿尔茨海默病的基层组织，它们主要由患者家属创立，正好在寻找支持和信息。NIA 为这些团体牵线，敦促它们成立一个全国性组织。1980 年，这个组织诞生了，它就是阿尔茨海默病及相关疾病协会（Alzheimer's Disease and Related Disorders Association），后来改名为阿尔茨海默病协会（Alzheimer's Association）。

协会的表现超出了 NIA 最大胆的构想。短短六年时间，它就产生了 125 个分支和附属机构，覆盖了美国的 44 个州，吸引的志愿者达到 3.5 万。[21] 它在对外联络和疾病宣传方面发出了强有力的声音。依靠私人捐献和政府赞助，协会为病人看护、公众教育、有利的研究活动以及政策支持开展了游说倡议。到今天，协会仍是阿尔茨海默病领域最大最有名的非营利机构，它的预算达到 3.8 亿美元，有 2,600 名雇员和 6.2 万名志愿者。[22]

比较少为人知的是协会突然成名的过程，这就要说到另一个名人，保琳·菲利普斯（Pauline Phillips）了。

1956—2000 年，保琳使用阿比盖尔·范布伦（Abigail Van Buren）的笔名，同时在多家报纸开办了专栏"致阿比"（"Dear Abby"），很受读者喜爱。她在这个专栏中替读者出谋划策，涉及领域包括婚姻、育儿和事业等。1980 年 10 月 23 日，她在专栏中刊出了这样一封来信：

致亲爱的阿比：

大约两年之前，我开始注意到了我丈夫身上的变化。他变得越来越健忘，还常犯糊涂，但当时他才 50 岁。他去做了体检，结果非常健康，但他的记性实在太差，为安全起见不能再开车了。接着他又不得不辞掉了工作。

我们看了好几个医生，最后终于遇见了一位熟悉我丈夫病情的。他告诉我们，我丈夫得的是阿尔茨海默病，就目前所知还没有治愈的方法。阿尔茨海默病的发病人群既有老年人，也有只有四五十岁的人。

阿比，我丈夫还没到进养老院的岁数，况且他在其他方面都非常健康，只是脑袋受了影响。

我担心他的安全，每时每刻都必须看着他。他有时看起来完全正常，但随后又会变得无法自理和健忘。你听说过阿尔茨海默病吗？我真的不知道该怎么办了。我想知道其他人是怎么应对这种疾病的。

绝望纽约客[23]

"亲爱的阿比"写了如下回信：

致绝望纽约客：

　　你并不孤单。在美国有大约 100 万人正遭受阿尔茨海默病之苦。一些关心这种疾病的病人亲友结成了团体，他们互相支持，发现和传播有用的信息，并激励对阿尔茨海默病的紧缺研究。

　　你可以准备一个长信封，贴好邮票，写好自家地址，寄到阿尔茨海默病及相关疾病协会。该协会的地址是纽约州纽约市百老汇大街 32 号，邮编 10004，他们会给你寄回最新信息，而且是免费的。[24]

　　我们不知道"绝望纽约客"是否接受了这个建议，但是有 2.5 万名读者照做了。[25] 每天都有两只巨大的麻袋送到协会的办公室里，袋中装满询问信息的信件，还有人寄来了支票。芝加哥（Chicago）商人杰罗姆·斯通（Jerome Stone）是该协会的创立者和会长，他的妻子也患有阿尔茨海默病。他说："我对这些支票很感兴趣。我知道了有许多人想要赞助我们这个新组织，这真令人振奋。"[26] 就在该协会仓促回复来信时，斯通也赶忙开始筹措更多资金。"我去找了我的朋友，找了所有和阿尔茨海默病有关的人。我说，有人给我们寄来了 50 块 100 块，我打去电话，问他们还能不能多捐点。总之，我们在第一年就筹到了 20 多万美元，大家都很受鼓舞。"[27]

　　这确实令人振奋给人鼓舞。只不过嘛，那封"致亲爱的阿比"

是伪造的。斯通后来透露，他有一个朋友也是保琳·菲利普斯的朋友，这封信是在那位朋友的张罗下被印上了报纸。所谓"绝望纽约客"只是个噱头罢了。

为了目的可以不择手段吗？对这件事我不想评判。作为一个曾经近距离目睹这种丑恶疾病的人，我的看法做不到中立。毕竟那封信刊出之后，有 2.5 万人（可能还不止）与之产生了共鸣，还有 20 万美元流向了相关的慈善事业。"绝望纽约客"虽然并非真人，但她的处境显然触动了万千读者。作为出主意的专栏作家，保琳·菲利普斯也并未批判此事，而是亲身参与其中——不巧的是，她自己就在 20 年后被诊断出了阿尔茨海默病，想来令人痛心。

但有一个人如果知道了这个精心保守的小秘密，肯定会对它批判一番的，那人就是彼得·怀特豪斯（Peter Whitehouse）。怀特豪斯是凯斯西储大学的神经病学教授，曾写过一本书叫《阿尔茨海默病的迷信：关于当今最可怕的诊断，他们没告诉你的那些事》（*The Myth of Alzheimer's: What You Aren't Being Told About Today's Most Dreaded Diagnosis*）。他在书中主张，阿尔茨海默病并不是一种定义明确的疾病，而是脑正常衰老的延伸。在他看来，这种"疾病"是一种迷信，是一个由政客、学者和其他利益相关者创造的标签，目的是为他们自身谋取利益。

怀特豪斯在书中写道："我们要记住一点，那些有数百万美元资产的机构，比如阿尔茨海默病协会等私立基金会，还有 NIA 以及各种大学里的阿尔茨海默病项目，加起来让成百上千人有了饭碗，要是说破了阿尔茨海默病不是引起痴呆的病因，他们的经费就将无以为继。"[28] 他最后总结："这不是一个阴谋，而是一桩精明的生意、一条有政治企图的策略，它的执行机构懂得用生动的语言编造可信的故事，以此维持它们自身的运营。"[29]

当怀特豪斯的同行们被问到怎么看待他这本书时，有人说"彼得脑子坏了"。[30] 我对他的看法虽然没有那么极端，也佩服他关于金钱和政治的那套论述，但我还是觉得他的这本著作缺乏新颖的科学证据，充斥着个人观点。他的言下之意是公众毫无头脑，只会任人摆布，接受一个巨大的迷信。他还暗示，没有了"阿尔茨海默病"这个标签，我们就会停止污蔑认知衰退，并开始赞美老年了。

我不确定他说的是不是真的。在我看来，普通人完全能明白自己的疼痛和苦恼，不管医生和媒体说了什么。见鬼了，我们比医生**更明白**自己的疼痛和苦恼好嘛！没错，阿尔茨海默病的确是一种可怕的诊断，但若没有了这个标签，我们对痴呆的污蔑不是会变本加厉吗？丽塔·海华丝如此迷人美丽，不也被当成了一个可怜的酒鬼？还有数百万无名的"丽塔"，在他们失去心智之后，不也被当成了无能而不负责的人，甚至被当成了疯子吗？思索"正常"与"疾病"的区别（这个区别确实有随意的成分）的确是很好的哲学操练（详见第二十章），但是在老人熟悉的生活已经不复存在的时候仍要强求他们照常生活，那就非常不切实际了。

到了 20 世纪 80 年代中期，NIA 的努力开始有了回报。稍早的 1976 年，NIA 用于研究阿尔茨海默病的预算只有区区 80 万美元，到 1985 年，这个数字增长到了 2,890 万。[31] 这些钱并没有都如怀特豪斯想象的那样，被拿去建设他说的政治经济帝国。正相反，我们看到这笔早期投资收到了很好的成效：研究者首次提出了阿尔茨海默病成因的现代假说，并从这个假说出发，开发了被美国食品及药品监督管理局（FDA）批准的第一项疗法。

这项初期工作从一个基本问题入手研究了阿尔茨海默病：什么是记忆？记忆，当然就是我们记得的人、物和事件。但是从神经元的角度来看，记忆其实是一种模式。循着这种模式，神经元一同发放，一同激活。每当神经元一同激活，它们之间的连接就会强化。如果这种连接不断重复，就会形成一种自动而持久的模式。看到某人的脸，我会立刻想起那人的名字、品性、我们过去的交往经历等，这时就可以说我还记得那个人。

要让神经元能够发放并相互连接，我们需要一种叫"神经递质"的东西。它们是化学信使，将冲动从一个神经元传递到另外一个。神经递质有好几类，每一类都负责特定的行为。早期研究者注意 28 到的是乙酰胆碱（ACh）。

1970 年末，对一名阿尔茨海默病患者的尸检显示，该患者脑中 ACh 的产量显著减少了。[32] 有一位研究者很快揭示了减少的原因——那人正是彼得·怀特豪斯。当时怀特豪斯正在约翰·霍普金斯大学工作，他发现在阿尔茨海默病人（那时他还愿意说它是一种疾病）的脑中，位于前下方的一个称为"无名质"（substantia innominate）的脑区丢失了大量神经元。[33] 值得一提的是，这些丢失的神经元正是生产 ACh 的主要源头，负责向形成认知和记忆的重要脑区供应 ACh。

这个发现引出了"胆碱能假说"，"胆碱能"这个词的意思就是用 ACh 作为神经递质。根据这个假说，当 ACh 产量降低时，神经元之间的信息传递就会暂停，从而造成记忆障碍、认知衰退。因此，要治好阿尔茨海默病，我们就必须提高 ACh 的产量。

生产 ACh 的一种主要原料是胆碱，它是一种常见的膳食营养素。动物性食品如肉、蛋和鱼中都富含胆碱，而大多数水果和蔬菜中的胆碱含量很低。[34] 研究者在大鼠实验中发现，直接给大鼠施用胆碱，能够增加大鼠脑中的 ACh。[35] 饮食干预也有这个效果，富含胆碱的饮食能增加大鼠脑中的 ACh，而胆碱稀缺的饮食会减少 ACh。[36]

然而在人类实验中，研究者虽然反复尝试，却未能通过施用胆碱提高实验对象的认知能力。[37] 随饮食摄入胆碱同样没有效果。[38] 研究者没有放弃，他们想到了别的主意：既然促进 ACh 生产的法子不行，或许可以阻止它的减少？ ACh 在释入脑之后会马上被一种"乙酰胆碱酯酶"（AChE）分解。如果我们抑制 AChE，ACh 就可以保存更久并完成它的任务了。用来抑制 AChE 的药物称为"AChE 抑制剂"。

第一种被用于开展人体试验的 AChE 抑制剂是他克林(tacrine，商品名为 Cognex)。在阿尔茨海默病病人身上开展多次试验之后，研究者发现他克林能增强病人的认知能力以及整体的行为和功能，[39] 然而改善的幅度很小。用标准认知测试度量，未经治疗的病人在 12 周内会恶化 0.5—1.0 分，而经他克林治疗的病人的相应表现则是恶化 0.38 分至改善 0.12 分。[40] 这种药物还带有严重副作用，比如肝毒性，并有大约 25% 的病人对它完全无法耐受。在能够耐受的病人中间，约 40%—50% 表现出了短期改善。[41] 虽然他克林有副作用，疗效也不理想，它还是在 1993 年获得 FDA 批准，成了治疗阿尔茨海默病的药物——有史以来的第一种药。

在他克林之后又出现了三种 AChE 抑制剂，它们展现了相似的疗效和较小的副作用，[42] 在 1996—2001 年接连获得 FDA 批准。其中的多奈哌齐（donepezil，商品名为"安理申"）获批准治疗各个阶段的阿尔茨海默病，从轻度中度到重度皆可使用。另外两种是利斯的明（rivastigmine，商品名为"艾思能"）和加兰他敏（galantamine，商品名为"Razadyne"），获批治疗轻度至中度阿尔茨海默病。因为疗效相似且更加安全，这三种新的 AChE 抑制剂将他克林挤出了市场。

除了 ACh，早期研究者们还考虑了另一种神经递质——谷氨酸盐。同 ACh 一样，谷氨酸盐也能促进神经元的连接和记忆的形成。不仅如此，它还是最丰富、最强大的神经递质之一，只要很低的浓度就能激发神经元。[43] 也正因为它的强大，谷氨酸盐成了一柄双刃剑。如果人摄入过多，神经元会变得过于兴奋，直至致人筋疲力尽而死，这个现象称为"兴奋性毒性"。

因为在阿尔茨海默病人脑中，某些与谷氨酸盐密切互动的神经元以及神经元结构发生了损坏，[44] 所以研究者怀疑兴奋性毒性就是致病的原因，他们用名叫"盐酸美金刚"（memantine，商品名为"Namenda"）的药物做了试验，它的作用是阻断谷氨酸盐。试验立竿见影。对于轻度至晚期阿尔茨海默病人，盐酸美金刚为他们保留了洗澡和如厕这样的基本能力，降低了他们对看护者的依赖程度，还为他们改善了躁动等行为问题。[45] 由于这些功效，FDA 在 2003 年批准用盐酸美金刚来治疗中度到重度阿尔茨海默病。

到今天，各类 AChE 抑制剂和盐酸美金刚仍是阿尔茨海默病人的必选药物。它们的成功很了不起，尤其考虑到做出这些药物的开创性研究在开展时，这个领域还没有真正起步。在它们之后，FDA 就没有再批准过新的阿尔茨海默病药物了。[46] 但是我们仍得指出，现有的一切神经递质疗法都只是舒缓性的。换言之，**它们并不能治愈阿尔茨海默病，也不能阻止疾病的发展**。它们能做的只是减轻症状，功效轻微，时间也很短。充其量，它们只相当于一条绷带。[47]

绷带并不能解释伤口是怎么来的。它不能解释为什么奥古斯特·德特尔刚过 50 岁就病了，丽塔·海华丝却晚了一些时间。它不能解释是什么东西在伏尔加德意志人的血脉中流传，又是什么东西笼罩着赖斯维希家的一代又一代。要回答这些问题，我们就必须望向阿尔茨海默病研究这顶王冠上的宝石——遗传学。在那之前，我们先来快速复习一下染色体的相关知识。

第四章

寻找阿尔茨海默病的基因

染色体存在于细胞核内。在显微镜下，它们就像一根根由缠绕的棉线组成的小棒子。那些棉线是长长的脱氧核糖核酸（DNA）链，所以简单地说，染色体就是紧密排列的 DNA。DNA 的完整定义可以写上好几页，但眼下知道一点就够了：DNA 是一种分子，它指导蛋白质的生产，并由此决定生命形成和运行的方式。

每个人都有 23 对染色体——23 对，共 46 条。在这 23 对染色体中，有 1 对是性染色体：X 和 Y。这对染色体决定了我们的性别：XX 是女性，XY 是男性。[1] 早发性阿尔茨海默病不只在一种性别中出现，说明这种"被诅咒"的遗传并不是由性染色体传播的。

其余 22 对染色体称为"常染色体"，在男性和女性体内是一样的。它们的编号从 1 到 22。其中 1 号染色体是最大的一条，有着最长的 DNA 链。其余的编号越大体积越小。[2]

孩子从母亲那里继承半数染色体，另外半数来自父亲。以 1 号染色体对为例，其中一条来自母亲，另一条来自父亲。如果一条染色体的缺陷就足以导致疾病，我们就说这种疾病是"常染色体显性"的；还有的疾病需要两条染色体都有缺陷才会发生，我们说这种疾病是"常染色体隐性"的。

根据其稳定的遗传模式判断，早发性阿尔茨海默病是常染色体显性的。对于出生在带病家庭的孩子来说，这是一个残酷的事实，因为他们得病的概率是稳定的 50%。假设这种疾病存在于 21 号染色体对上，且一位母亲拥有一条有缺陷的 21 号染色体和一条健康的 21 号染色体，因为孩子**必定**会从母亲那里继承一条 21 号染色体，所以他有 50% 的可能会继承有缺陷的那条，从而遗传该病。如果有病的是他父亲，这个概率也是一样的。

多生孩子也不能改变这个概率。每孕育一个孩子，都是以同样 50% 的概率抛出了一枚硬币。每次的赌局都从头开始，多赌几轮并不能增加运气。赖斯维希家生了 14 个孩子，其中 11 个都赌输了——真是厄运连连。更糟的是，早发性阿尔茨海默病的遗传是完全外显（fully penetrant）的，也就是说，只要一个孩子继承了缺陷，他就必然会发病。[3] 他的命运在出生的那一刻就注定了。由于这些原因，在一个人丁兴旺的家族中，只要有一个病人就能对子孙后代造成深远的涟漪效应。如果这些子孙还在一个联系紧密的社区内通婚，就像伏尔加德意志人那样，他们就会繁衍出庞大的疾病部落。

悲哀的是，伏尔加德意志人虽然饱尝苦难，却还不是阿尔茨海默病最大的受害者。在哥伦比亚的安蒂奥基亚省首府麦德林（Medellín）的郊外，生活着一群派萨人（Paisas，来自西班牙语的"paisano"，意为"乡下人"）。派萨人同样形成了一个联系紧密与世隔绝的社区。在他们生活的几处山村里，研究者发现了 25 个超大家族，其中有 5,000 名成员患有早发性阿尔茨海默病。据推测，他们的疾病全都可以追溯到几世纪前的一个欧洲殖民者。在现代科学传入这些山村之前，派萨人把自己的病叫作"La Bobera"（愚蠢病）。他们认为自己生病的原因是女巫的诅咒、教士的复仇，或是自己摸了某棵树。

33

除了病例众多之外，派萨人的发病年龄也早得惊人，即便以"早发性"的标准来看也太早了。许多村民的症状出现在 40 多岁或 50 岁出头。年老的父母要是自己没病，就会被勒令照看痴呆的成年子女。有一位夸尔塔斯太太（Mrs. Cuartas）已经 82 岁了，还要照看三个得病的孩子。她的一个儿子奥代里西（Oderis）50 岁，记忆衰退了却不愿承认。另一个儿子达里奥（Darío）55 岁，他"语无伦次地说胡话，会把自己的袜子和尿布都扯碎，还会用力扭动身子，有时只好把他绑在椅子上，让他穿一条宽松的蓝色短裤"。[4] 老太太还有一个女儿玛丽亚·埃尔西（María Elsy），61 岁，她 48 岁的时候就出现症状了，现在"已经是一具人形空壳，一声不吭，靠鼻饲管进食"。[5]

"看到自己的孩子这样……真是太惨太惨了。就算对一条疯狗，我都不忍心它这样。这真是天底下最可怕的病。"夸尔塔斯太太哭诉道。[6]

对于派萨人、伏尔加德意志人和其他相似群体，我们既然明白他们的苦难之深，就应该发自内心地感激他们，因为他们用自身的不幸为我们开启了一扇理解阿尔茨海默病的无价之门。这些群体的成员自愿参加了各种研究项目，他们接受认知测试、验血、脑扫描和腰椎穿刺，最终还要接受尸检，为的就是给现代科学提供数据。许多人在内心深处明白，这些努力对他们自己已经太迟了，但他们仍希望能留下一些宝贵的东西，给孩子、孩子的孩子还有其他命运不幸的人。

他们确实留下了宝贵的财富。因为有着共同的祖先和生活环境，这些大宗族奉献了特别纯净的数据，研究者在校准结果时常要考虑的变异和噪声，在他们身上很少出现。通过比较宗族成员中健康者与患病者的遗传档案，研究者得以更准确地找到缺陷染色体，并进而聚焦到这条染色体上造成病人苦难的一段 DNA。

但这说起来容易，在实践中却要复杂得多。DNA 可以写成一个由 A、T、C、G 四个字母组成的字符串，四个字母各表示一种碱基——腺嘌呤（A）、胸腺嘧啶（T）、胞嘧啶（C）和鸟嘌呤（G），它们随机排列，形成一条 DNA 链。人类 DNA 的长度是 30 亿个碱基，任何两个人的碱基序列都不会完全相同，因此研究者先要排除许多无关的差异，然后才能指出真正的缺陷。要让这项任务具备可行性，他们必须从挑选一名可能的"嫌犯"入手，不能光凭运气从染色体 1 号一直找到 22 号。

在人类的 22 对常染色体中，21 号染色体嫌疑最大。这条染色体本来就与唐氏综合征有牵连，这是另一种遗传障碍，以智力残障、发育迟缓为特征，在美国每 700 名婴儿中就有 1 个病人。唐氏综合征的病因是出生时多出了一条 21 号染色体：常人只有两条，病人有三条。说它和阿尔茨海默病有关，是因为唐氏综合征患儿到中年时，几乎总会出现类似阿尔茨海默病的脑部病变（也就是斑块和原纤维）。他们中的许多人最终也会出现明显的类阿尔茨海默病症状，包括身体机能和性格的改变。可见，21 号染色体上的某些缺陷也可能是造成阿尔茨海默病的元凶。20 世纪 80 年代，这个假说吸引了全世界研究者的兴趣，他们仔细研究了这条小小的染色体，在其中寻找遗传的模式。[7]

要明白他们找的是什么，我们先要了解一点关于性的知识。在有性生殖中，我们的身体会天然地追求最大程度的遗传多样性。染色体在由父母传给子女之前，会先经过一番混合与重组。母亲体内那些成对的染色体（比如 1 号染色体对的两条）是从她自己的父母那里分别继承来的，它们会相互交叉并交换 DNA 片段。这样混合之后，母亲再将一条染色体遗传给子女，因此子女实际上**继承了外祖父和外祖母双方的染色体**。父亲那边也是一样的情况。

不妨把这种基因重组想象成洗牌。我们洗牌、切牌之后，原先非常接近的牌更容易在同一叠上。DNA 也是如此。原本在一条染色体上相互接近的 DNA 片段，在重组时也较容易待在一起，并一同遗传给子女。利用这个机制，研究者就能将已知的 DNA 作为标记，用它们在一条染色体上寻找未知的缺陷 DNA 了。如果患病者总会继承某个标记，那就说明缺陷 DNA 很可能就在附近。这种方法称为"连锁分析"（linkage analysis）。

虽然听上去合理，但其实连锁分析如同买彩票，是一种漫无方向的搜索，能找到什么全凭运气，它不是有目的地去寻找特定的对象。虽然 21 号染色体体积较小，却仍包含了 4,800 万个碱基，并含有众多已知的标记。如果你不知道自己要找什么，就会耗费许多时间。幸运的是，就在许多研究者因为 21 号染色体束手无策之时，其他人却在另外的方向上悄悄取得了进展。

当爱罗斯·阿尔茨海默初次在奥古斯特·德特尔的脑中看到斑块时，他也不知道自己在寻找什么，他将这些斑块称为"特殊物质的堆积"。[8]20年后，比利时精神病学家保罗·迪夫里（Paul Divry）弄清了这些物质是什么：那是一种名叫"淀粉样蛋白"（amyloid）的蛋白。[9]说老实话，这东西其实并不特殊。早在19世纪30年代，在植物中就发现了淀粉样蛋白，到19世纪50年代，人类的神经系统中也发现了它们。[10]这个名称来自拉丁文的"amylum"，意为"淀粉"，因为淀粉样蛋白有着和淀粉一样的苍白如凝胶的外表。它还会在接触特定染料时被染成彩色，迪夫里就是靠这个特点来鉴别它的。

淀粉样蛋白虽然外表像淀粉一样无害，却很会捣乱。它能在心脏、肾脏、肝脏和脾脏等各个器官中堆积并造成破坏。在心脏中，淀粉样蛋白会僵化心肌，降低它的搏动能力，这可能会造成致命后果。由于它的这个阴暗本性，当迪夫里在阿尔茨海默病人脑中找到淀粉样蛋白时，他恍然大悟：想来这个捣乱分子也破坏了正常的脑组织，而这可能就是引起阿尔茨海默病的原因。

当然，除了淀粉样蛋白的坏名声之外，我们还需要其他证据来给它定罪，因为确切地说，"淀粉样蛋白"只是一个笼统的名词，用来称呼一类有褶皱的蛋白结构，并不是单指某种蛋白。许多蛋白都能形成淀粉样结构，而要更接近阿尔茨海默病斑块的本质，我们就需要确定这些蛋白的具体身份——这项任务又耗费了半个世纪的时光。淀粉样蛋白是相当顽固的，它不会轻易溶解，也很难提纯，要研究它并不容易。一直到1984年，加州大学圣迭戈分校的两位研究者才终于揭开了它的面纱。

　　这两位研究者是乔治·格列纳（George Glenner）和凯恩·王（Caine Wong），他们之所以能成功，和他们的攻坚计划大有关系。他们没有将目光放在阿尔茨海默病人脑神经元周围的斑块上，而是瞄准了脑血管里的斑块，这些斑块更易溶解，也更好分析。[11]他们从这些斑块中分离出了两种蛋白，第一种取名为 α，第二种取名为 β。他们发现 α 是一种无关物质，于是在阿尔茨海默病人脑中堆积的那种恶名昭彰的物质，就被称作"β- 淀粉样蛋白"。

　　应该指出，β- 淀粉样蛋白并非外来入侵者。它会在脑中自然地产生，并发挥一些我们目前尚不理解的功能。正常情况下，它会被酶降解，或被送出脑进入血液循环。但要是得了阿尔茨海默病，它就会以某种方式留在脑中并结成斑块。

　　在分离出 β- 淀粉样蛋白之后，格列纳和王又迈进一步，开始确定构成它的氨基酸。氨基酸就像一粒粒细小的珠子，可以串在一起形成一根链条。如果氨基酸链变长（一般超过 50 粒珠子）并能保持稳定，就会形成一个蛋白。我们的身体使用 20 种常见的氨基酸，将它们以不同的方式串联，从而形成身体所需的多种蛋白。

　　确定 β- 淀粉样蛋白的氨基酸构成很重要，因为氨基酸是由特定的 DNA 碱基生成或者说编码的。一旦确定氨基酸的种类，我们就能推出给 β- 淀粉样蛋白编码的 DNA 序列了。这段具有功能的 DNA，就是人们通常所说的"基因"。找到这个基因，我们就可以进一步检测它是否在阿尔茨海默病人的脑中发生了突变。如果确实如此，那这个突变或许就是 β- 淀粉样蛋白在病人脑中堆积的原因，也就是他们患病的根源了！

　　然而，格列纳和王的发现却有些令人失望：原来 β- 淀粉样蛋白只是很短的一根链条，仅含有 24 个氨基酸，这个长度还不足以称为一个蛋白。[12] 因此，给它编码的 DNA 也不是一个"真正"的功能基因。不过这个发现也让研究者明白，β- 淀粉样蛋白可能只是一个蛋白片段，是从某个更长的**前体**蛋白上切割下来的，就像图 4.1 显示的那样。

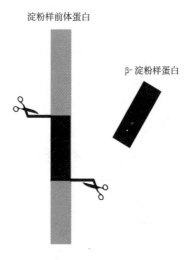

淀粉样前体蛋白

β- 淀粉样蛋白

图 4.1　酶在较长的淀粉样前体蛋白上切割出 β- 淀粉样蛋白片段

另外几支研究团队以格列纳和王的发现为线索，很快找到了那个完整的前体蛋白，它的长度约为 700 个氨基酸，[13] 这长度肯定是真蛋白了。而编码它的基因，即淀粉样前体蛋白（APP）基因，约有 2,100 个用来编码的 DNA 碱基，正位于 21 号染色体上。[14] 前面已经说过，这条小小的染色体是阿尔茨海默病的最大嫌犯，因为唐氏综合征已经牵连了它。案情开始浮出水面了！接下来只需要对阿尔茨海默病人做个检测，看看他们的 APP 基因发生了怎样的突变，然后就可以找到他们受苦的原因了。

　　但是正当胜利就在眼前的时候，事情却慢慢停了下来。几年中，研究者检测了他们能够检测的所有病人，但是一个接着一个，病人的 APP 基因都显示正常。难道大费周章之后，这个基因竟不是元凶？！

　　幸好科学家是一群执着的人。他们仍坚持研究，终于迎来了突破。1991 年 2 月，伦敦圣玛丽医院医学院的约翰·哈迪（John Hardy）和他的团队在两个早发性阿尔茨海默病家族中发现了一个 APP 基因突变。[15] 这是一个微小的突变，在 APP 基因的 2,000 多个碱基中，只有一个从 C 变成了 T。一旦这个突变被发现，研究者一下就知道该去哪里寻找了，他们跟着又在其他患者家族中发现了另外几个突变，有的就位于这个碱基上，还有的位于邻近的碱基。

　　但这个发现并没有引来人们的竞相庆祝。其他的研究者大多仍觉得灰心而困惑。他们查看各自的患者样本，还是没有找到任何突变。他们的心情变得沉重而多疑，他们在学术会议上互致同情，不知道自己究竟做错了什么。[16]

　　终于，他们想明白了：既然这么多实验室都找不到 APP 基因的突变，既然这么多早发性患者脑中似乎都没有 APP 基因突变，那就说明 APP 基因或许不是致病的唯一基因。或许，还有另一个基因正等待着被发现，等待着另一个人来创造历史。这样的想法让之前的绝望和多疑变回了狂热，各支团队匆忙开展了更多连锁分析。这一次，21 号染色体已不再是唯一的嫌犯了。这条短小的染色体已经被研究者像用细齿梳一样梳理了好几遍，可供发掘之处不多了。至于剩下的 20 条常染色体中要去哪里寻找，只能靠猜测。这是一片浩瀚的水域，但大家认为，只要继续垂钓，总有幸运儿会钓上大鱼的。

真的有人撞了大运。1992 年 10 月，经过几年"垂钓"之后，华盛顿大学的杰拉德·舍伦贝格（Gerald Schellenberg）在 14 号染色体上发现了一个可疑的标记区域。[17] 舍伦贝格还没有找到具体是哪个基因，但他已经将九个早发性阿尔茨海默病家族关联到了这个区域上。相比 APP 基因突变只在少量家族中出现，舍伦贝格的发现预示着更大更好的结果。

在这之后仅过了一个月，就有另外三支团队公布了发现，他们都将早发性阿尔茨海默病关联到了 14 号染色体的这个区域上。三篇论文竟刊登在同一期的《自然·遗传学》（*Nature Genetics*）上，一篇紧挨着一篇。同样的发现能够重复，这显然是一个好兆头，说明这个发现是可靠的。但这也真够怪的：三支队伍分别出海，居然在同一时间捕到了同一条鱼。

暗地里流言四起，有说泄密的，有说盗用的，甚至有蓄意捣乱的说法。[18] 卷入这起事件核心的有多伦多大学的彼得·圣乔治–希斯洛普（Peter St George-Hyslop），是其中一支团队的负责人。在投给《自然·遗传学》的论文中，他的团队把几个早发性阿尔茨海默病家族与 14 号染色体联系了起来，[19] 但有趣的是，五年前，他们也用同样的家族关联了 21 号染色体。[20] 事后回顾，之前的那项发现是统计运算错误造成的。[21] 但圣乔治–希斯洛普不愿承认这一点。在新论文中，他的团队复述了早年关于21 号染色体的结论……接着又宣称他们有了更强有力的证据显示，这些家族和 14 号染色体之间存在关联。照他们的说法，之前的结论并不能算错，不如说它证明了阿尔茨海默病的遗传原理是复杂的。

圣乔治-希斯洛普先把新论文投给了《自然》（*Nature*）主刊，但被审稿人退稿了，理由是他不能用同样的家族关联两条染色体。虽然阿尔茨海默病的背后确实可能有多个基因突变在起作用，但是一个家族更可能只有一个突变，而一个突变不可能同时出现在两条染色体上。圣乔治-希斯洛普放弃了《自然》主刊，转投《自然·遗传学》，文章终于登了出来。但这一番周折使他耽搁了宝贵的时间，失去了抢在别人前头的机会。现在他的论文只是三家学说中的一家了。

被期刊审稿人退稿是常有的事。审稿人就像守门员，肩负着帮助期刊维持学术标准的使命。但这个案例却有其猥琐之处：《自然》主刊的那几个审稿人，正好参与了在《自然·遗传学》上发表 14 号染色体成果的另外一支团队。而其中的一位审稿人，正是首次发现 APP 基因变异的约翰·哈迪，另一位是他的实验搭档。世界真小。

有传言说，圣乔治-希斯洛普觉得哈迪是有意拒登他的论文，为的就是争取时间完成他自己的。但是哈迪一口咬定，他的团队早就开始研究 14 号染色体了，远在他看到任何相关的论文发表之前。

别忘了，这场难分高下的竞赛只涉及 14 号染色体上的可疑区域，而位于这个区域上的具体基因和确切变异还没有找到。要想扳回一城，最好的办法就是找到它们，而不是一味指控和自哀。

两年半后，圣乔治-希斯洛普做到了这一点。这一次，他的文章登上了《自然》主刊，并宣布了致病基因和它的突变——突变不止一个，而是有五个之多。[22] 这个基因被称作"PSEN1"，是"早老性痴呆"（presenile dementia）的缩写。

和研究 APP 基因突变时一样，研究者一旦知道了目标，就很快发现了其他 PSEN1 基因突变。到今天，他们发现的突变已超过 150 个，给哥伦比亚的派萨人带来苦难的正是其中的一个。与 APP 基因突变相比，PSEN1 基因突变要普遍得多。它们造成了 70% 的早发性阿尔茨海默病，而 APP 基因突变只造成了 10% 到 15%。[23] PSEN1 基因突变还特别恶毒，这一点派萨人可以做证。它们会加快疾病进程，使患者在四五十岁就开始发病，有的甚至在 30 多岁。

就其本身而言，PSEN1 基因的发现已经是一个胜利，但更令人鼓舞的是随之而来的认识：这个基因和我们对 β- 淀粉样蛋白的已有知识密切相关。回想一下之前说的：β- 淀粉样蛋白只是一个片段，是从更长的淀粉样前体蛋白上切割下来的。这个切割并非自行发生，它需要酶来将前体蛋白剪短。在这里 PSEN1 基因就出场了：它参与编码了一种切割酶，名为"γ- 分泌酶"（gamma-secretase）。当 PSEN1 基因发生突变时，γ- 分泌酶也会跟着出错。它会对前体蛋白进行不正确的切割，制造出有害或冗余的 β- 淀粉样蛋白片段，这些片段又堆积成了阿尔茨海默病的斑块。

至此，线索都拼起来了，几近完美。

只是还缺了一块：检测发现，赖斯维希一家和他们的伏尔加德意志人同胞，并没有 APP 基因突变和 PSEN1 基因突变。

显然，还有一个基因未被捕获。

很快，这个已知引起早发性阿尔茨海默病的最后一个基因也找到了，时间距 PSEN1 的发现还不到两个月。找到它的是我们的一个熟人：杰拉德·舍伦贝格，他之前曾在 14 号染色体上发现了可疑区域，但没有在这片区域上找到 PSEN1 基因。这一次，舍伦贝格将研究推进到底，他不仅将伏尔加德意志人关联到另一条染色体，即 1 号染色体上，还进一步锁定了罪魁祸首的基因。

舍伦贝格这一回如此神速是有原因的。[24] 之前发现 PSEN1 基因时，参与研究的鲁道夫·坦齐（Rudolph Tanzi）和威尔马·瓦斯科（Wilma Wasco）检索了国际基因库"基因银行"（GeneBank），想找到和 PSEN1 相似的东西。结果令他们大感意外——真找到了。电脑查询将他们引向了一个尚未标记的人类基因，它的 DNA 序列与 PSEN1 有 80% 的相似度。坦齐和瓦斯科马上想到，这个未标识基因可能是 PSEN1 的姐妹基因，它也很可能就是导致伏尔加德意志人生病的那个缺陷基因。

据坦齐的说法，当时他的手上有一个伏尔加德意志人的脑样本，随时可以拿来验证他的理论，但是他没有这么做，因为他不想抢在好朋友舍伦贝格前头，毕竟舍伦贝格多年来一直在追寻"伏尔加德意志基因"，就快接近目标了。于是坦齐打电话给舍伦贝格，向他透露了这个姐妹基因的消息。舍伦贝格确认，这个未标识基因正位于他查看的 1 号染色体的那个区域上。接着两人各自检查他们手上的伏尔加德意志人脑样本，想从中找到突变。

虽说彼此是好友，但当坦齐和舍伦贝格各自完成检测时，他们并不完全信任对方，没有在电话里将结果脱口说出。假如他们中的一人说出了发现而另一人证实了它，那么先说的人怎么知道对方是真的有了同样的发现，而不是在重复自己听到的结果呢？

两人想了一个解开死结的办法：舍伦贝格同意在电话里分享他的发现，坦齐也许诺将自己的数据发一份快递给舍伦贝格，作为他独立发现的证据。这样约定之后，舍伦贝格开口了：他在伏尔加德意志人的姐妹基因里找到了一个单碱基突变。当天晚些时候，坦齐的快递如约送到，显示了相同的结果。一个月后，这项发现被发表在了《科学》（Science）上，两人并列为第一作者。[25]他们找到的基因后来命名为"PSEN2"，以示是 PSEN1 的姐妹基因。

PSEN2 与 PSEN1 的相似不仅在 DNA 序列，还有生物学功能：它同样参与了 γ- 分泌酶的部分编码，而 γ- 分泌酶的功能是从淀粉样前体蛋白中切割出 β- 淀粉样蛋白。同 PSEN1 的突变相比，PSEN2 的突变很少见，只占了早发性阿尔茨海默病例的 5%。[26]但这仍是一个重大发现。它解开了伏尔加德意志人患病之谜，更加证实了 β- 淀粉样蛋白的致病作用，也再次证明研究者走对了路子。

至于坦齐博士，虽然他自称忠于朋友，但要他分享这一发现而不是独占荣誉看来很难。十多年后，坦齐在美国参议院的一次听证会上演讲，说到了阿尔茨海默病。听众中有一位盖瑞·赖斯维希（Gary Reiswig），他是赖斯维希家族的幸存者之一，也是舍伦贝格和坦齐发现 PSEN2 突变时的一名研究对象。

过去几十年，盖瑞·赖斯维希始终在亲身与阿尔茨海默病作战，一路上失去了父亲、几个叔伯姑婶和几个堂兄表妹。几十年来，他始终不知道自己和这种神秘疾病的关系，但他仍召集家人投身于阿尔茨海默病的研究。因此，盖瑞自然对坦齐很亲近，把他看作一起解决这个谜题的战友。听证会后，他走到坦齐跟前介绍了自己，满以为坦齐会流露出认可、共情或是同志友谊。但是坦齐却爱搭不理，他截断盖瑞的话头匆匆走了出去，临别还留下了一句重要的赠言：“你知道，那个基因是我发现的，是我！”[27]

　　祝贺你啊，坦齐博士！也祝贺并感谢每一位将早发性阿尔茨海默病基因钓出水面的研究者！他们取得了现代科学史上的杰出成就，这和他们的奉献与刻苦是分不开的。但是，当他们的工作创造了夸口的机会、登上了媒体头条，并成为申请研究经费的跳板，他们的那些研究对象的成就却很少有人庆祝。我们只把那些对象看作病人、受害者和样本。我们没能认识到（至少是认识得不足）他们对于现代科学不可缺少的英勇努力。他们献出了自己的性命和身躯，只为了将来能出现他们无法享受的进步，要是没有这份勇气和志愿，我们绝不会取得今天的成功。

第五章

晚发性阿尔茨海默病

　　我的姑父没有参加任何研究实验。20 年前，阿尔茨海默病在中国还很少有人研究，即使到了今天也依然不算普遍。阿尔茨海默病本身或许是任何地方都有的人间悲剧，但关于它的前沿研究，从许多方面来说都还仅限于少数几个国家。目前领先的只有美国、日本、英国和德国。

　　这些国家拥有研究所必需的基础设施和资源，包括设备物资、数据库和协议、医生和研究者。他们还拥有可观的经济和社会力量来支撑这些设施。美国在 2011 年签署了《全国阿尔茨海默病项目法》(National Alzheimer's Project Act)，将应对阿尔茨海默病、开发疗法以及改进诊疗列为全国优先项目。此后研究经费稳步上升，估计到 2020 年时，联邦预算已达到 26 亿美元，是 2016 年时的近三倍了。[1] 阿尔茨海默病协会等组织倡导的社会活动也促进了公众参与以及私人捐款。

　　相比之下，中国对这种疾病还缺乏广泛的社会认识，更不要说研究的基础设施了。实验室、人员、协议和长期战略计划，这

45　些都是需要几年甚至几十年才能发展起来的。可是，中国的阿尔茨海默病的患者人数却直追发达国家的水平。到 2010 年为止，患阿尔茨海默病的中国人估计已有 569 万，考虑到中国庞大的人口基数，这个数字在未来几十年还将激增。[2]

如果要在这些统计数字里寻找光明的一面，那就是无论在中国还是在别处，大多数患者都不会在 30、40 或 50 岁时被阿尔茨海默病偷走心智，步伏尔加德意志人和哥伦比亚派萨人的后尘。虽然 20 世纪八九十年代有大量研究寻找早发性阿尔茨海默病的基因，但这些基因的突变只解释了大约 5% 的病例。到今天为止，我们听说的、认识的或亲近的病人，大多都是所谓的"晚发性阿尔茨海默病"患者，要等到 60 岁后才会发作——如果这能算"晚"的话。

我的姑父是 67 岁得的病，按照定义算晚发了。他早年参军，经历过"文化大革命"，之后在老家的一座工厂勤恳工作了几十年，终于到了享受退休生活的年纪。那本该是一段黄金岁月，但事实却正好相反。

他刚刚确诊时，我在国外念研究生，对这个消息没有多加留意。当时，阿尔茨海默病在中文里常被译作"老年痴呆症"，在我看来它并没有多么严重。我觉得我们到了老年都难免会有一点痴呆。到那时，我们会变得有些健忘、糊涂和顽固，老人都是这样的。这种误解在当时的中国十分普遍，今天仍然存在。

因为忙于学业，我一直到两年之后才去看望了姑父。那时我才意识到他病得有多严重。姑父仍在家里生活，但他已经认不得我，更无法与我交谈了。我去看他的那段时间，他始终面朝墙壁侧卧在床上，他很少动弹，没说过话，只发出了几个不连贯的音节。我感到震惊：一个人竟会在这么短的时间里变这么多。

　　当然，我离家在外，没能目睹姑父渐渐病重的过程。几年之后，我才在表哥的日记中读到了这个过程。眼看着你熟知的某人变成疾病的受害者是一种奇怪的感觉。那就像是眼看着一场即将发生的列车事故。你觉得可怕，却无法转开目光。我看见姑父坐在餐桌前面，身边环绕着妻儿和孙辈，但是他坐着吃饭的样子，却仿佛孤单一人、身处一颗遥远的行星。我发现他对麻将失去了兴趣；他以前最爱打麻将了，和几个搭子一玩就是几个小时。我知道他在哪条路上走失，他走得筋疲力尽，径自在路上躺下休息，而他的家人在焦急地寻找着他。

　　就在这时，我忽然想起了什么——在姑父确诊之**前几年**，我就在他身上看到了一些隐约的变化。他从前是家族聚餐的大厨，执掌厨房，对自己的手艺相当自豪。他不是喋喋不休的人，却也善于言谈，尤其在啜饮了几口米酒之后。我记不清是从什么时候起，他不太下厨了，话也变少了。在家族宴会上，他面色隐忍，陷入沉默，似乎还有些不太高兴。我的记忆或许不太准确，但阿尔茨海默病确实会从细微之处发端。发端后可能就是几十年的展现过程。

　　七年时间里，我的姑妈和表哥表姐们在家里照料姑父。但后来他的病情太重，终于被送进了医院病房。这时的他已经大小便失禁，茫然无知，只能通过一根饲管喂食了，他的双手都被缚住，以防他自己拔掉饲管。姑父再也没能出院。他在 2016 年逝世，那是他确诊后的第十年。

我和姑父没有血缘关系，但我始终在想他的病对我意味着什么。幸运的是，我的表哥表姐也没什么好担忧的：在晚发性阿尔茨海默病的世界里，遗传只起到很小的作用。它不像早发性阿尔茨海默病，没有 50% 的冷酷遗传概率。它的头号风险因素是年龄：年龄越大，我们越容易得病，就这么简单。在 65—74 岁的美国人中，有 3% 患有阿尔茨海默病；在 75—84 岁的美国人中，有 17% 患病；在 85 岁以上的群体中，这个数字是 32%。[3]

47　　从这方面看，晚发性阿尔茨海默病是现代社会的诅咒。良好的生活环境和医疗条件保养了我们的身体，好让我们活得够久，久到可以被夺走心智。看来，当人类的寿命预期快速提升时，演化并没有为我们的脑做好准备。1900 年时，普通美国人的寿命预期是 47 岁，到 1950 年升为 68 岁，2010 年时是 79 岁。[4] 大约100 年前，人们根本不必为一种将在 60 多岁时发作的疾病担忧。

由于和年龄而非血统有关，晚发性阿尔茨海默病也被称作"散发性阿尔茨海默病"（sporadic Alzheimer's），也就是说，这是一种随机而孤立的疾病，可能打击任何人。但是"散发性"这个词又略有些误导性，因为这种疾病并非完全随机，它还是有一点遗传来源的。这是一个我们在 20 世纪 90 年代知道的事实。

在那时，大多数研究者都在忙着寻找早发性阿尔茨海默病的基因，杜克大学的艾伦·罗塞斯（Allen Roses）却选择研究晚发性病例。这是一条少有人走的路，因为晚发性阿尔茨海默病没有表现出明显的遗传模式。为了寻找相关的基因，罗塞斯和他的团队从不同的家庭中招募了 87 个没有亲缘关系的病人，想看看他们有什么共同的遗传标记。如果某种标记出现的次数超过了纯粹概率，那它的附近或许就有导致他们患病的遗传学原因了。

使用这种方法，罗塞斯的团队在 1991 年 6 月将搜索范围收缩到了 19 号染色体的一个可疑区域上。[5] 两年后，他们又在这个区域确定了一个基因：ApoE。[6] 这个基因指导生产 ApoE 蛋白，这个蛋白的功能是与胆固醇及脂肪结合，并将它们输送到人体的不同部位以供使用。

与早发性阿尔茨海默病基因不同，ApoE 并不是在晚发性病例中突变。它是一种多态（polymorphic）基因。也就是说，这个基因在人群中以多种版本的形式存在，计有 ApoE2、ApoE3 和 ApoE4 几种。三者中，ApoE3 最常见，占世界人口的 60%—90%。ApoE4 较少见，占世界人口的 10%—20%。ApoE2 更稀有，只占人口的 0—20%（具体频率随地理区域的不同而不同）。[7] 我们都有两套染色体，所以每个人都有两条 19 号染色体，因而也有两个 ApoE 基因。这两个基因可能是同一版本（比如两个都是 ApoE4），也可能是不同版本（比如一个是 ApoE2，一个是 ApoE3）。

ApoE 的这三个版本有着略微不同的 DNA 序列，但研究者认为它们都是正常的。实际上，多态性是自然界中的普遍现象。在人类中，它造就了不同的血型，如 A、B 和 O 型。在其他动物中，它可能造就同一个物种的不同颜色和斑纹。不过，我们也不能说所有的多态版本都必然是平等的，因为其中的一些会使我们更容易患上某些疾病。艾伦·罗塞斯发现，ApoE 的一个版本——ApoE4 就是如此。

这个发现可以归结为数字和统计学。在晚发性阿尔茨海默病人中，ApoE4 明显比在其他人群中更普遍。[8] 在患者中间，有

64%—80％的人至少有一个ApoE4；而在非患者中间，这个比例只有31％。[9] 再观察一下不同的ApoE组合，这个规律就更明显了：如果体内没有ApoE4，我们患晚发性阿尔茨海默病的概率大约是20％；有一个ApoE4，患病概率增加到47％；有两个ApoE4，患病概率更会骤升至91％。[10] 由于我们从父母那里各继承了一个ApoE，如果双亲中的一方或双方有ApoE4，我们患晚发性阿尔茨海默病的风险就会增加。

ApoE4不仅会增加患病风险，罗塞斯还发现它会提早发病的时间。没有ApoE4，平均发病年龄为84岁；有一个ApoE4，发病时间会提前到76岁；有两个ApoE4，更会提前到68岁。[11] 如果我们注定会得阿尔茨海默病，那么晚发病显然比早发病要好，那样我们还能多享受几年没有症状的日子。这也是完全避免发病的一个可行方法：虽然说起来有点残酷，但是推迟五到十年发病，就意味着我们许多人在得阿尔茨海默病之前，就会因为年老和其他疾病而死亡。在看过我的姑父之后，我确信那是更好的死法。

在谴责了ApoE4之后，罗塞斯和同事们又发布了更多鼓舞人心的消息：ApoE的另一个版本——ApoE2，在非阿尔茨海默病患者中的携带频率（16％）要显著多于患者（1％）。[12] 换句话说，携带ApoE2似乎能保护我们免得晚发性阿尔茨海默病。

罗塞斯的发现起初受到了怀疑——它们听起来太简洁太直接，完美得不像是真的。但接着它们就在一项项研究中得到证实，很快成为评估晚发性阿尔茨海默病风险的标准，具体来说有三大评估原则：

一、ApoE3 是人群中最常见的 ApoE 版本，它不好不坏，对于患病风险没有影响；

二、ApoE4 较为少见，它是个捣蛋鬼，会增加患病风险；

三、ApoE2 最为罕见，它只做好事，会降低患病风险。

表 5.1 列出了不同的 ApoE 组合以及它们各自制造风险的能力。[13] 我们将 ApoE3/ ApoE3 组合定为风险中立的 1，其他组合的风险或高或低。有趣的是，如果既有干坏事的 ApoE4，又有干好事的 ApoE2，我们的患病风险仍将增加 3.2 倍。

观看这些数字时，请务必记得它们只是笼统的估计。具体的风险还会随着种族、性别和个体的不同而变化。比如，白人和亚裔受 ApoE4 影响较深，而非洲裔和西班牙裔受的影响较浅。[14] 大体而言，女性受 ApoE4 的影响也较为深重。[15] 这或许也是扣除了寿命差异之后，女性比男性更容易得阿尔茨海默病的又一原因。具体到个人，我们必须记住 ApoE4 只是增加我们患病的风险，并**不会直接引起**晚发性阿尔茨海默病。同样，没有 ApoE4 也不意味着一个人肯定就不会得病。根据 40 项针对不同种族和性别的研究，在携带两个 ApoE4 基因的人中，有 13%—42% 没得过阿尔茨海默病；而在完全不携带 ApoE4 基因的人中，仍有 10%—44% 的人得了病。[16]

ApoE4 组合	ApoE2/ ApoE2	ApoE2/ ApoE3	ApoE3/ ApoE3	ApoE2/ ApoE4	ApoE3/ ApoE4	ApoE4/ ApoE4
阿尔茨海默病患病风险	0.24	0.5	1	3.2	5.5	20.6

表 5.1　ApoE 组合以及各自患晚发性阿尔茨海默病的估计风险

　　有了这些补充说明，我们再回过头来看看罗塞斯的那个简化结论：一般而言，我们携带哪个版本的 ApoE 是很重要的。但为什么重要？简单地说，我们还不清楚。结合我们在 β- 淀粉样蛋白上的突破，研究者自然想到了 ApoE 和 β- 淀粉样蛋白或许有什么关联。

　　在这一点上确实有一些证据。ApoE 蛋白和 β- 淀粉样蛋白片段可以相互结合，我们因此知道，这两种物质在物理上是有相互作用的。[17] 另外，ApoE4 携带者的脑中会产生比非携带者更多的斑块，这似乎说明 ApoE 会以某种方式影响 β- 淀粉样蛋白的堆积。[18]

　　但是到这一步我们就卡住了。自罗塞斯的发现之后，有许多研究尝试揭开 ApoE 对 β- 淀粉样蛋白堆积的影响，但它们得出了相当不同（应该说是截然相反）的结论。[19] 比如有人认为，ApoE 会抑制 β- 淀粉样蛋白的堆积或是促进脑对它的清除。在他们看来，ApoE4 之所以是风险因素，是因为它是一种不合格的 ApoE——它态度懒散，对工作很不称职。也有人转了个 180 度的弯，提出 ApoE 会增加 β- 淀粉样蛋白的堆积，或是阻止脑对它的清除。在他们看来，ApoE4 之所以是风险因素，是因为它是一种格外出色的 ApoE——它堪称模范，对工作十分拿手。又或者两种说法都是对的——ApoE 的功能是一个动态的连续体，根据分子环境的不同，它有时会增加 β- 淀粉样蛋白的堆积，有时又会减少它。

　　即便这个问题能够得出结论，艾伦·罗塞斯也不可能听到它了。他在 2016 年 9 月 30 日因心脏病发作去世，当时他人在肯尼迪国际机场，正要去希腊参加一场医学研讨会。[20] 他享年 73 岁。

　　《纽约时报》（*The New Nork Times*）刊出一篇短文，悼念了这位可敬的研究者。[21] 关于罗塞斯这个人和他的成就，文章里并没有多少我不知道的，但是其中的一则逸事却令我惊讶得合不拢嘴：2009 年，罗塞斯把他在北卡州杜伦市的房子抵押，借了 50 万美元来研究阿尔茨海默病。这种奉献精神可不是哪里都看得到的。安息吧，罗塞斯，请保佑我们未来一路好运。

第六章

建立范式

站在他位于圣玛丽医院的实验室里，助理教授约翰·哈迪正
尝试从一份组织样本中分离出 DNA。这是一种基础操作，常常是
分配给实习生或低阶技术员来做的。不过话说回来，看他那副随
便的衣着和生疏的动作，哈迪很容易被错认为一个一无所知的实
习生。

哈迪研究脑已经有很长时间了，但不是从遗传学家的角度。
他之前在伦敦帝国理工学院攻读博士，接受的是神经化学家的训
练。两者有什么区别？神经化学家在脑化学的层面上开展研究，
对象包括奖励信使多巴胺等，并不涉及 DNA 层面。研究阿尔茨海
默病，哈迪也是从神经化学的角度出发，专门在阿尔茨海默病人
的脑中考察化学信使的变化和其他异常。用他本人的比喻，他的
研究就像是在车祸之后开展法医学鉴定，以此确定车祸的原因。[1]
在当时，还没有比这更好的方法。

但是到 1983 年，更好的方法出现了。那一年，对亨廷顿病的
研究取得了突破。亨廷顿病是另外一种神经系统疾病，症状包括

53　认知衰退、动作失控和情感爆发。使用连锁分析（见第四章），研究者将亨廷顿病和 4 号染色体上的一个遗传标记关联了起来。[2] 一下子，车祸现场出现了更多考察对象，不再只有破碎的挡风玻璃和刹车印了。从中我们可以瞥见一点遗传学的头绪，那可能就是疾病的原因。研究者很快意识到，对亨廷顿病有效的方法也可以用于阿尔茨海默病，于是在 20 世纪 90 年代，他们寻找起了引发阿尔茨海默病的那个基因（或者那组基因）。

　　受这种新方法的启发，哈迪也加入了研究，但因为没有受过遗传学训练，他不得不从头开始学习分子神经科学和遗传学。于是就有了开头的一幕：他操练起了最基础的 DNA 提取。就在他苦苦摸索的当口，他听见门外走廊里传来了说话声。他听出那声音是鲍勃·威廉森（Bob Williamson），他的系主任兼导师。鲍勃正热情洋溢地对某人说道："我要向你介绍一个人，我认为他将是英国分子神经科学的未来之星。我看他真的很有才华，肯定会成为这一行里绕不开的人物。你如果想在编者按里写写神经科学的未来……他就是我要推荐的人。"[3] 说话间门开了。站在鲍勃·威廉身边的是彼得·纽马克（Peter Newmark），大名鼎鼎的科学期刊《自然》的编辑。鲍勃接着说道："彼得，这位就是约翰·哈迪。"[4]

　　几十年后，哈迪在回想这段逸事时哈哈大笑。"真的是一派胡言，一派胡言。"他不住地说道。[5] 但是鲍勃的预言一点没错。1991 年，哈迪取得了现代神经科学的最大突破之一：他发现了 APP 基因的第一个突变，为早发性阿尔茨海默病找到了一个原因。而刊登这个发现的正是《自然》。[6] 今天，约翰·哈迪无疑是英国乃至全世界最有声望的遗传学家之一，也真的成了研究阿尔茨海

默病及其他神经系统疾病绕不开的人物。他当上了伦敦大学学院
分子神经科学系的主任，并于 2015 年赢得了 300 万美元的生命科
学突破奖。

令哈迪一举成名的 APP 基因突变研究是一篇典型的科研论
文。它详细描述了实验的类型和方法，以及实验中出现了什么现
象。简单来说，就是在两个阿尔茨海默病人家族中发现了一个突变，54
这个突变是 APP 基因的一个单碱基变化，它使基因生产出了一个
略微不同的 APP 蛋白，这个蛋白又经酶的切割成了 β- 淀粉样蛋白。

根据这个发现，哈迪认为 β- 淀粉样蛋白的堆积必定是阿尔茨
海默病的原因，无论早发性还是晚发性都是如此。然而这时他还
不能在论文中大声宣布这个观点。科研论文需要呈现事实，而非
宣扬理念，而哈迪还没有搜集到全部事实。APP 基因突变究竟是
如何造成了 β- 淀粉样蛋白的堆积，蛋白的堆积又是如何引起了神
经损伤和认知衰退，还有阿尔茨海默病的另一个标记——神经元
中长出的原纤维又是怎么来的？这些问题都还没有答案。

当哈迪在 1991 年去美国的衰老研究所演讲时，这些问题仍
在他的脑中盘旋。到美国后，他认识了一位名叫杰拉德·希金斯
（Gerald Higgins）的研究者，两人交了朋友。希金斯正在用 APP
基因开展几项有趣的动物研究。他发现，将这种基因插入小鼠体
内并使其过度表达（也就是过度生产 β- 淀粉样蛋白），就能在小
鼠的脑中诱导出斑块、原纤维和神经元损伤，由此生成一个类似
人类阿尔茨海默病患者的脑。[7]

这些动物研究给哈迪留下了深刻印象，两人约定合写一篇关
于 β- 淀粉样蛋白的文章。这不是一篇研究论文，而更接近一篇观

点文章（opinion piece）。[8] 希金斯联络了一个在《科学》（与《自然》并驾齐驱的高档期刊）做编辑的朋友，问他有没有兴趣刊登这样一篇文章。朋友说可以。哈迪和希金斯马上动笔，只用一个礼拜就写完了。[9]

1992 年 4 月，文章发表，登在了《科学》杂志一个名叫"观点"（Perspective）的版块上。那是一篇短文，长度刚到两页，图片也仅有一幅，但它将成为阿尔茨海默病研究领域最著名的文章之一。在发表之后的 28 年里，它总共被引用了 3,600 多次，而它同时代的论文，平均只被引用了 69 次。[10]

文章的标题起得恰如其分，叫《阿尔茨海默病：淀粉样蛋白级联假说》（Alzheimer's Disease: The Amyloid Cascade Hypothesis）。自此"淀粉样蛋白级联假说"正式诞生，它成了解释阿尔茨海默病原因最有影响的一个假说，无论早发性还是晚发性都是如此。[11] 文章以自信而快节奏的语言指出，β- 淀粉样蛋白的堆积触发了一连串事件，并最终导致了阿尔茨海默病。这串事件如图 6.1 所示。哈迪和希金斯承认，晚发性阿尔茨海默病的直接原因并非和 β- 淀粉样蛋白有关的基因突变，但他们提出，像头部受创或是负伤这样的外部事件，也可能导致 β- 淀粉样蛋白的堆积。

其实在这之前，已经有至少两篇文章概述了类似的事件串，但它们的名气远远不及哈迪和希金斯的这篇短文。[12] 为什么？因为它们包含更加详尽复杂的细节，使用了更加专业的语汇，并列出了更多引文，这些都使那两篇文章的长度多了几倍，自信却少了几分。同它们相比，哈迪和希金斯的文章"简单、清晰而短小……就连一个风险投资家或者公司总裁也能读完"。[13]

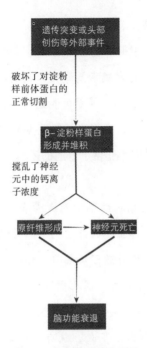

图 6.1 β-淀粉样蛋白级联

从哈迪1991年的APP基因突变论文到他1992年的观点文章，有关β-淀粉样蛋白的事实并未改变多少。哈迪在一年前不知道的事情，到了一年后仍不知道。但是，他无法在一篇研究论文中证明的东西，却可以在一篇观点文章中推演。这次推演很大胆。它是一次信仰上的飞跃，认为**相关**等同于**因果**。是的，是有证据清楚地显示β-淀粉样蛋白与阿尔茨海默病相关（或者有联系，或者参与了），但是相关未必意味着因果。也许β-淀粉样蛋白的堆积并非致病原因，而只是患者脑的一个病理特征。也许它不是杀死神经元的凶手，不是造成神经元损伤的元凶，而只是一块墓碑，是神经元损伤的结果。

　　虽然显得大胆（也很可能恰恰是因为其大胆），哈迪和希金斯的假说却极具魅力。它是奥卡姆剃刀原则的典范——关于一个事件的两种解释，简单的那一种更可能是对的。而他们的解释之所以简单，是因为遵循了直截了当的线性推理过程，如图 6.1 所示。它之所以简单，也是因为迎合了普通的逻辑和常识：

　　　　阿尔茨海默病人的脑中有大量 β- 淀粉样蛋白斑块。这些斑块本不该在那里。因此它们对脑肯定不利。

　　　　APP 基因突变更改了淀粉样前体蛋白，使之无法被正常切割成 β- 淀粉样蛋白。因此，这些突变必然使 β- 淀粉样蛋白的生产出现了反常，接着便产生了斑块。确实，在哈迪和希金斯的文章刊出后不久，就有几项细胞研究指出 APP 基因突变使 β- 淀粉样蛋白的生产增长了六到八倍。[14]

　　　　早发性患者携带 β- 淀粉样蛋白突变，他们患上了严重的阿尔茨海默病。而晚发性患者有较温和的阿尔茨海默病，所以他们的 β- 淀粉样蛋白肯定也出了问题（但程度较浅）。

　　　　唐氏综合征患者有一条多余的 21 号染色体，也因此多了一个 APP 基因，他们许多人都在年老时得了阿尔茨海默病。因此，这个多出的 APP 基因肯定出了差错，它很可能错在过量生产了 β- 淀粉样蛋白。

　　还有一点同样重要："淀粉样蛋白级联假说"之所以诱人，是因为它清晰地指出了一条通向治疗的道路：如果说 β- 淀粉样蛋白堆积就是阿尔茨海默病的原因，那么我们只要清除堆积的蛋白，或者从一开始阻止蛋白的堆积就行了。那样就能打破级联，阻止下游事件发生，从而预防（甚至可能治愈）疾病了。

起初只有一片黑暗。黑暗中没有形体。风从四面八方吹来。水从各个地方涌出。只有混沌。只有茫然。

在"淀粉样蛋白级联假说"诞生之前，阿尔茨海默病研究领域就是这个感觉。人们追寻着五花八门的线索，想解释阿尔茨海默病的可能原因：缓慢作用的病毒，病人接触了铝，病人的衰老加速了，等等。[15]然而这些都不是真正的科学。至少按照科学哲学家托马斯·库恩（Thomas Kuhn）的观点来说不是。库恩认为，在真正的科学出现之前，必须先产生一个范式（paradigm）。那是一种科学模型，它必须足够可信足够诱人，能使人放弃与之竞争的其他模型。[16]范式决定了哪些问题值得研究，它还会建立起共同的知识和标准的方法，使人们能对那些问题开展研究。

随着"淀粉样蛋白级联假说"的提出，一个范式诞生了，它使库恩所谓的"常态科学"（normal science）得以开展。在常态科学中，人们专心研究范式认为重要的一小撮问题。他们不受外界干扰，只在共识的指导下深入探索这些问题，这样的探索离开了范式就不可能进行。[17]他们做出发现，验证发现，并创造出更多共识以推进范式。

这个过程中不可避免会出现反常（anomoly），即有的发现是范式及其确立的知识所无法解释的。[18]每到这种时候，范式就必须修正自我以容纳反常。成功的修正会使范式变得更强，因为现

58

在它可以解释更多现象，精度也提升了。如果在解释反常时接连失败，常态科学就会停滞，范式也将最终崩解。

"淀粉样蛋白级联假说"诞生后不久，就出现了一个微小的反常：细胞研究显示，并不是所有 APP 基因突变都会生产过量的 β-淀粉样蛋白。有些突变会，但大多数不会。[19] 换句话说，这里并不会简单地发生一连串事件，未必会遵循"基因突变→过量 β-淀粉样蛋白→β-淀粉样蛋白堆积→阿尔茨海默病"的模式。实际的情况是 APP 基因突变会改变其生产的 β-淀粉样蛋白的**种类**。

到现在为止，我们都只把 β-淀粉样蛋白当作一种单一物质。但其实它不是。β-淀粉样蛋白是从淀粉样前体蛋白上切割下来的，根据具体切割位置的不同，β-淀粉样蛋白可以分成长度略有差别的子类。最常见的子类是 β-淀粉样蛋白 40，叫这个名字是因为它的长度为 40 个氨基酸（前面说过，氨基酸是构成蛋白的模块）。接下来是 β-淀粉样蛋白 42，它略长一些，有 42 个氨基酸，它也更"黏稠"，更加容易堆积。[20] 正常来说，β-淀粉样蛋白 40 占到脑内 β-淀粉样蛋白总量的 80%—90%，β-淀粉样蛋白 42 占 5%—10%。[21] 当 APP 基因发生突变时，这个比例就会变化。较长较黏稠的 β-淀粉样蛋白 42 数量增加，替换了一部分 β-淀粉样蛋白 40。[22]

有了这些发现，"淀粉样蛋白级联假说"很快自动升级成了版本 2.0。在这个新版本中，β-淀粉样蛋白的"质"而非"量"成了关键。β-淀粉样蛋白 42 的增加，而非 β-淀粉样蛋白的总体增加，成了阿尔茨海默病人斑块堆积和认知衰退的原因。

这个 2.0 版得到了 1995 年 PSEN1 和 PSEN2 发现的支撑。这两个基因我们在第四章提到过，人体会在它们的指导下产生一种酶——γ-分泌酶，就是它从淀粉样前体蛋白上切割下了β-淀粉样蛋白。精确地说，这个切割过程分为两步，如图6.2所示。先是由另一种β-分泌酶（beta-secretase）切下第一刀，再由γ-分泌酶切第二刀。

当PSEN1和PSEN2发生突变时，γ-分泌酶就会出现故障，使切割的第二步出现错误，由此产生更多又长又黏的β-淀粉样蛋白42，[23] 正如假说2.0所预测的那样。

常态科学可以继续了。但是很快就出现了更多更难的新的异常需要解释。

如果说阿尔茨海默病的原因真的是过量生产了容易结成斑块的β-淀粉样蛋白42，那么脑中发现的斑块数量就应该和疾病的进 60

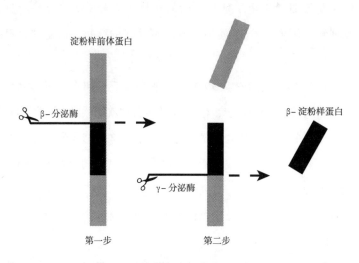

图 6.2　β-淀粉样蛋白的两个切割步骤

展呈正相关。也就是，更多斑块→更大的脑损伤→更严重的认知衰退。然而事实证明这样的相关并不存在。[24] 不仅如此，尸检研究还显示 β- 淀粉样蛋白斑块在老年人脑中相当普遍，在认知健康的人脑子里也有。根据这些研究，有 20%—30% 的非痴呆老人脑中含有斑块，数量多到足以做出阿尔茨海默病的病理学诊断，然而这些老人并没有表现出外在症状——比如玛丽修女。[25]

玛丽修女是一名虔诚的天主教徒，也是巴尔的摩圣母学校修女会（School Sisters of Notre Dame）的成员。[26] 玛丽修女出生在一个德国移民工人阶级家庭，是七个兄弟姐妹中的大姐。她 14 岁加入修女会，19 岁时立下宗教誓言。从此一直到 77 岁，玛丽修女都在小学里全职教书。后来她又兼职担任数学教师和教师助理，直到 84 岁退休。之后她回到了年轻时参加的修女会。在那里，她仍像从前那样和蔼、乐观、活跃和机敏。一天，她"大声问她的医生是不是给她用了延长寿命的药物，毕竟她的愿望是早日去见耶稣。医生回答：'使你长寿的不是我的药物，而是你自己的心态！'"[27]

1991 年，玛丽修女 99 岁了。她和 667 名同在圣母修女会的姐妹加入了一个衰老研究项目，项目的名称就叫"修女研究"（Nun Study）。在肯塔基大学研究者的主持下，这项修女研究考察了一系列衰老因素，其中就包括引起阿尔茨海默病的那些。玛丽修女先是参加了一次会议，研究者在会上介绍了这项研究的目标，以及每位修女在死后捐出脑以供解剖的重要性，玛丽修女第一个说"我要报名！"[28]

研究中，玛丽修女接受了各种测试，结果显示她的认知能力完好无损，甚至相当优秀。比如在常用的认知能力测试"简易精神状态检查"（Mini-Mental State Examination）中，她得到了 27 分，处于正常范围 24—30 分的正中位置。虽然年事已长，但是和其他修女的平均分相比，她的各项分数都与她们相等或是更高。

测试结束后过了七个月，101 岁的玛丽修女终于实现了理想。61她的灵魂如愿去了耶稣那里，但她将大脑留给了科学。当研究者切开玛丽的脑时，他们都惊呆了。这枚脑重仅 870 克（其他修女的平均重量是 1120 克），其中布满了 β- 淀粉样蛋白。

得有人解释一下这个现象。

哈佛医学院的布鲁斯·扬克纳（Bruce Yankner）认为他可以。他从 20 世纪 80 年代末开始就确信一件事：β- 淀粉样蛋白是有毒的。当他和同事将高浓度 β- 淀粉样蛋白加入培养的神经元或注入大鼠脑内，大量神经元随之枯萎死亡，就像是中了毒。[29] 这是一个非常有趣的理论，其他研究者受其吸引，都尝试过重复扬克纳的发现。但只有部分人成功。成功者捍卫这个有趣的理论，失败者则宣称它太过牵强。

这场争议到十年之后才自行解决。[30] 研究发现，β- 淀粉样蛋白毒性的产生和消失，取决于它处在聚集过程的哪个阶段。当 β- 淀粉样蛋白刚刚从淀粉样前体蛋白上切下并在脑中自由漂浮时，它是无毒的；当它开始固定并且堆积时就开始有毒性；而当它继续堆积成更大且无法溶解的斑块时，它的毒性又会再次消失。这就是为什么研究者会得出相互矛盾的结果：根据他们制备 β- 淀粉样蛋白的方式和时长的不同，其毒性或者已经产生，或者还未产生，或者产生后又消退了。

这种捉摸不定的毒性大概可以解释玛丽修女的脑状态，它也引出了淀粉样蛋白级联假说的第三个也是最近的一个版本。这个 3.0 版本出现了一个新的嫌犯：β- 淀粉样蛋白寡聚体（beta-amyloid oligomers）。

"寡聚体"（oligomer）的字面意思是"少（oligo）部分（mer）"。它描述的是一种由多个较小的部分组成的分子复合物。这种复合物的每个部分都彼此相同，称为一个"单体"（monomer，mono的意思是"单个"）。每一个从前体蛋白中切下的 β- 淀粉样蛋白片段都是一个单体。当这些单体相互粘合时，就会形成寡聚体——这个中间状态就是毒性产生的地方。寡聚体包含的单体数量各不相同，但一般来说不会太多。比如，一个寡聚体可以是二聚体（dimer，包含两个单体）、三聚体（trimer，包含三个单体）或十二聚体（12-mer，包含十二个单体）。当 β- 淀粉样蛋白寡聚体继续长大并聚集，它们就会变成斑块。

根据假说 3.0，这些有毒的寡聚体而非最终的斑块，才是阿尔茨海默病的真正元凶。有人甚至更进一步，将斑块称为"脑中的珍珠"[31]：就像牡蛎会制造珍珠包裹刺激物一样，脑也会将寡聚体制成斑块，从而消除它们的毒性。

假说 3.0 得到了多项研究的支持，它们显示各种 β- 淀粉样蛋白单体，包括有黏性的 β- 淀粉样蛋白 42 单体，都是无害的。甚至在浓度较低时，它们反而是脑正常运行的重要保障：在加入培养神经元之后，它们会帮助稚嫩的神经元成长，并保护成熟的神经元免受过度刺激。[32] 这些发现解释了之前两版假说未能解释的一点重要异常：β- 淀粉样蛋白在人体中是天然存在的。既然经受住了自然选择的考验，它的存在就一定有其理由。

只有当 β- 淀粉样蛋白单体的自然生产被扰乱时，才会出现问题。在早发性阿尔茨海默病中，基因变异增加了带黏性的 β- 淀粉样蛋白 42 的比例。于是单体就更容易结成寡聚体团块并维持这个形态，并在进一步长成斑块之前持续发挥毒性。[33] 晚发性阿尔茨海默病没有基因突变，但它有风险基因 ApoE4（第五章曾经探讨）。虽然 ApoE4 的确切功能我们还不明了，但有研究显示它能稳定 β- 淀粉样蛋白的寡聚体形态并延长其毒性。[34] 实际上，携带 ApoE4 的阿尔茨海默病人，脑中的 β- 淀粉样蛋白寡聚体比非携带者多了七倍。[35]

研究者认为，寡聚体一旦形成，就会在脑内大搞破坏。[36] 它们会扰乱神经元受体，即神经元表面用来加工生物信号的微小结构。它们还会挤进突触并造成损伤，突触是神经元之间的缝隙，用来交换脑信号。寡聚体甚至会在神经元的细胞壁上捅出窟窿，使反常离子流入并破坏神经元。这些事件发生任何一件，我们的认知功能就会彻底完蛋。

几项大鼠研究支持了这种设想。在其中一项研究里，研究者在一些聪明的大鼠身上比较了 β- 淀粉样蛋白单体和寡聚体的作用。[37] 这些大鼠接受过训练，能以固定的次数交替按压两条微小的杠杆（比如先按压一根杠杆六次，再按压另一根六次）。要是它们在规定次数之后继续按压一根杠杆，那就是犯了拖延错误。要是它们还没按足就换了杠杆，那就是犯了转换错误。只有完美无误的表现才会换来食物。在大鼠掌握其中的诀窍之后，研究者给它们分别注射了 β- 淀粉样蛋白单体和寡聚体。在当天之内，注射了寡聚体的大鼠就开始在任务中失败。同之前的记录相比，它们的转换错误增加了173%，拖延错误增加了215%。相比之下，注射了β-淀粉样蛋白单体的大鼠并未受到干扰。

由于道德约束，在人类身上不可能开展这类操作，但是对阿尔茨海默病人的研究显示，脑中的寡聚体含量确实与神经元损伤及认知能力衰退呈正相关。[38]另外，非痴呆老人脑中的寡聚体含量通常也较低。[39]

常态科学又能继续了。

毫无疑问，"淀粉样蛋白级联假说"还面临着几个尚未解答的问题。其中最棘手的一个就是，我们所说的"寡聚体"到底是什么意思？[40]β-淀粉样蛋白寡聚体的形成十分依赖外界环境。由于在脑组织中合成或分离寡聚体会牵涉不同的化学物质、温度、时间和其他因素，造成我们面对的寡聚体五花八门，从三聚体到二十四聚体，从圆形结构到环形结构，不一而足。

更糟的是，我们并没有公认的方法来分辨这些寡聚体，因为不同的研究者都提出了各自的名称和种类，比如"1型寡聚体""2型寡聚体""β-淀粉样蛋白*56"等。一间实验室使用的寡聚体可能与另一间相同，但是用不同的名字指称它们。还有一种情况，是两间实验室认为自己使用了同一种东西，其实却不一样。因为这种混乱局面，我们根本不知道哪种寡聚体才是引发阿尔茨海默病的有毒物质。[41]

虽然存在这些问题，但目前来看，淀粉样蛋白级联假说仍然能解释并联系许多有关阿尔茨海默病的发现，这一点是别的假说无法做到的。经过几次修正，它已经成功应对了异常，保住了它的范式地位。

何况在医学研究中，完美并没有那么重要。医学研究不只是一班公正无私的科学家在追求终极真相，还有受利益驱动的公司在赞助研究开发药物，以及数百万病人在巴巴地等待药物。更重要的事情是开发出有效或者效果较好的药。为此，我们不必了解一种疾病的每一个方面，只要知道怎么破解它就行了——至少理论上是这样的。

第七章

礼来制药和小鼠

在印第安纳波利斯市中央，礼来公司（Eli Lilly）拥有一个开
阔的庭园、几片美丽的草坪和几幢模样奇特的办公楼。位于正中
心的是一幢高楼。它的两侧坐落着两座稍矮的楼房，那两幢房边
上又派生出两幢更矮的楼房，然后是两幢比它们还矮的。这片绵
延的建筑正是对公司历史的恰当隐喻。它在 1876 年初创的时候十
分卑微，只是一家两层楼的药店。后来经过数十次兼并购买和投资，
礼来成了今天的跨国制药集团。

公司最著名的产品是抗抑郁药百忧解（Prozac），现在它已进
入日常语汇，成了"提神物品"的同义词。礼来的勃起障碍药物
希爱力（Cialis）也很有名，因为效力能持续 36 小时，它获得了"周
末药"的绰号。除这两种产品之外，礼来还开发了心脏病、糖尿病、
肿瘤和关节炎药物。公司的早期产品也很杰出，尽管公众对它们
的印象已经有些模糊。我们今天习焉不察的许多药物，如胰岛素、
青霉素和索尔克脊髓灰质炎疫苗，都是由礼来最先量产的。

礼来在全球设有分部，产品在 100 多个国家上市，年收入达

到数百亿美元。其产品百忧解在专利过期、仿制药出现之前，一年就能为公司创收 26 亿美元。[1] 另据公司最新财报，希爱力的年销售额也达到了 25 亿美元。[2] 礼来的抗精神病药物再普乐(Zyprexa)在受到专利保护的那几年里，每年的全球销售额都达到 50 亿美元；即便在仿制药上市之后，它的销售额仍维持在 10 亿美元左右。[3]对于阿尔茨海默病，礼来希望也能获得同样级别的经济回报。

如果你认为一种只影响"老人"的疾病不可能产生数十亿美元的药物，那你就错了。现在全世界的寿命预期都在上升，人类这个物种正在集体变老。2000 年，全世界有 6 亿人口（9.9%）在 60 岁或以上；到 2015 年，这个年龄段的人口达到了 9 亿（12.3%）；到 2050 年，这部分人口预计会增至 20 亿（21.5%）。[4]

更切题的是，在美国，目前有超过 500 万人正带着阿尔茨海默病生活，这个数字到 2050 年预计会增加 2.5 倍左右。[5] 世界各地的估算差别很大，因为各国都有不同的报告方法。但大致来说，眼下全世界有约 3,000 万人正带着阿尔茨海默病生活；到 2050 年，这个数字估计会是现在的 2—4 倍。[6] 这个庞大而迅速增长的病人基数很容易转化为现成的药物消费者。作为一种慢性病，阿尔茨海默病能持续几年或几十年，对药物的需求也将是长期的。试想一下：病人每天吃两片药，一年 365 天，连着吃上十年，全世界有 3,000 万病人。礼来的前景实在太好了。

更吸引人的是阿尔茨海默病药物的市场现状。第三章提到，目前的阿尔茨海默病药物都只起到了绷带式的舒缓作用，仅有微弱而短暂的效果。谁要是开发出了能彻底治愈这种疾病的疗法，谁就能立刻垄断市场。

自然，礼来不是唯一的竞争者。其他大型药企也看中了这片利润丰厚的市场，包括辉瑞（Pfizer）、葛兰素史克（GlaxoSmithKline）、默克（Merck）和各种初创的生物技术公司。要说谁有希望成功，历史悠久、基础扎实的礼来肯定是其中之一。在过去十年，礼来已经在 FDA 注册了 40 多项新药试验。

"40 多项"听起来或许并不算多，但是一想到开展这类研究需要投入的时间和金钱，我们心中涌起的就不单单是敬意了。新药开发的第一步是药企必须找到一种有希望成功的化学制品，而要找到这种制品，药企就必须凭借他们对特定疾病的理解，尝试数千种可能有用的候选物质。一旦找到了这种物质，就要接着开展临床前试验以验证其效果（好的坏的都要验证）。在这一步要开展两类试验。先是细胞和组织研究，即所谓的体外测试（in vitro testing，"in vitro"在拉丁文里是"在玻璃内"的意思），指在试管和其他实验设备中开展研究。如果体外测试得出了有利结果，产品就接着开展体内（in vivo，这个词在拉丁文里是"在活物内"的意思）测试。一般来说，首先承受新药风险的都是人类以外的动物。豚鼠曾经是首选——所以才有人用"豚鼠"来指代一个实验的对象。今天，豚鼠几乎已经从实验室退休，享受起了家庭宠物的生活。它们的啮齿类表亲小鼠和大鼠则成了新的实验动物。

如果动物试验的结果同样有利，对人类对象的临床试验就会开始，这个过程本身也分几个阶段，始终受到 FDA 的监管。[7] 先是一期临床，新药只在一小组志愿者（20—100 人）中开展几个月的试验，以评估其安全与否。在一期临床即将取得满意结果时，二期开始，新药在更大的群组（几百人）中试验，以观察其治疗功效并确保其仍然安全。这个阶段可以持续几个月到两年。在二期取得满意结果之后，新药进入三期临床，在更大的人群（300—3,000人）中开展试验，进一步确认其功效和安全性。这个阶段一般要持续几年。如果三期试验也取得成功，新药就终于可以进入市场了。这几个阶段中的每一个尤其是最后那几个，都需要药企投入大量资金来招募受试者、施用药物、监测药物反应，并对数据开展收集和分析工作。

68　　　虽然投入了大量心血和资金，多数临床试验都会以失败告终。大约有70%的试验能从一期进展到二期，其中的30%能从二期进入三期，而这些试验中又有25%—30%能通过三期。[8]这样算下来，能通过完整考验的试验不到6%—7%。这简直是一场赌博，甚至成功率比赌博还低。药企之所以愿意接受这样的风险，是因为一旦成功就能获得高额回报：只要有一次可观的成功，他们就能收回前期的全部投入——而阿尔茨海默病药物的成功收获的回报将不仅仅是"可观"能够形容的。

　　礼来应当觉得幸运：他们在这场竞赛中掌握了优势。

　　由于新药开发的关键一步是体内动物测试，合适的小鼠或大鼠对象就成了珍贵商品。然而自然界中的啮齿类动物并不会得阿尔茨海默病，因此我们不能用正常的小鼠或大鼠来验证阿尔茨海默病药物的效果。我们需要的，是经过基因改造、能像人类一样呈现阿尔茨海默病的脑部病理及痴呆症状的啮齿类动物。因此，只要在有生命、会呼吸的啮齿类身上重现这种疾病，我们就能对药物的功效开展试验，并有望将这种功效迁移到人类身上了。

但事实证明，要强迫大自然出错，并不比阻止大自然衰败更加容易。改造小鼠使之患上阿尔茨海默病的路上布满了失误和丑闻。

早在 20 世纪 90 年代初，我们就已经知道 APP 基因的突变是导致早发性阿尔茨海默病的原因（见第四章），因此在制造患阿尔茨海默病的转基因小鼠时，我们首先想到的就是这个方向。研究者试验了几种方法。有的将人类 APP 基因插入小鼠体内使其过度表达，以此产生过量的 β- 淀粉样蛋白。还有的将基因插入小鼠体内之后再做修饰，从而改变产出的 β- 淀粉样蛋白。

这些努力产生了两个"成果"。第一个是由康涅狄格州分子疗法公司（Molecular Therapeutics Inc.）的研究者主持的。他们精选了一部分 APP 基因插入小鼠，并诱导出了和阿尔茨海默病人脑中相似的 β- 淀粉样蛋白。他们的研究发表在 1991 年 7 月号的《科学》杂志上，[9] 但是八个月后，研究者意识到他们犯了一个错误：他们用于研究的这个小鼠品系，本来就会随着衰老自发产生 β- 淀粉样蛋白堆积。[10]

宣布第二个"成果"的是西奈山医疗中心（Mount Sinai Medical Center）和 NIA，发表于 1991 年 12 月的《自然》杂志。[11] 研究者将一部分精选的 APP 基因注入小鼠并使其过度表达，由此创造的转基因小鼠表现出了阿尔茨海默病人脑部的所有特征：有 β- 淀粉样蛋白，有缠结的原纤维，也有神经元损伤，样样不缺。

但是论文刚刚发表，批评就接踵而至。批评的焦点是研究中使用的一组显微照片，它们拍摄的据说是被斑块和原纤维围困的转基因小鼠的脑。但批评者认为，照片中的大脑组织，比起小鼠更像是人类。也就是说，他们指控论文将人类阿尔茨海默病患者的脑作为虚假证据，伪造成了转基因的阿尔茨海默病患鼠的脑！

这篇论文有三名作者，其中负责分析小鼠的脑并拍摄显微照片的正是 NIA 的杰拉德·希金斯。还记得他吗？就是他和约翰·哈迪合写了那篇观点文章，最早提出了"β-淀粉样蛋白假说"（见第六章）。希金斯赶忙着手重复他的小鼠组织结果，想证明自己的清白。可他重复不出来。他也无法为最初的研究举出更加可信的证据。最后论文被撤，学术不端调查启动，[12] 希金斯也悄悄辞掉了工作。

讽刺的是，正因为这次学术造假（当时都这么认为），希金斯反而在当代阿尔茨海默病研究领域发挥了重要作用。他的这次多半是造假的小鼠研究成了一个重要的灵感来源，正是受此启发，他才和哈迪写出了那篇引入了 β-淀粉样蛋白范式（beta-amyloid paradigm）的文章。这个范式到今天仍在使用，但没有人知道希金斯去了哪里。据哈迪回忆，两人最后一次见面时，希金斯正在佛罗里达面试全国赛车联合会的管理员工作——他已经不再是科学家了。[13]

在这个崩坏混乱的局面中，礼来制药及其商业伙伴雅典娜神经科学（Athena Neuroscience）逆势崛起。雅典娜是一家设在加州的生物技术公司，也是一匹真正的黑马。它的转基因技术大有前途，但是缺乏现金。而礼来的钱袋子很深，也有雄厚的新药研发储备。双方达成协议，准备共同提出一个阿尔茨海默病的小鼠模型：雅典娜保有对小鼠的所有权，礼来则用这些小鼠开发新药，并与雅典娜分享新药的一切收益。[14]1995 年初，他们的转基因小鼠出生，登上了《自然》杂志。[15] 论文刊发了十几张彩色显微照片，以证明这些携带人类 APP 基因突变基因的小鼠，确实出现了类似阿尔茨海默病的病理学特征。出于对希金斯造假丑闻的警惕，文中还将人类阿尔茨海默病患者的脑和转基因小鼠的脑的显微照片并列刊出。

这个小鼠模型名为"PDAPP 小鼠"，它长出了广泛的 β- 淀粉样蛋白斑块，会随着小鼠年龄的增长而增多。这些斑块集中在受阿尔茨海默病破坏最严重的脑区，即海马和大脑皮层，前者是脑中形成记忆的中心，后者掌管着语言、推理和规划。小鼠还出现了其他阿尔茨海默病的病理学特征及症状，包括神经突起（即神经元上用于接收和发送脑信号的细长突起）的损坏、突触（即神经元之间用来交流信号的连接）的消失和记忆功能障碍（由迷宫任务和其他认知测试测量）。

因为能从礼来的阿尔茨海默病药物中获益，雅典娜并不急着和其他公司分享自家的小鼠。于是在其他研究者的怨言声中，礼来迅速在 γ- 分泌酶抑制剂的研发上取得了先机。

第八章

无法抑制的抑制剂

2008 年对礼来而言是重要的一年。这一年，他们的阿尔茨海
默病药物司马西特（semagacestat）进入了三期人体试验。走到这
一步，对任何新药都是一种成就。更特别的是，这还是第一种进
入三期临床的 γ- 分泌酶抑制剂。

顾名思义，γ- 分泌酶抑制剂能抑制 γ- 分泌酶的产生，而第六
章提到，γ- 分泌酶正是将 β- 淀粉样蛋白从它的前体蛋白上切割下
来的两种酶中的一种。礼来希望能通过对 γ- 分泌酶的抑制来打断
切割过程，从而阻止 β- 淀粉样蛋白的产生，并终结阿尔茨海默病。

两项独立的三期临床试验开始了，它们共招募了 2,600 多人
参加，都是轻度到中度阿尔茨海默病病人。[1]礼来忠实遵照了临床
试验流程的黄金标准，做到了安慰剂对照、随机和双盲。

安慰剂对照试验是指将受试者分配进治疗组或者对照组。其
中治疗组接受试验药物，而对照组接受没有疗效的安慰剂（即所
谓"糖片"）。根据这种设计，如果治疗组病情好转而对照组不见
起色，我们就更有把握这种好转是由药物引起，而不是某些随机

因素导致的了。

随机试验是指为了避免偏差，将受试者随机分入治疗组和对照组。如果分配不是随机的，药企就有作弊的可能，比如将年轻受试者分入治疗组、年老受试者分入对照组。那样无论药物的功效如何，治疗组都会有更好的表现。

如果受试者不知道自己分入了哪一组，试验就是**盲试**。盲试能降低心理暗示的效力，减少它对试验结果的歪曲。如果某人知道了自己是在服用试验药物，她就有可能**感觉**自己正在改善并因此真的改善。或者，她也可能感觉有副作用并因此病情恶化。而**双盲试验**，就是连研究者也不知道哪些受试者分入了哪个组，直到所有数据都收集完毕，甚至分析完毕了才会揭晓。这样能减少两种研究者偏差，一种是给药过程中的（这可能对受试者产生微妙的影响），另一种是数据分析中的（这可能严重影响对数据的解读）。

在司马西特的三期临床中，礼来设置了几个治疗组，分别给予不同剂量的药物。公司的计划是持续给药一年半，以验证药物对认知和日常生活的长期效果。2010 年，试验进行到中途时，礼来开展了一次预先计划的中期分析，以观察受试者的病情变化。[2]令他们震惊的是，和对照组相比，治疗组的病情反而恶化了，那些接受最高剂量司马西特的病人，恶化最为严重。新药非但没有治疗或控制阿尔茨海默病，反而使得病情更糟、进展更快。同样令人担忧的是，治疗组还出现了更多严重的副作用，包括皮肤癌。

礼来迅速叫停试验，并中止了所有对司马西特的进一步开发。（顺便一提，治疗组脑中的 β- 淀粉样蛋白同样没有减少[3]，也就是说新药也没有达到它的既定目标，即抑制 γ- 分泌酶从而减少 β- 淀粉样蛋白的生产。)

一种新药，非但没有发挥其基本功能、反而使认知症状恶化，那它为什么还能走这么远呢？我们不是在第七章说过，新药试验包含严谨的流程，为的就是淘汰无效的药物吗？这是个好问题。

礼来确实在司马西特的研发中跨过了重重难关。他们开展了细胞和动物研究，验证新药的作用机理。[4] 在对 PDAPP 转基因小鼠的试验中，这种新药确实降低了 β- 淀粉样蛋白的生产。[5] 小鼠服用的司马西特越多，β- 淀粉样蛋白的生产就下降得越多——这是证明药物生效的典型迹象。新药还顺利通过了一期人体试验，在 20 名健康的志愿者体内降低了 β- 淀粉样蛋白的生产。[6]

但接着挫折就来了。在一项最初的二期临床试验中，70 名轻度到中度阿尔茨海默病人被随机分入了司马西特组或安慰剂组。[7] 司马西特组的剂量设定为 30 毫克服用一周，然后增加到 40 毫克再服用五周。在这个剂量上，患者对药物耐受很好，几乎没有副作用。它也确实令 β- 淀粉样蛋白的生产有所下降。但是这个下降在统计上并不显著。低是低了，但低得不多。

礼来对由此引起的失望已经准备好了现成答案：下降不够显著，是因为受试者没有服用足量药物。于是在第二次二期临床中，礼来将药物剂量和给药周期都提高了两倍和三倍以上。[8] 但即使是这样的猛烈增长，也仍没有显著减少 β- 淀粉样蛋白的产生。不仅如此，当剂量升高时，还陡然涌现了各种副作用。最显著的，是病人开始抱怨皮疹和头发颜色的改变。

在外人看来，这些结果或许显得相当糟糕，但礼来的态度却积极得多，这次它又有了一个现成的答案：β-淀粉样蛋白没有下降是一个时机的问题。试验中，测量β-淀粉样蛋白的含量是在病人服药后的六小时。礼来现在认为等的时间太短，还来不及让药物见效。至于副作用，只要停止服药，皮疹和头发掉色都是可以逆转的，何况这两样本来就不是什么大不了的问题。

就这样，礼来一边为新药的"潜在"功效和"可以接受"的安全性辩护，一边一头扎进了三期临床试验。[9] 相比第二次二期临床，三期临床使用了更高的剂量。

礼来就是这样混到这一步的：他们用假设而非证据通过了一路的岗哨，用信念而非数据推进了试验的流程。不过，这仍然无法解释为什么新药会**降低**受试者的认知功能。我们知道它无法减少β-淀粉样蛋白，但这又为什么会使病情恶化呢？

这一点谁也说不清楚，但确实有人提出了几种解释。[10] 一种解释认为，参加试验的病人本来就因为阿尔茨海默病而身心虚弱，司马西特的副作用更使情况雪上加霜，因此他们才会在认知测试中表现得那么差劲。另一种解释归咎于试验的给药方法。受试者每天接受一次高剂量药物，药物又会在12小时后排出体外，这意味着他们体内的司马西特浓度每一天都在剧烈波动，可能就是这一点使他们的β-淀粉样蛋白生产和认知功能双双陷入了紊乱。

然而，迄今最流行的一种解释却动摇了这种新药的根基。和其他γ-分泌酶抑制剂一样，司马西特的原理是抑制γ-分泌酶，进而停止从淀粉样前体蛋白上切割β-淀粉样蛋白。问题是，γ-分泌酶不仅会切割β-淀粉样蛋白，它还负担着其他功能。比如，它还要加工一长串对细胞功能来说不可或缺的蛋白。抑制了 γ- 分泌酶，我们得到的将不仅仅是我们向往的东西。

　　连带受到影响的还有 Notch 蛋白。这种蛋白最早是在果蝇体内发现的，功能正如其名字所示：一个突变的 Notch 蛋白会让果蝇长出带刻痕（notched）的翅膀。在人类体内，Notch 蛋白负责调节皮肤和毛囊的发育。因此，Notch 蛋白的破坏可能就是司马西特二期临床中病人患上皮疹和毛发掉色的原因，并且在剂量增加之后，又最终在三期临床的病人身上引发了皮肤癌。Notch 蛋白还发挥着重要的认知功能，比如调节神经元发送、接收和传输信号的方式。[11] 这一点又可以解释三期受试者认知功能变差的现象。

　　司马西特失败之后，大型药企都被 Notch 蛋白吓坏了，他们对 γ- 分泌酶抑制剂的看法也变得悲观。[12] 有人尝试过修改这类药物，想让它们更好地针对 β- 淀粉样蛋白、放过 Notch 蛋白，但结果仍旧令人失望。其中最著名的是百时美施贵宝（Bristol-Myers Squibb）开发的一种所谓不影响 Notch 蛋白的 γ- 分泌酶抑制剂，名叫 Avagacestat，据说它对淀粉样前体蛋白的针对性比对 Notch 蛋白高出了 190 倍。[13] 但到头来，这种新药只是重演了司马西特的灾难：试验进行到二期时，治疗组的认知功能开始变差，并出现了包括皮疹和皮肤癌在内的副作用。[14] 这个项目很快报废，人们不禁怀疑，γ- 分泌酶抑制剂是否根本不可能绕过 Notch 蛋白。

　　礼来没有再浪费时间寻找这个问题的答案。退出 γ- 分泌酶抑制剂的研究之后，它立刻开始探索另外一种抑制剂。还记得前面说过的吗？将 β- 淀粉样蛋白从淀粉样前体蛋白上切割下来的有两种酶。一种是 γ- 分泌酶，还有一种是 β- 分泌酶（见第六章）。我们既然可以抑制 γ- 分泌酶以阻断 β- 淀粉样蛋白，就同样可以试着抑制 β- 分泌酶。而具有这种作用的药物，自然就叫作"β- 分泌酶抑制剂"了。

这类抑制剂一直很难开发。让它们在试管中生效还比较容易。但是在活的人体内部，它们却很难到达需要它们发挥作用的脑部。在那里，有一道名副其实的屏障拦住了它们的去路：血脑屏障。那是一道由紧密排列的细胞筑成的墙壁，将循环的血液与脑一分为二。这道屏障是大自然为脑建立的防御机制。它只允许脑功能所必需的小型分子和元素通过，而将细菌、毒素和其他入侵的病原体统统拦在了外面。β- 分泌酶抑制剂包含大分子，所以钻不进这道屏障。

76　　　但是，礼来用一种分子足够小的 β- 分泌酶抑制剂成功通过了血脑屏障。它名叫 LY2811376，是第一种可以口服并有效进入脑的 β- 分泌酶抑制剂。[15] 在喂给 PDAPP 转基因小鼠之后，LY2811376 稳定降低了 β- 淀粉样蛋白的生产。对 30 名健康受试者开展的人体一期临床也得出了相同的结果。受试者只报告了少数轻微的副作用，比如头痛。

然而，就在礼来准备开展二期临床时，传来了坏消息。就在一期人体试验的同时，研究者还用大鼠开展了另一项研究，以验证 LY2811376 长期服是否安全。令这些大鼠（也令礼来）不幸的是，在给药三个月后，它们都出现了眼疾（视网膜细胞增大并退化）和神经元变性。[16] 研究者认为，之所以会出现副作用，是因为新

药在抑制 β- 分泌酶的同时，也抑制了其他未知的脱靶元素。[17]

礼来没有进一步试验 LY2811376，而是很快对它做了修改，并推出了第二个版本，取名为 LY2886721。[18] 这个修改版据说能更好地瞄准 β- 分泌酶并放过其他元素，从而避免副作用。同之前的版本一样，改进后的 LY2886721 降低了转基因 PDAPP 小鼠体内的 β- 淀粉样蛋白，对健康受试者的一期临床也显示了同样的功效。副作用大多轻微，但有两名受试者的肝酶水平短暂异常。

有这些结果在手，礼来在 2012 年初进展到了二期，LY2886721也成了第一种到达这个阶段的 β- 分泌酶抑制剂。试验招募了 128名轻度或极轻度阿尔茨海默病人，计划给药时间为六个月。[19]

可叹的是，这个计划同样泡汤了。试验期间，常规检测发现了几例肝毒性，这令人不由回想起一期的那几例肝酶异常。研究者认为，这种副作用也是药物与其他脱靶元素的互动引起的。经过这次发现，礼来再也没有兴趣继续修改了。它叫停了试验，也终止了对 LY2886721 的进一步开发。

礼来不是唯一在 β- 分泌酶抑制剂上冒险失败的公司。罗氏制药（Roche）也因为肝毒性终止了一种新药的一期临床，强生（Johnson&Johnson）因为同样的理由在二 / 三期结束了试验。[20] 毒性也不是唯一的原因。默克在三期放弃了对其 β- 分泌酶抑制剂的试验，因为中期分析显示它没有改善认知的功效。[21] 2018 年，就在 LY2886721 失败的五年后，礼来又眼看着另一种 β- 分泌酶抑制剂化为了泡影。这种名为 Lanabecestat 的药物由礼来和英国药企阿斯利康（AstraZeneca）共同开发，由于中期分析显示它无望改善认知功能，试验在三期终止。[22]

第九章

是毒还是药——阿尔茨海默病疫苗

在有的社交圈子里，疫苗是受到怀疑的。在操场和游泳池边，家长们猜测着疫苗会如何削弱孩子的免疫系统，使他们生病。他们交流传闻、援引研究（有真有假）、宣扬阴谋：听说政府制定了偏向疫苗的政策，好让大药企提升销量，大药企又会向政治竞选回报大笔资金。支持疫苗的医学研究者很多，但是照怀疑者的说法，他们全是被收买的。

虽然我本人支持疫苗，但我也理解为什么有些家长会如此担忧。疫苗的基本前提就是给我们的身体下毒（虽然毒量轻微），以此发动免疫系统。一旦做好这样的准备，免疫系统就有希望击败剂量更大或毒性更强的同一种毒物了。

最初种下的毒物，正式的名称叫作"抗原"。它可以来自细菌、病毒和其他有害物质。注入体内之后，抗原会刺激免疫系统生成一种相应的蛋白，叫作"抗体"。不同的抗体针对不同的抗原，它们或者将抗原与身体细胞隔离，或者给抗原打上标记，让其他免疫细胞来消灭它们。免疫系统的巧妙之处在于，一旦产生过某种抗体，身体就会"记住"它，并在相同的抗原再次来袭时迅速把它生产出来，使人对某种疾病免疫。

让少量毒物进入身体，确实需要我们承担一定的风险。一般来说，毒物包括细菌、病毒或毒素的弱化或者灭活形式，不会产生多大危害——最多是注射部分微微肿起、肌肉有些酸痛而已。但它确实有可能失控。曾经有几个罕见的案例，脊髓灰质炎疫苗发生突变，进入中枢神经系统，造成了接种者瘫痪，就像感染了平常的脊髓灰质炎病毒一样。

这些案例都是悲剧，但它们也是十分少有的。医学和生活一样，当一件事进展顺利时，大家并不会对它多加关心，而一旦它出了错，就会特别吸引众人的目光。据估算，全世界与疫苗有关的脊髓灰质炎，每100万个新生儿中平均是4.7例。[1]千百万靠疫苗躲过脊髓灰质炎的孩子默默无闻，因为他们都很健康，还有少数孩子因为疫苗的不良反应而深受折磨，令我们很难忽视。

更悲哀的是，这些病例还可能成为谎言和欺骗的材料。1998年，一篇论文登上了声望卓越的英国《柳叶刀》（*The Lancet*）期刊，暗指麻疹、流行性腮腺炎和风疹疫苗引发了自闭症。[2]文章称，在12名原本健康的儿童中，有9人在接种疫苗后得了自闭症。大众媒体对这一轰动性发现大肆报道，恐惧的父母成群结队地带着孩子远离疫苗。

但事实证明，这篇论文根本是个谎言，当时有律师正起诉疫苗生产商，需要"科学"证据，于是出钱给安德鲁·韦克菲尔德（Andrew Wakefield），让他炮制了这篇论文。2010年，《柳叶刀》撤下这篇论文，但时间已经过去了漫长的12年，论文已被引用数百次，并在公众间造成了长远的破坏性影响。

到今天，社会上仍在流传种种迷信，说疫苗和各种神经系统疾病存在关联，包括自闭症、癫痫、多发性硬化和阿尔茨海默病等。 80 在 2005 年的一期《拉里·金现场》（*Larry King Live*）中，身兼喜剧演员、电视主持和政治评论员的比尔·马厄（Bill Maher）脱口说出："如果你连续注射流感疫苗超过五年，那么你得阿尔茨海默病的可能性会提高十倍。"[3]

我不知道马厄的情报是从哪里来的，公开的研究里找不到这个说法。如果真的有这种轰动的发现，应该很容易发表，我不能想象任何研究者会错过这个机会。我能找到的唯一线索是休·弗登伯格（Hugh Fudenberg），也是个名誉扫地的研究者，早在 1995 年就被吊销了行医执照。1997 年，弗登伯格在弗吉尼亚州阿灵顿（Arlington）召开的国际疫苗公共研讨会上讲话，散播了流感疫苗引发阿尔茨海默病的谣言，[4] 但他始终没有举出任何研究来支持自己的主张。

幸好，这番胡话并未流传多远。要是它在舆论中形成了势力，戴尔·申克（Dale Schenk）的创意就永远见不到曙光了。

戴尔·申克成长于加州的格伦多拉（Glendora），父母一个是消防员一个是记者。[5] 他的姐姐投身艺术，哥哥拥有一家汽车经销店，他是家里唯一的科学家。青少年时代，申克在钢琴和医学研究之间做出了职业选择，弹钢琴是他长久以来的爱好，但他最后选择了医学。除了想要帮助别人之外，他还另有一个理由："钢琴太难了"。[6]

申克在加州大学圣迭戈分校取得了药理学和生理学的博士学位，之后在 1987 年加入雅典娜神经科学做了一名研究员。还记得雅典娜吗？就是那家与礼来合作、培育出了 PDAPP 转基因小鼠的小型生物技术公司（详见第七章）。1996 年，雅典娜被都柏林的伊兰制药（Elan Pharmaceuticals）收购。申克跟着加入了伊兰，并最终成为伊兰的首席科学官。

81　　　申克在许多方面都和爱罗斯·阿尔茨海默医生很像：他是慷慨的同事、好奇的研究者，也是一个富于幽默感的人。伊兰的一名同事这样回忆他：

> 一次我们在日本京都的一辆公车上，准备花一天时间静静,逛逛寺庙。我们面前的椅背上嵌着一排令人迷惑的按钮，下面还标着神秘的符号。我用眼角瞥到，一根手指缓缓抬起，像慢动作似的，对准一只特别有趣的按钮按了下去。我心说："哎呀，别，戴尔，别按！"果然公车吱嘎一声停下，所有乘客（大多是日本人）都望向了我们。戴尔按下的自然是紧急停车键。他这个人实在太顽皮也太好奇，忍不住想看看按了会有什么后果。接着他傻傻地露出了灿烂的笑容，大家都放松了，整车人都跟着笑了起来。[7]

要是没有这颗顽皮的好奇心、这股想看看会有什么后果的冲动，你就绝不会想到申克所做的事：用疫苗来使人对阿尔茨海默病产生免疫。申克的设想，是先将人类的 β- 淀粉样蛋白注入小鼠体内。面对这个抗原，小鼠或许会生出抗体来防御它。接着再收集这些抗体并用于人类，以此扫清 β- 淀粉样蛋白、消灭阿尔茨海默病。

当申克把这个想法告诉雅典娜／伊兰的同事时，他遇到的只有侧目和嗤笑。[8] 大家都认为这实在不着边际，简直荒谬：疫苗是用来预防传染病在人与人之间传播的，像是水痘、流感还有脊髓灰质炎之类。疫苗的价值，来自这些疾病的传染性质。而阿尔茨海默病不是传染病。所以这个免疫的概念整个就是错的。

此外，抗体都是大分子。就算能培育出某种 β- 淀粉样蛋白抗体，它也很难通过血脑屏障进入脑。即便它偷偷钻进了屏障，谁又知道这一小剂毒素会对脑产生怎样的破坏？

但申克的想象力并没有被这个成见所束缚。他也很幸运，因为他的雇主正好拥有他开展试验所需的 PDAPP 阿尔茨海默病小鼠。因为基因改造，这些小鼠长到六至九个月时（相当于小鼠的中年时期）会自动在脑中出现 β- 淀粉样蛋白堆积。为验证自己的想法，申克挑选出只有六周大的年轻小鼠，给它们注射了 β- 淀粉样蛋白。[9] 近乎奇迹，小鼠的体内出现了功能性抗体。长大之后，它们也没有出现 β- 淀粉样蛋白堆积和其他脑损伤，就这样躲过了由基因决定的命运。

申克很受鼓舞，但是他还不能确定，这个发现对那些像人类患者一样、已经在脑中堆积了 β- 淀粉样蛋白的老年小鼠，意味着什么。于是他又给几只 11 个月大的 PDAPP 转基因小鼠也注射了 β- 淀粉样蛋白。[10] 神奇的是，这些小鼠同样产生了抗体，这些抗体放慢甚至逆转了它们的疾病进程。注射过后几个月，这些小鼠脑中的 β- 淀粉样蛋白减少了 96％ 以上。与未经治疗的小鼠相比，它

82

们的神经元损伤也减少了 55%。从几乎各个方面来看，它们似乎都痊愈了！

申克的文章发表之后，就被媒体吹捧成了划时代的惊人发现，说它是一道希望的曙光。科研界内部也起了一阵骚动，研究者纷纷加入这股之前不可想象的疫苗浪潮。每个人都热切地想要回答一个问题："既然疫苗为小鼠减少了 β- 淀粉样蛋白，那它对小鼠的认知功能有帮助吗？"

想回答这个问题，我们就要启用一座为小鼠量身定做的迷宫：莫里斯水迷宫。这座迷宫根据英国神经科学家理查德·莫里斯（Richard Morris）命名，包含一个圆形室内水池，里面盛了一半的水。水池里放置了一个平台，它或者露出水面，或者浅浅地藏在水下。研究时将一只小鼠放入水池，并训练它找到平台。迷宫的墙上可以张贴标识，为小鼠提供视觉引导。小鼠会游泳，但很讨厌水，所以会尽快爬上平台。它们能在多快的时间里找到平台，就成了测量它们空间记忆和学习能力的指标。

83　　在一项水迷宫研究中，研究者让几只同龄小鼠彼此竞争，其中有的是已经出现 β- 淀粉样蛋白堆积和认知障碍的转基因阿尔茨海默病小鼠，还有的是注射过 β- 淀粉样蛋白疫苗的转基因小鼠，还有的是正常小鼠。[11] 在 17 周的时间内总共举行了 4 轮竞赛。为增加难度，每一轮竞赛中，平台都被隐藏在一个不同的象限。结果汇总之后显示，常规的转基因阿尔茨海默病小鼠表现最差，这在意料之中。而注射了疫苗的转基因小鼠明显表现得更好，有时甚至赶上了未携带阿尔茨海默病突变基因的正常小鼠。

紧跟着这些动物发现，伊兰制药启动了人体试验。它的疫苗名为"AN-1792"，是用化学方法制备的一种 β- 淀粉样蛋白。在一期临床中，伊兰招募了 80 名轻度到中度阿尔茨海默病人，给它们注射了不同剂量的疫苗或安慰剂。先是在 6 个月内注射四次，之后再在 12 个月内注射四次。[12]

伊兰为这项试验设立了两个目标：第一，要确定这种疫苗或疫苗的特定剂量，能否在人体内产生像小鼠一样的抗体；第二，要确定给人类注射致病的 β- 淀粉样蛋白是否安全。这两个目标都达成了——至少是部分达成。在初期的四剂注射之后，大约四分之一的受试者产生了充足的抗体；又经过四剂注射，这个比例略微超过了半数。而在接受较高剂量抗体的患者中间，有 77% 在研究的某个阶段产生了充足的抗体。受试者确实报告了从皮疹到躁动的一长串副作用，但这些副作用基本都很温和，而且在治疗组和安慰剂组中均有出现。

在这些发现的基础上，伊兰又于 2001 年开始了二期临床。[13]二期采用了一期中较高的剂量，并招募了 370 多名轻度到中度阿尔茨海默病人。按计划，他们将在 12 个月内注射 6 次。伊兰希望这轮试验能进一步验证疫苗的安全性，并开始评估它能否清除 β- 淀粉样蛋白并强化患者的认知功能。

但这一次，试验失败了。试验开始后四个月，治疗组中有四人出现了脑炎。伊兰立即喊停，但到这时，大部分受试者已接受了两次或以上的注射。后续调查发现，另有 14 名患者也得了脑炎，而且症状都很严重，包括癫痫和定向障碍。安慰剂组则完全没有出现这些副作用。[14]显然，这剂小小的毒物对脑产生了严重的伤害。

虽然在安全性上遭遇惨败，但这轮试验的部分发现仍很诱人。

即便只是有限的给药，仍使治疗组中约 20% 的患者产生了充足的抗体。这组患者还在一项认知测试中超过了安慰剂组，虽然在其他测试中未见优势。[15] 要是能找出脑炎的原因，这款 AN-1792 疫苗还是大有希望的。

那么，究竟是哪里出了问题？试验中的一个死亡病例揭示了真相。

在西班牙的加泰罗尼亚，有一位不具名的 76 岁男子参加了伊兰制药的二期临床试验。[16] 当时他已经带着阿尔茨海默病生活了三年，出现了中度症状。进入试验时，他被随机分到了高剂量疫苗组，在一个月内接受了两次注射。

第二次注射后的六个月，他的语言和步态都莫名其妙地恶化了。又过了三个月，他的动作、交流和整体认知功能也都变糟了。脑成像检查显示他得了脑炎。使用抗炎药物之后情况有所缓和，但几周后又猛烈复发。这时他已经严重痴呆，被送进了一家养老院，两个月后就死了。

尸检发现，男子脑中的 β- 淀粉样蛋白斑块少得惊人。看来伊兰制药的疫苗虽然副作用可怕，但毕竟发挥了预期效果，清除了 β- 淀粉样蛋白。在男子的脑中还发现了极活跃的 T 细胞。T 细胞是白细胞的一种，是我们免疫系统中的强力部门。其中有一些所谓的"杀伤性 T 细胞"（Killer T-cells），会攻击并消灭受到感染和破坏的细胞。另一些是"辅助性 T 细胞"（Helper T-cells），负责激活杀伤性 T 细胞并协调它们的攻势。当 T 细胞过度激活，免疫系统就会失控并瞄准自身，不单攻击疾病组织，也攻击健康组织。

这种情况称为"自身免疫反应"。

伊兰制药认为，就是这种反应搞砸了他们的二期临床：给患者注射的 β- 淀粉样蛋白激活了辅助性 T 细胞，这些细胞接着动员免疫系统攻击健康脑组织，引起了炎症和快速认知衰退。

如果真是这样，那就还有救。我们只要换一种疫苗，使它在增加 β- 淀粉样蛋白抗体的同时不触发 T 细胞就行了。幸好免疫细胞的工作是高度专门化的，要做到这一点并不是不可能。T 细胞的工作原理是锁定 β- 淀粉样蛋白的特定部分，对其他部分几乎不闻不问。所以只要剪掉 T 细胞认识的那些部分，就能避免自身免疫反应了。同时，β- 淀粉样蛋白抗体却仍可以产生，因为产生抗体是另一类免疫细胞——B 细胞的工作。

大大小小的制药公司抓住了这一概念，争相开发能够绕开 T 细胞的第二代疫苗，他们很快就做出了原型。在动物试验中，这些产品都很安全，它们激活抗体，清除 β- 淀粉样蛋白，甚至逆转了动物的认知障碍。[17]

进入人体试验之后，这些公司最大的关切是不要重蹈伊兰制药的覆辙，再给患者弄出脑炎来。令他们感到欣慰的是，这并没有发生。患者的 β- 淀粉样蛋白抗体持续上升，而他们的 T 细胞则始终保持沉默。[18]

然而，那些人们希望改变的标的也在沉默，并没有变化。瑞士制药大厂诺华（Novartis）开发了一种疫苗，即使在给药两年之后，它仍没有减少受试者的 β- 淀粉样蛋白，或延缓他们的认知衰退。[19]另一种由辉瑞和强生联合开发的疫苗也遭遇了同样的命运。甚至，一部分疫苗接受者的脑还变本加厉地萎缩了。[20]面对这些挫折，有些公司搁置自家产品，不再开发疫苗。也有些公司仍不死心，希望略加调整，至少弄出一款安全的产品来。而迄今为止最离奇的做法出自一家奥地利生物技术公司——Affiris。

Affiris 开发了两款疫苗，名字都很直白，就叫"AD01"和"AD02"，即"阿尔茨海默病 01"和"阿尔茨海默病 02"。这两种药物都在一期临床中证明了安全性，其中 AD02 的效果更好，于是它被选中进入二期。[21] 二期临床招募了 300 多个早期阿尔茨海默病患者，他们被随机分入四个给药方案：注射低剂量 AD02、注射高剂量 AD02、注射安慰剂 1、注射安慰剂 2。[22]

在经过 18 个月的给药之后，注射了 AD02 的受试者，无论剂量高低，在认知上都不见改善。而出乎意料的是，有一个安慰剂组倒是表现出了较少的认知衰退和脑萎缩。这种情况有时是会出现："糖片"组衰退得反而比较缓慢，这要么是出于巧合，要么就是因为样本太小或分析有误而造成了某种统计差错。无论是哪种情况，对 Affiris 来说，符合逻辑的做法都是宣布试验失败。

但 Affiris 却并未如此，而是做了恰恰相反的事情。公司采取了一个令人震惊的行动，自豪地宣布这"不啻是阿尔茨海默病疗法研究上的突破"。[23] 到底哪个算是突破？就是那个安慰剂！试想一下：那枚"糖片"其实一直在受人误解。它本不该是一种安慰剂的。Affiris 的试验证明，它实在是一款优秀的阿尔茨海默病药物。

Affiris 迅速将这种之前没有名字的安慰剂命名为"AD04"，并宣布对它继续临床开发计划。那么这个 AD04 究竟是什么？它是一种佐剂（adjuvant，来自拉丁文的"adjuvare"，意为"帮助"）。佐剂常常被加入疫苗，通过增加抗体的生产等方式，引出更强的

免疫反应。但是佐剂本身并不产生免疫力，所以它们才可以当作
安慰剂使用。AD04 是怎样一种佐剂？ Affiris 没有说明。它是如何 87
延缓认知衰退的？ Affiris 也不知道。

六个月后，Affiris 终于透露了机密：它们那神秘的 AD04 是
一种铝盐，那是一种含铝的化合物，经常作为疫苗的佐剂使用。[24]
这一声明使故事平添了讽刺意味：因为有些研究者始终怀疑，铝
正是造成阿尔茨海默病的原因之一。这个观点甚至助长了流感疫
苗造成阿尔茨海默病的谣言。

当然，含铝的东西不止有疫苗。铝在自然环境中储量丰富，
可以在许多日常用品里找到，小苏打、箔纸、炊具，制酸剂、止
汗剂和化妆品中都有它。20 世纪 60 年代，铝和阿尔茨海默病的
关联开始为人所知，当时的一项研究显示，在兔脑中注射一种铝
盐会引起类似阿尔茨海默病的脑部病理特征。[25] 之后的 20 世纪 70
年代，又有研究在人类阿尔茨海默病患者的脑中发现了高浓度的
铝。[26] 这项研究成了所谓"铝假说"的基础，并启发了一波新研究。
然而这些研究并没有支持这个假说，反而在上面戳出了漏洞。它
们发现，兔脑在注射铝后出现的异常，与阿尔茨海默病的表现并
不相同。[27] 它们还质疑了人类患者脑中铝浓度升高的说法，并将
其解释为实验中用到的含铝化学物质造成的污染。[28]

为了找到更加确凿的证据，研究者又考察了几类对象中阿尔
茨海默病的普及程度，一类是饮水中含铝较多的地区，一类是随
饮食大量摄入铝的人群，还有一类是大量接触铝尘和铝烟的工人。
这些研究的结论莫衷一是。根据研究者的不同，铝可以是阿尔茨
海默病的风险因素，可以和这种疾病毫无关联，也可以避免阿尔

茨海默病。[29]

更为决定性的证据来自肾衰竭患者。[30] 正常情况下，我们的肾脏能将铝过滤出来，并通过尿液排出体外。但肾衰竭患者却丧失了这个能力。如果他们长期服用含铝药物，就会在脑部积累高浓度的铝，从而导致神经机能障碍和死亡。不过，这部分患者并不会出现 β- 淀粉样蛋白斑块或其他类似阿尔茨海默病的脑部病理特征。他们的临床症状也不相同。他们往往会发作癫痫，这在阿尔茨海默病人中相当罕见：他们的死亡来得很快，初步症状出现后大约六个月即告不治，而阿尔茨海默病会拖上几年甚至几十年。换言之，脑中过量的铝确实有毒，也真的会造成神经系统疾病，但它造成的并非阿尔茨海默病。

因为这些发现，"铝假说"几乎已被今天的研究者抛弃了。但尽管如此，将铝用于阿尔茨海默病的疗法仍显得讽刺。我们不知道，对于这些背景情况以及它们与这款安慰剂变成的含铝药物之间的关联，Affiris 作何感想。之后公司就没有再宣布关于 AD04 的新进展，也没有将它列入研发项目储备。

第十章

礼来的三次"远征"

2016 年 9 月 30 日，阿尔茨海默病疫苗之父戴尔·申克因胰
腺癌去世，终年 59 岁。一个像他这样所谓的"工业界科学家"，
去世时会投下这么大一片阴影，实在是很不寻常的一件事。工业
界的科学家往往声名不彰，他们"向雇主出卖脑力"，像齿轮似的
在大大小小的企业里劳作。而大学里的科学家，一般被认为只是
无私地追求知识（其实和工业界也有着各种经济联系），也更容易
获得社会的尊崇。但申克却是个例外。在他去世之后，这两类研
究者都出来表示他是一位密友、一位富有远见的思想家、一位勇
敢的先行者，还有最重要的，是一个杰出的人。[1]

申克曾怀有远大理想。就在去世的四年前，他刚刚成立了
Prothena 生物科学公司，致力于"运用免疫系统的力量对抗疾病
进展"。公司为一系列神经系统疾病开发疫苗，包括帕金森病和阿
尔茨海默病。

申克再也不能推动这些冒险事业了，但他也因此不必操心礼
来的几次"远征"所牵涉的细节了，而那些"远征"体现的正是

他对阿尔茨海默病疫苗的远见。

90　　　2010 年 8 月 17 日是约翰·勒什莱泰（John Lechleiter）的生日，但是对这个 58 岁的礼来公司董事长兼首席执行官来说，这完全不是值得高兴的一天。就在这一天，礼来宣布了其 γ- 分泌酶抑制剂司马西特三期临床的失败。这种新药非但没能延缓认知衰退，反而恶化了病人的症状并引发了皮肤癌——原因可能是它扰乱了关键的 Notch 蛋白（详见第八章）。

　　虽然勒什莱泰表示"礼来在财务上仍很强健"，并将"更加坚定地"寻求阿尔茨海默病的疗法，[2] 但这次失败却发生在了一个糟糕的时间点上。那年夏天，礼来销量最好的抗精神病药再普乐和抗抑郁药欣百达（Cymbalta）双双面临专利过期。一旦仿制药进入市场，礼来预计会损失 100 亿美元的年收入。[3] 勒什莱泰宣布，形势如此，公司应该"拿出我们真正的勇气"。[4]

　　拿出真正的勇气意味着在之后的两年里，公司要裁掉 5,600 名员工、关闭陈旧的实验室及工厂、支付高额股息取悦投资者，并以最快的速度开发专利药。[5] 2005—2014 年，大量药物上市或进入晚期临床试验，包括一种低睾酮药物、几种癌症药物和几种糖尿病药物。但是对投资者吸引最大的，却是一个前途未卜的项目——又一种阿尔茨海默病药物，名叫"索拉珠单抗"（solanezumab）。

　　索拉珠单抗是什么？它也是一种疫苗，说是能清除 β- 淀粉样蛋白，并使人对阿尔茨海默病产生免疫。

　　可是，最近的几款疫苗不是都一败涂地，要么引起致命的脑炎,要么就对认知能力毫无改善吗? 确实是这样。但是和它们相比,索拉珠单抗又是一类不同的疫苗。

我们迄今见到的疫苗,其作用原理都是将 β- 淀粉样蛋白这种初始毒物的不同剂型注入人体,寄希望于免疫系统能产生 β- 淀粉样蛋白抗体,并将 β- 淀粉样蛋白从脑中清除。这就是所谓的"主动免疫"。说它"主动",是因为身体会自发产生抗体并建立免疫。

而索拉珠单抗不同,它本身就是一种 β- 淀粉样蛋白抗体。它从已具备免疫力的小鼠体内收集,经过修改再给人类使用。注入人体之后,它照理说就会直接清除人脑中的 β- 淀粉样蛋白。这种方法称为"被动免疫"。说它"被动",是因为身体全靠外界的帮助建立免疫。

从主动免疫到被动免疫,清除 β- 淀粉样蛋白从而预防阿尔茨海默病的基本思路并没有变。但在实践中,一般认为借用索拉珠单抗之类的药物实现被动免疫要更加安全也更加有效。[6]

更加安全,是因为我们不再将有毒的 β- 淀粉样蛋白注入体内,这意味着不会过度激活 T 细胞并引起自身免疫反应和脑炎了。由于药物**本身就是抗体**,每位病人都可以注入恒定剂量以达到最佳疗效,而这一点在主动免疫中是很难做到的,因为每个人产生抗体的能力都有所不同。出于同样的原理,我们即使发现不利迹象,也可以很方便地停药,截断抗体的输入。而在主动免疫中,我们是无法轻易使身体停止产生抗体的。

被动免疫型阿尔茨海默病疫苗的名字都很拗口,看起来也大同小异。它们许多都以"mab"结尾,代表的是"单克隆抗体"(monoclonal antibodies),即所有抗体都是从单一细胞中克隆出来的。"mab"前面的各种字母指出了抗体的来源。比如"o"意指抗体从小鼠体内收集，"u"意指抗体从人类体内收集。如果一种抗体是从人类以外的动物体内收集、经过修改后作用于人类，代表它的字母就是"zu"。这就是为什么礼来公司从小鼠体内收集、修改后用于人类的单克隆抗体会称为"solane-zu-mab"（但我不知道礼来加的这个"solane"是什么意思）。

在细胞和动物研究中，索拉珠单抗都有精彩的表现。它仿佛一个排水口，[7] 将 β- 淀粉样蛋白汇聚到一起并从小鼠的脑部清出，排入它们的血液。对于转基因阿尔茨海默病小鼠，它还改善了这些动物的记忆。[8]

92　　同我们一样，小鼠也是好奇的动物。探索新鲜事物是它们的天性。给它们一个物体，比如一件小玩具时，小鼠会耐心地和它玩耍并观察它的反应。几小时后再给予同样的玩具，它们就不会这么着迷了。如果在旧玩具之外再给一件新玩具，小鼠自然会花更多时间探索那件新的。但这些行为都有一个前提：小鼠必须记住哪一件玩具是它见过并且玩过的。而年迈的转基因阿尔茨海默病小鼠就记不住这个。它们会忘掉几小时前看过的东西，并花同样的时间探索旧玩具和新玩具。令人瞩目的是，为期六周的索拉珠单抗治疗改变了这一现象。年迈的痴呆小鼠开始记事了，它们的行为也变得几乎和年轻健康的小鼠一样了。

稳妥起见，礼来又对这些小鼠做了一个更加严格的洞板实验。[9]实验中用到了一个 18 英寸（约 46 厘米）见方的盒子，里面放入一块地板。地板上有 16 个孔洞，其中 4 个里放了食物。在多次实验中，小鼠被放进盒子，以测试它们能够多么快速准确地找到食物。

为确保这些小东西使用的是脑力而非嗅觉，实验者在另外 12 个孔洞中也放了食物，只是那些孔洞里另外放置了隔板，使食物无法取出。

实验者密切监视着小鼠的动作。如果它们钻进了一只无法取食的孔洞，就视为出错；如果它们漏掉了一只可以取食的孔洞，也视为出错；而如果它们再次钻进一只已经取出过食物的孔洞，同样视为出错。在这项测试中，接受过索拉珠单抗治疗的转基因阿尔茨海默病小鼠，出错的次数显著低于没有接受过治疗的同类。值得一提的是，它们只接受一剂索拉珠单抗后就取得了如此进步。真是奇迹。

有了这些出色的结果，人体试验随之展开。一期临床招募了 19 名轻度到中度阿尔茨海默病人，给他们各注射了一剂索拉珠单抗。[10] 患者的耐受性很好，没有出现自身免疫攻击或脑炎的迹象。他们血液中的 β- 淀粉样蛋白也急剧增长，据礼来分析，这是药物将 β- 淀粉样蛋白排出了脑部的缘故。

很快，索拉珠单抗就进入临床二期，试验招募了 52 名轻度到中度病人，并随机分配他们接受索拉珠单抗或安慰剂。[11] 这次的给药时间比一期长久得多，共持续了三个月。病人的耐受性仍然很好，未出现严重副作用。他们血液中的 β- 淀粉样蛋白也再次增长，支持了礼来关于索拉珠单抗收集脑部 β- 淀粉样蛋白的观点。

93

但有一件事索拉珠单抗没有做到：它始终无法延缓受试者的认知衰退。礼来很快解释说这一点"并不意外"。[12] 他们宣称，认知能力的改善并不会在区区三个月内变得明显。在这么短的时间里，安慰剂组的病情也不会恶化到与给药组形成鲜明对比的地步。

是的，同样的药物仅一剂就在小鼠身上发挥了奇效，但人脑毕竟要复杂得多，想收获同样的效果，还必须等待更长的时间，比较可能是在一年半之后——这也是礼来为三期临床设定的时长。

2009 年，礼来孤注一掷，分别开展了两项三期临床试验。[13]礼来没有避讳英雄主义，径直将两项试验命名为"远征一号"和"远征二号"。这两项"远征"遵照同样的流程。每一项招募 1,000 多名轻度到中度病人，让他们在一年半的时间里，随机接受索拉珠单抗或安慰剂。

为了改善设计，这期试验没有提前中止。两项"远征"都进行到了最后，并在 2012 年得出了结果。"远征一号"的数据先出，乍一看并不太好：索拉珠单抗没能改善病人的认知能力或日常生活技能。但是仔细考察又会发现，如果忽略病情较重的中度患者，只看轻症，那么试验结果还是好的。

这时，"远征二号"仍在进行，于是礼来更改方案，只对轻症病人做统计分析。这次更改对进行中的试验并无实质改变，但它将让礼来在之后宣布，他们达到了治疗轻症病人的"既定"目标，投资人肯定喜欢这个说法。

更改之后，事情确实有了一些转机。对于"远征二号"的轻症病人，索拉珠单抗改善了他们的日常生活技能，比如平衡收支和做饭，这是由一项名为"阿尔茨海默病的日常活动合作研究"（Alzheimer's Disease Cooperative Study–Activities of Daily Living）的测试判定的。[14] 不过，有另外几项测试，除了考察生活技能，也考察认知功能（如记忆单词和记忆物品的能力），却仍得出了负面结果。[15]

礼来接着更进一步,决定将两次"远征"的轻症病人合到一起,使样本扩大为 1,300 多人。[16] 也许扩大了样本,数据会好看一些?确实如此。这一次,有四项测试得出了肯定的结果。[17] 这些测试表明,索拉珠单抗延缓了病人在复杂的日常生活机能(比如吃药)方面的退化过程,幅度为 18%,也将他们认知能力的衰退延缓了 34%。[18] 不过,仍有另三项考察整体生活及认知功能的测试得出了负面结果。[19]

虽然结果喜忧参半,大众传媒还是宣布礼来的"远征"试验大获成功,取得了划时代突破。BBC 新闻欢呼,索拉珠单抗"将痴呆的进展速度降低了约三分之一"。[20] 媒体还宣布,索拉珠单抗是第一款从源头上延缓阿尔茨海默病进程的药物。新药物预计在三年后上市。[21]

但在上市之前,礼来还需要收集更多证据,并重现索拉珠单抗对轻症病人的疗效。因此他们还必须开展第三次"远征"。[22] 这次他们只招募轻度阿尔茨海默病人。2,000 多名患者加入,随机分配进了索拉珠单抗组或安慰剂组,试验时间为一年半。

当试验在 2016 年 11 月产出结果时,礼来大失所望:索拉珠单抗接受者的表现与安慰剂接受者并无二致。这一次礼来不再切分数据,而是径直放弃了为索拉珠单抗求得市场准入的计划,并声明将来不再开发。[23]

看到这份声明,大众传媒的态度发生了 180 度的转变。路透社写道,"礼来公司治疗阿尔茨海默病的试验宣告失败,就连症状轻微的患者,服药后也未能放缓智力衰退之势",并说这是对礼来整个药物开发方针的"严重质疑"。[24]《纽约时报》也在一旁附和:

"有部分阿尔茨海默病专家……表示他们对礼来的结果并不意外。"[25]

一夜之间，礼来的股价骤降，跌了10%。[26]

在制药界的其他角落，另外几种被动疫苗的表现也没好到哪里去。其中大获关注的一种是bapineuzumab，开发者为伊兰制药，就是雇用了阿尔茨海默病疫苗之父戴尔·申克的那家公司。

和索拉珠单抗一样，bapineuzumab也是从小鼠体内获得、修改后用于人类的单克隆抗体（所以名字也和索拉珠单抗类似），但作用原理却不相同。它不是将脑中的β-淀粉样蛋白排进血液，而是进入脑直接清除β-淀粉样蛋白。[27]至少，它对小鼠似乎是这样作用的。

但在人体试验中，事情却照例变得复杂起来。在一期临床中，bapineuzumab的安全性和耐受性都很不错，但是当增加剂量之后，它却造成了脑部积液。[28]伊兰降低剂量，接着向二期临床进军。[29]但积液还是出现了。更恼人的是，药物并没有延缓试验受试者的认知衰退。

同礼来一样，伊兰也对数据再三检查、开展额外计算，最后得出了较为乐观的发现：这种抗体对一部分病人是有效的——他们都是非ApoE4的携带者。第五章介绍过，ApoE基因有三个可能的版本：ApoE2、ApoE3和ApoE4。其中ApoE3风险中立，ApoE4会增加阿尔茨海默病风险，ApoE2则会降低风险。总之，非ApoE4携带者面临的风险较小，但总归还是有风险的。

在非ApoE4携带者中，bapineuzumab放缓了脑萎缩和认知衰退，但它对 ApoE4 携带者没有帮助。不仅如此，ApoE4 携带者还更容易出现脑积液的副作用。我们不清楚 ApoE4 的版本是如何妨碍药物功能的，又为什么会有这种妨碍，但是就药效和这个遗传风险因素的关联而言，这真是一项有趣的发现。 96

　　大约就在这时，bapineuzumab 被强生和辉瑞买入，两家公司都认定非 ApoE4 是一个很有价值的角度，值得开展进一步试验。就算这种药物只对非 ApoE4 携带者有效，那也是很大的一个病人群体——以及消费者群体了。强生和辉瑞组织了两项三期临床，各招募了 1,000 多名 ApoE4 携带者和 1,000 多名非携带者。[30] 这两个群体中，患者都随机分配进了 bapineuzumab 组或安慰剂组。这使得工作量翻了一倍——不幸的是失望也翻了一倍。一年半后，bapineuzumab 没有为任何一组患者延缓衰退。无论是否携带 ApoE4，结果都是一样。看到这个结果，两家公司终止了对 bapineuzumab 的继续开发。

　　现在回想，如果不是一开始就刻意寻找有利结果的话，那个 bapineuzumab 早期试验中有关 ApoE4 的发现其实是不牢靠的。那项试验本来就是为了验证 bapineuzumab 对**所有受试者**的效果，而不是其中的一个子集。当发现药物并非对所有受试者有效时，研究者不能就这么改变初衷，只关注非 ApoE4 携带者。为什么？因为我们越是这么摆弄数据，就越可能会发现点什么。要是我们想出 50 种方法将一个数据集切分成子集，并用 50 种方法分析它们，那么按照概率，总有一些试验会得出有利的结果。另外，切分也会缩小原始数据的规模，由此降低它的统计效力。

　　这里另外举一个例子，其中的发现也和 ApoE4 有关，但结论完全相反：加拿大的生物技术公司 Neurochem 开发了一种"高牛磺酸"，据说能通过减少 β- 淀粉样蛋白堆积来治疗阿尔茨海默病。[31] 在三期临床中，这种药物未能在 2,000 多名轻度至中度阿尔茨海默病人身上显示认知效益。但是经过进一步的切分和摸索，有一部分病人似乎还是受益了：他们正是 ApoE4 携带者！[32] 你没看错：bapineuzumab 只对非携带者有效，高牛磺酸却恰好相反。

97　　　　是的，你可以说这两种药物作用原理不同，因此与 ApoE 的互动也完全可能相异。可是，一想到这些制药公司能编出任何故事，我们还是几乎要笑出来：如果一种药物对于 ApoE4 携带者无效，那是因为基因决定了这些携带风险基因的病人很难治疗。而如果一种药物对 ApoE4 携带者有正面效果，那又是因为这些携带了风险基因的病人衰退得较快，从而突显了药物的效果。无论如何，药企总能自圆其说，证明新药是值得继续研发的。

　　那么，这个高牛磺酸后来怎么样了？那本身也是一个有趣的故事。当新闻报出这种药物未能在三期临床中使所有病人受益之后，Neurochem 的股价下跌了超过 40%。[33] 这家精明的加拿大公司随即将高牛磺酸更名为"Vivimind"，性质也从阿尔茨海默病药物改成了"增强记忆"的营养补充剂。作为补充剂，Vivimind 不必遵守严格的规范，从而能自由进入加拿大的消费者市场。在网上快速一搜，就会发现有多家网站宣称 Vivimind 有 15 年的临床研究支持，说它"开展"（没说"通过"）了临床试验直至二期，并在 2,000 多名患者身上做了验证（完全不提验证的结果）。曾经一瓶 Vivimind 要卖到 40 多加币，但如今它已经在多数网店中断货了。

第十一章

道教和 tau 蛋白小鼠

　　道教是中国的本土宗教，一般认为源于老子的教诲（约公元 前 6—前 7 世纪）。虽然它有自己的神明和典籍，但对许多中国人来说，道教与其说是一种宗教，不如说是一派思想、一种生活方式。

　　道教的中心原则是"道"，意思是道路。道是一个朦胧的概念，据说它是万事万物的基础，是自然的流动，也是宇宙的本原。它没有形状也难以言表，人对它只能接受和体会。这听起来有点像因"星球大战"系列电影而流行的西方概念"原力"，但两者又有区别。据说道只是存在于天地之间，不掺杂努力和意图。要与道和谐共存就必须做到"无为"。"无为"是一个悖论式的概念，它指的并不是什么也不做，而是轻松地作为，是从精明的算计和对物质的依恋中解脱出来。

　　如果愿意，我们可以在道教和阿尔茨海默病之间找出令人恼火的相似之处：道教讲求无为，而逐渐丧失目的和意识也是阿尔茨海默病的典型症状。有些护理者相信，当病人日益衰弱，他们不是丧失了感到满足的能力，而只是放下了追求满足的执著。[1]如果真是这样，那么当我们那有意识的心灵涣散的时候，我们就并没有丧失我们应该拥有的东西，而是回到了我们刚刚来到这个世界时的样子。一点一滴，我们归还了自出生后逐渐获得的认知能力。

但这又和患上阿尔茨海默病的原因有什么关系呢？关系不大，除了一个名号之外。甚至这个名号的拼法也不是道教的英文写法"Taoism"，而是拼作"Tauism"。

1906 年，当爱罗斯·阿尔茨海默用显微镜观察奥古斯特·德特尔的脑时，他发现有许多斑块在神经元之间散布，我们今天知道，这些斑块都是堆积的 β- 淀粉样蛋白。除了斑块，他还发现神经元内部长出了原纤维。有的神经元里只长出了几根，还有的完全被原纤维占据，变成了模糊缠结的一团。在那之后，大多数阿尔茨海默病人的脑中都发现了这样的缠结。它和 β- 淀粉样蛋白一道，成了阿尔茨海默病的两大病理学标志。

和 β- 淀粉样蛋白斑块一样，这些缠结也很抗拒研究。它们难以分离或溶解。在爱罗斯·阿尔茨海默的观察之后，人们用了70 年的时间才弄清了它们是什么。[2] 有趣的是，就像 β- 淀粉样蛋白斑块，这些缠结也是反常的蛋白堆积。这类蛋白被称作"tau"，这名字来自希腊语的第十九个字母 τ 。

于是就有了名为"Tauism"的假说，它主张 tau 蛋白而非 β- 淀粉样蛋白才是阿尔茨海默病的根源。提出"Tauism"这么一个半开玩笑的绰号，是为了与"Baptism 假说"（Baptism 意为"洗礼"）分庭抗礼，其中"Bap"即"beta-amyloid protein"（β- 淀粉样蛋白）的缩写。既然"β- 淀粉样蛋白假说"有了"洗礼"这样一个神圣的绰号，那么它最大的对手 tau 蛋白假说，就理应也有这么一个绰号，而要对抗西方的洗礼，还有什么比东方的道教更合适呢？

这种对抗因为前几章讨论的一连串失败的 β- 淀粉样蛋白试验而愈加热烈。在"道教派"看来，"洗礼派"的那些失败只是意料 ⟨100⟩ 中事：他们的药物都旨在通过减少、移动等方式去除 β- 淀粉样蛋白来阻止阿尔茨海默病，但这么做注定是徒劳的，因为 β- 淀粉样蛋白并不是造成疾病的原因。造成疾病的是 tau 蛋白才对。

不同于功能尚未确定的 β- 淀粉样蛋白，tau 蛋白的功能我们已经很清楚了：它会与脑中的微管（microtubule）结合并稳定它们。[3]

微管是什么？名字已经说明一切：它是一种微小的管状结构。微管坚硬中空，形成骨架，能撑起一个细胞并赋予其形状。在神经元中，微管托起了轴突，轴突是一个神经元上的细长天线，负责向其他神经元发送信号。

如果把轴突想象成输送脑信号的高速公路，微管就是在下方支撑这些高速公路的金属固件。一旦 tau 蛋白出现故障，微管就会变弱，接着轴突坍塌，脑信号中止，造成认知衰退。tau 蛋白假说认为，这才是阿尔茨海默病的真正原因。

是什么导致了 tau 蛋白的故障？一般认为，当 tau 蛋白中有太多的部分磷酸化，它就会失灵。当一个蛋白接受了一个磷酸基（一个磷原子加四个氧原子），我们就说它磷酸化了。

在正常的脑中，磷酸化和非磷酸化的 tau 蛋白是相互平衡的。这一点至关重要，因为只有非磷酸化的 tau 蛋白才能与微管结合并使其稳定。一旦磷酸化，tau 蛋白就会失去这个能力。因此过度磷酸化会削弱微管。[4] 更糟的是，磷酸化的 tau 蛋白还会将未磷酸

化的 tau 蛋白从微管身边引走，使后者也不能完成工作。无法与
微管结合的 tau 蛋白开始相互聚集、形成缠结，由此摧毁神经元。[5]
也确实有研究显示，阿尔茨海默病人的脑部有过量的磷酸化 tau 蛋
白，而它们正是那些缠结的主要成分。[6]

　　tau 蛋白的失灵不止发生在阿尔茨海默病之中，也发生在其他
各种神经退行性疾病之中。其中最著名的大概要数慢性创伤性脑
病（CTE）了。2015 年威尔·史密斯（Will Smith）主演的电影《震
荡效应》（Concussion）就表现了这个，它讲述了脑震荡对职业橄榄
球运动员的影响。这种疾病也常常折磨拳击手等从事身体接触项
目的运动员，他们都会反复遭受颅脑损伤。

　　可见，在许多方面，tau 蛋白都是和 β- 淀粉样蛋白相似的：
两者的本质都是蛋白，也都会堆积成可恶的团块。要说有什么分
别的话，就是 tau 蛋白对患者脑部的破坏似乎更明显一些：它会实
实在在地令神经元分解，而 β- 淀粉样蛋白斑块只是堆在神经元之
间。另外，tau 蛋白缠结不是在患者脑中随意扩散的。它们会坚守
一贯的行程，始终与患者的病情恶化相一致，这一点相当引人注目。
[7]tau 蛋白缠结的最初几站包括脑中的导航与记忆中枢（即内嗅皮
层和海马体）。这两个区域遭破坏的后果与阿尔茨海默病的早期症
状相吻合：定向力障碍和记忆丢失。接着缠结会攻击脑的情绪中
枢（杏仁核和边缘系统的其他结构），这对应的是患者在人格和行
为上的变化。最后，缠结会瞄准负责高级功能的脑区（即等皮质
区域 [isocortical areas]），这时便会出现阿尔茨海默病的晚期症状了：
语言、推理以及整体认知能力的严重损伤。这个完美的关联似乎
是确凿无疑的证据，证明 tau 蛋白缠结就是造成阿尔茨海默病的

直接原因。

既然如此，那为什么成为研究范式的是"洗礼派"而不是"道教派"呢？β- 淀粉样蛋白具有什么 tau 蛋白没有的东西呢？

一度，这个问题的答案是基因。前几章提到过，1991—1995年，研究者发现了多个与 β- 淀粉样蛋白有关的基因突变，并认定它们是早发性阿尔茨海默病的原因。其中一个是 APP 基因，它负责编码一种完整长度的蛋白，β- 淀粉样蛋白就是从上面切割下来的。还有 PSEN1 和 PSEN2 基因，它们负责编码酶，这些酶再从前体蛋白上切割出 β- 淀粉样蛋白。

"道教派"却没有拿得出手的基因突变，"洗礼派"因此打趣说他们有"突变妒忌情结"。[8]到 1998 年，事情有了起色。那一年，在一种名为"额颞痴呆伴帕金森病"（frontotemporal dementia with Parkinsonism）的遗传性神经系统疾病中发现了 tau 蛋白突变。[9]这种疾病会破坏两个脑区的神经元：额叶和颞叶。这会造成病人的认知障碍，还有类似帕金森病的运动失调。

引发这种疾病的是微管相关 tau 蛋白基因（microtubule-associated protein tau gene，简称"MAPT 基因"）。这种基因负责指挥 tau 蛋白的生产。它一旦突变，就会生成一个新版本的 tau 蛋白，这种 tau 蛋白容易聚集，容易磷酸化，或者说容易从微管上剥落。[10]

这个发现使"道教派"气势为之一振，它证明了 tau 蛋白没有 β- 淀粉样蛋白的帮助，也可以凭自身引起认知障碍。换言之，反常的 β- 淀粉样蛋白也未必就像"洗礼派"认为的那样，是走向阿尔茨海默病的第一步。不过这里还要补充一点重要的知识：在阿尔茨海默病中，MAPT 基因是不突变的。虽然患者的 tau 蛋白显然出现了差错并在脑中形成了缠结，但他们的 MAPT 基因却是正常的。

要解开这个谜团，"道教派"就需要自己的转基因小鼠。

格雷戈·孟德尔（1822—1884），这位世人在其死后追认的现代遗传学之父，在世时是一名少有人知的奥地利修士。他在修道院的菜园里种下豌豆，观察它们的性状，并由此提出了孟德尔遗传定律。通过对豌豆的研究，孟德尔指出遗传性状是独立并且随机遗传的，它们的显性或隐性状态决定了后代的外观。

大家或许不知道的是，孟德尔最初的研究对象并非豌豆。他研究的是小鼠。孟德尔在他的修道院房间里培育小鼠，观察它们的毛色如何遗传。但他的上级制止了他，认为让这些臭烘烘的畜生在一间修道室里交配实在不成体统。[11] 孟德尔遵命，这才研究起了豌豆。1866 年，他在植物学期刊《植物杂交实验》（*Experiments on Plant Hybridization*）上发表了成果。这是一本鲜为人知的期刊，他的研究也默默无闻，直到 20 世纪初才被人发现。没过多久，法国生物学家吕西安·居安诺（Lucien Cuénot）就确认孟德尔定律同样适用于小鼠毛色的遗传。[12]

但将小鼠引入现代实验室的，既不是这两位科学家，也不是别的任何一位科学家。立功的是小鼠饲养迷。小鼠饲养迷是为了独特的毛色和行为特征饲养宠物小鼠的人。这一爱好源于亚洲，至少可以追溯到 17 世纪的日本，后来又传到了英国和美国。[13] 早在科学家对小鼠产生兴趣之前很久，饲养迷就摸索出如何繁殖圈养小鼠并控制它们的遗传概貌了，这也使小鼠成了科学实验的趁手对象。[14] 今天在实验室里使用的小鼠，大都源于 19 世纪末至

20 世纪初的饲养迷所养育的小鼠。[15]

其中，美国马萨诸塞州格兰比（Granby）的饲养者阿比·莱思罗普（Abbie Lathrop，1868—1918）特别值得一提。[16] 莱思罗普曾是一位持证教师，后出于健康原因不再教书。离开课堂之后，她先尝试了家禽养殖业，但以失败告终。接着她开始饲养小鼠和大鼠，最初是卖给个人做宠物，后来又大量批发给研究者。据说她的小农舍里曾同时饲养了 11,000 多只小鼠。

别人给她起了个绰号叫"格兰比的鼠妇人"，媒体也将她描绘成一个怪人，说她非但不像大多数女子那样惧怕老鼠，反而靠养鼠维生。[17] 但大多数人不知道也不欣赏的是，莱思罗普还是一位自学成才的科学家。她与著名病理学家利奥·勒布（Leo Loeb）合作，用小鼠开展了癌症实验，两人还联名发表了多篇研究论文。

除了有莱思罗普这样的饲养者，小鼠本身的品质也是它们成为理想实验动物的原因。它们不挑食，用便宜的饲料就能养活。它们一年到头都在繁殖，一胎能生下 12 只幼崽。它们很能适应近亲繁殖，让人能精确挑选遗传性状。它们生长很快，一个月就达到性成熟，一岁时就进入了老年。最后这个特性使它们对阿尔茨海默病的研究特别有用：要是实验动物得等上几年（或几十年）才会变老，光这一点就足以使阿尔茨海默病研究放缓直到停滞。

我们还发现，人类和小鼠的基因组有着惊人的相似性。虽然我们自诩高高在上的智慧生物，但其实我们在基因上却和啮齿类动物相去不远。我们本质上和小鼠有着一套相同的基因，个体基因有 60%—99% 的一致性。[18] 这或许戳破了我们的自负，但对我们的健康却是好事。我们可以操纵小鼠基因组产生人类疾病，再利用这些转基因小鼠试验疗法。这也是小鼠在阿尔茨海默病研究中最重要的一个用途。

第七章已经介绍了第一种转基因阿尔茨海默病小鼠——PDAPP 转基因小鼠。从那以后又产生了一连串品种，携带着各种 β-淀粉样蛋白突变基因。在发现 tau 突变之后，转基因 tau 小鼠也被培育了出来。但是，"道教派"虽然对他们自己的小鼠抱有莫大的希望，tau 小鼠却并未澄清这一派的原理，反而使它更复杂了。

起先，"道教派"认为 tau 蛋白对于微管和脑信息公路的支撑是不可或缺的。但是敲除了 tau 蛋白的小鼠（即用遗传学方法去掉小鼠的 tau 蛋白）不仅活了下来，还表现得相当正常。看来，即使没有 tau 蛋白支撑微管，其他蛋白也会顶替它的位置。[19] 因此，tau 蛋白的损坏，就其本身而言并不是什么大问题。

当然，这也不是说 tau 蛋白的故障就全无责任。这里的重点在于过度磷酸化。磷酸化的 tau 蛋白会吸引其他蛋白（包括 tau 蛋白和其他蛋白），使它们远离微管，最后令信息高速公路失去所有支撑。[20] 换言之，tau 蛋白致病，不是因为它丧失了正常功能，而是因为它获得了另一种反常功能。

有些研究者的小鼠携带了会磷酸化的突变 tau 蛋白，他们会同意这个说法。[21] 这些小鼠在四个月大时出现过度磷酸化，尤其是在脑中负责觉察恐惧的区域杏仁核。结果这些小鼠的行为变得怪异，仿佛不再能感受恐惧和焦虑了。正常的小鼠只在黑暗封闭的区域感到安全，害怕高处和开放空间，这些转基因 tau 小鼠却似乎丢失了这种天性。将它们放到一个兼有开放和封闭平台的高架结构，比如一幢兼有开放和封闭阳台的高楼里，它们会选择在开放的平台逗留。

不过，也不是每个人都认为磷酸化就是祸首。那些携带了突变、会堆积 tau 蛋白的小鼠，其行为似乎显示它们体内还有某种破坏性更大的东西。正常的小鼠和其他动物一样，都会避免疼痛。但是看这些转基因 tau 小鼠在电击箱实验中的行为，它们却好像毫不在乎似的。这个实验使用了一种特殊设计的箱子，它有两个隔间，其中一个是安全的，另一个有电流通过地板。当小鼠走进这个隔间，它们的脚底就会遭受电击。照理说，遭受电击之后，小鼠就该学会与这个隔间保持距离，除非它们不记得这次疼痛的体验了。但是果然，会堆积 tau 蛋白的小鼠并不记得，它们会一次次回到那个做了手脚的隔间。[22]

其他对 tau 小鼠的研究也提醒我们，tau 蛋白堆积出来的并非一成不变的东西。就像 β-淀粉样蛋白的堆积（相关讨论见第六章）一样，先出现的是 tau 蛋白单体，接着这些单体团结成寡聚体，寡聚体再继续长大，最后形成缠结。自从爱罗斯·阿尔茨海默对奥古斯特·德特尔脑中那些窒息神经元的缠结做出生动描述之后，我们就想当然地认为"缠结是神经元杀手"，但对 tau 小鼠的研究却指向了不同的结论。

在一项研究中，携带了突变 tau 基因的小鼠果然长出了缠结，丢失了神经元，并变得健忘起来。[23]当研究者关掉突变时，神经元数目稳定下来，记忆也恢复了。但在这时，大量缠结已在小鼠脑内出现并持续形成——它们似乎没有再造成危害。根据这一发现，有些"道教派"研究者认为 tau 蛋白堆积的害处不在于它的最终阶段（缠结），而在于它的中间阶段（寡聚体），有毒的是寡聚体。[24] 缠结非但不是杀手，反而可能是脑的保护机制：缠结让寡聚体继续长大，想以此降低毒性、保护神经元——但它们失败了。最后神经元枯萎消失，只留下缠结标志着一次次失败的营救任务。

这里又可以看出两种对立假说之间的显著相似：β-淀粉样蛋白斑块也曾被视为杀手，现在却被看作一座座墓碑，标记着对有毒的 β-淀粉样蛋白寡聚体的消灭过程。甚至有人把它们当成"脑中的珍珠"，保护神经元免受寡聚体的毒害。真是有趣：分歧的观点，到头来竟会这么相似。

转基因阿尔茨海默病小鼠，无论携带的是 β-淀粉样蛋白还是 tau 蛋白，都不是完美的研究模型。虽然小鼠和人类的基因高度相似，但两者调控这些基因发挥生物化学功能的方式却不相同。更关键的是，正常小鼠是不会得阿尔茨海默病的：随着年龄增长，它们不会丧失记忆、人格或自我意识。就算携带了引起阿尔茨海默病的基因突变，它们受到的伤害也比不上我们。

在人类身上，只一个 APP 基因、PSEN1 或 PSEN2 基因突变就会引起早发性阿尔茨海默病。但当我们将这样致命的突变基因注入小鼠体内，这些动物却显得并不怎么苦恼。是的，它们也会出现 β-淀粉样蛋白斑块和认知障碍，但它们不会长出 tau 蛋白缠结，或者像人脑那样大规模丧失神经元。[25] 携带 tau 突变基因的小鼠也是如此——它们是会长出 tau 蛋白缠结，会损失神经元并产生认知障碍，但它们绝不会长出困扰人脑的 β-淀粉样蛋白斑块。[26]

要让小鼠具备阿尔茨海默病的全部病理特征，我们就必须给它们注入不是一种，而是两种或多种突变基因。比如既有 β-淀粉样蛋白突变，又有 tau 蛋白突变的双转基因小鼠。但问题是，这样的小鼠得的还是和人类一样的阿尔茨海默病吗？毕竟，这样的多重突变是不会天然地在阿尔茨海默病人身上共存的。

　　了解了这个背景，对于"道教派"的小鼠故事就不能照单全收了。它们能证明的，不过是"道教派"和"洗礼派"一样，也有着自己的矛盾和未解答的问题。但这一点并不会阻止药企开发 tau 蛋白药物。谁知道呢？当 β- 淀粉样蛋白药物接连失败，转攻阿尔茨海默病患者的脑的另一个特征兴许真能解决整个问题。

107

第十二章

苹果、牡蛎和小角色

2016 年 7 月 28 日，伦敦《泰晤士报》（*The Times*）的科学编辑克里斯·史密斯（Chris Smyth）刊登了一篇鼓舞人心的文章，题目是《科学家首次做出药物停止阿尔茨海默病》（"Scientists create the first drug to halt Alzheimer's"）。在文中，史密斯宣布有"一种药物首次阻止了阿尔茨海默病人的脑部退化"，部分病人的智力衰退也"停止了 18 个月"。[1] 史密斯写道，用不了多久，这种一天服用两次的药片就会成为"阿尔茨海默病人使用的第一种尽可能长时间控制病情的药物"。

文章一出，读者欣喜若狂，纷纷在网络评论中表达自己的释然、赞美和喜悦。从这些评论来看，许多读者都是生活在对阿尔茨海默病恐惧之中的老年人，或者是阿尔茨海默病人的家属和朋友。也有少数几则评论大胆提出了质疑，但大伙都痛斥它们毁灭希望。

与此同时，阿尔茨海默病的研究者们却无不觉得惊讶。这么精彩的成果，怎么会先在一份日报上出现？他们怎么都没有在研讨会或出版物上听到过它？一般来说，那些才是宣布突破性成果

109 的地方，你得有一群同行做听众，这样才能主张发现权。而当研究者们弄清这位记者写的是什么药、什么研究之后，他们的惊讶就变成了怀疑。

故事开始于一天前的多伦多，当时阿尔茨海默病协会正在举办 2016 年度的国际研讨会。按照预先安排，下午 4 点 30 分是塞尔日·戈捷（Serge Gauthier）的报告，他是 TauRx 制药公司（TauRx Pharmaceuticals）科学顾问委员会的主席。这家总部位于苏格兰和新加坡的制药企业有一个显著的业务重点：tau 蛋白药物。

戈捷的报告很受期待。他即将透露 LMTM 的三期临床的结果，那是 TauRx 治疗阿尔茨海默病的明星产品。新药的晚期试验一直很受瞩目，因为它们离上市只有一步之遥。这一次更是如此，因为 LMTM 是第一款进入三期临床的 tau 蛋白阿尔茨海默病药物。在海量的 β- 淀粉样蛋白药物中，LMTM 是"道教派"王冠上的宝石。

新闻记者也到达了会议现场，准备向全世界报告试验结果。他们倒不必等上一整天了。因为正式报告之前，戈捷先在上午召开了一场记者招待会。就是在那里，《泰晤士报》记者克里斯·史密斯得到素材，写出了那篇宣布胜利的报道。史密斯想必没有等到正式报告的时候。他要是再等一等，或许在宣布胜利的时候就不会这么自信了——远远不会。

什么是 LMTM？它是一种 tau 蛋白聚集抑制剂。顾名思义，它的功能就是抑制 tau 蛋白，阻止它们聚集成团。动物研究显示，LMTM 能使 tau 蛋白堆积减少 35%。[2] LMTM 究竟是如何做到这一点的，人们并不清楚。有人认为它修改了 tau 蛋白的结构，使

tau 蛋白单体彼此分开无法黏结。[3] 也有人的想法相当不同，认为 LMTM 刺激了细胞的自然清扫机制，使 tau 蛋白降解了。[4] TauRx 制药也无意开展基础研究，揭示药物的详细原理。他们只想尽快跳到人体试验。

实际上，他们恨不得能跳过人体试验。LMTM 的一期临床查 110 不到任何公开数据。二期临床倒有一份记录，但它只招募了九名患者，还因为"行政原因"提前终止了。[5] 公司还公布了另一次二期临床的结果，但那次试验不是关于现在这种 LMTM 的。它测试的是 LMTM 的一个早先版本，主要成分和现在相同，使用的却是另一种配方。根据那次试验，这种药物大体安全，并且在 138 毫克的剂量上，它还能延缓阿尔茨海默病人的认知衰退。[6]

虽然没有多少材料能证明自身的努力，TauRx 制药还是挺进了三期。两项彼此独立的三期临床试验开始了。第一项从 16 个国家招募了约 900 名轻度至中度阿尔茨海默病人，将他们随机分入三组：安慰剂组、75 毫克 LMTM 组和 125 毫克 LMTM 组。[7] 在 16 个月的给药之后，结果揭晓，而这个结果就是戈捷报告的主题，也是史密斯登在《泰晤士报》上的那篇文章的主题。

在戈捷的正式报告中，他宣布的第一件事是 LMTM 没有奏效：无论 75 毫克还是 125 毫克剂量，都没能延缓病人的认知衰退。[8] 这个结果令人失望，但并不反常——其他早期数据比 LMTM 优秀得多的阿尔茨海默病药物，也同样在三期临床中遭遇了失败。

但是戈捷并未就此打住。他接着说道，新药对于一部分受试者还是有效的。将受试者切分成小组以取得正面结果的做法并不新鲜，我们在前面就见识过了。可是，TauRx 制药为取得正面结果采取的方法却前所未有。戈捷解释说，大多数患者在参与试验的同时也在自行服用标准的舒缓药物。就像第三章所说，这些药物无法治疗阿尔茨海默病，但能略微缓解症状。因此，当这些患者被随机分配到 LMTM 组时，从某种意义上说，他们服用的 LMTM 就是一种"附加药"（add-on drug）。另有一小部分试验受试者（约 15%）没有服用任何舒缓药物。当这部分人随机分配到 LMTM 组时，他们服用的就是所谓的"单药"（mono drug）

111　　　戈捷接着表示，如果对比服用了 LMTM 单药的患者和安慰剂组，就会发现前者确实因服药而获益了，表现出了较轻的认知衰退和脑萎缩。这个效益对 LMTM 的两个剂量都成立。只有当患者将 LMTM 作为附加药服用时，效益才会消失。戈捷于是总结，这些发现证明 LMTM 确实有效——只是它必须单独服用。这也是那位《泰晤士报》记者刊登的结论。

　　第一眼看，戈捷的说法似乎是可信的。但如果我们慢慢思考，细细琢磨他如何在不同的分组之间对比，我们就会发现他的说法是错的，而且错得离谱。甚至有一位研究者大声抗议，说他是在"把苹果和牡蛎对比"。[9]

　　关键就在于安慰剂组。戈捷把它当成了一个单一分组来和单药组及附加药组对比。但实际上，安慰剂组本身也是混杂的，它既包含了服用舒缓药物的人，也包含了没服用的。要确切证明 LMTM 作为单药的效果，我们就必须对比那些只服用 LMTM 和只服用安慰剂的人。这才是"苹果和苹果"的对比。

　　坚持苹果和苹果的对比不仅是对流程的坚持。这么做还有实际的原因。舒缓药物是开给阿尔茨海默病人的标准处方。如果患者没有服用它们，原因往往是他们的症状稳定或者衰退缓慢。[10]
换言之，服用 LMTM 单药的受试者可能本身就衰退较轻，没有
LMTM 的帮助也不会太严重。如果不是将苹果和苹果对比，我们
就无法排除这种可能。

除了用苹果对比牡蛎，所谓的单药效应还很可能受到了另一
个因素的歪曲。在研讨会上，有人问戈捷，他的单药受试者有没
有什么独特之处。戈捷没有正面回答。[11]他一会儿说，这些病人
并没有什么特别的；一会儿又承认，他们许多都住在东欧和马来
西亚。在后来的一份出版物中，戈捷透露有 56% 的受试者来自俄
罗斯、波兰、克罗地亚和马来西亚。[12]

这个地理分布相当重要。来自这些地区的人本来就只能得到 112
有限的痴呆症治疗。因此，当他们有机会加入一项临床试验时，
他们自然就对试验药物抱有很高的期待。他们的身体和脑也会响
应这种乐观期待，并做出更好的表现——这就是典型的安慰剂效
应。类似的案例从前也发生过，当时有一种试验药物在俄罗斯产
生了功效，在美国和其他地方却没有。[13]

这就是史上首次抗 tau 蛋白药物的三期临床试验。这次试验的
戏剧性大于科学性。它和许多好戏一样，也是要拍续集的。TauRx
制药又开展了第二次三期临床。

第二次试验和第一次在设计上大致相同。它招募了 800 名轻
度阿尔茨海默病人，使用不同的 LMTM 剂量（100 毫克），持续
了 18 个月。[14]试验结果定于 2016 年 12 月发布，地点选在温和宜
人的海滨城市圣地亚哥（San Diego），届时那里将会举行第九届阿
尔茨海默病临床试验会议。[15]

这场万众瞩目的发布被排在口头报告环节的第一场，它也确实引起了人们的议论。带着一份似曾相识的感觉，在座的人们再次听到公司代表承认：同安慰剂相比，LMTM 没有延缓病人的认知衰退。但代表又一次指出，LMTM 作为单药是成功的！

你或许以为，在这第二轮试验中，TauRx 一定改善了统计分析方法，真正做到了将苹果和苹果对比。你错了：这次还是那套苹果比牡蛎的胡闹，仍然将 LMTM 单药组与**整个**安慰剂组做了对比。如果说之前公司犯了一个无心的差错，这一次他们就再也没有借口了。台下的听众"震惊于公司对数据的切分"。[16] 许多人都断然宣称，所谓的单药效应"往好了说是错误的对比，往坏了说就是一场骗局"。[17]

但是 TauRx 还没玩完。更大的惊喜还在后头：试验中，只服了安慰剂而没服用舒缓药物的病人，同样出现了较低的认知衰退。你没听错——在奥地利公司 Affiris 的铝盐之后（见第九章），又有一种安慰剂产生了治疗作用。

这次的安慰剂是什么呢？也是 LMTM，只是剂量微小（4 毫克）。这当然是极不寻常的做法。正常情况下，安慰剂中不能含有治疗成分，更别说直接把有待验证的药物用作安慰剂了。但是这种惯例对 LMTM 并不适用，因为 LMTM 在摄入之后，会使人的尿液变成蓝色。受试者只要去一趟厕所，就会知道自己服下的是 LMTM 还是安慰剂了，那样就会破坏双盲、扭曲试验结果。

为了隐蔽药物，TauRx 制药想出了这个机灵的主意：在安慰剂中加入 4 毫克 LMTM。在这个微小的剂量下，LMTM 同样能使尿液变蓝，却应该不具有任何治疗效果。[18]

　　在这一点上，公司承认自己错了：看来只要 4 毫克就够了——4 毫克 LMTM 的效力堪比 100 毫克，也能够延缓认知衰退。[19] 但是通常来说，如果一种药物有效，那么剂量越高反应就会越强。所以，发现 4 毫克 LMTM 和 100 毫克效果相同，这一点已经足以使人怀疑了。

　　TauRx 制药却没有为这些漏洞所困扰。既然 4 毫克 LMTM 同样有效，而且这微小的剂量还更加安全，公司干脆决定抛弃较高的剂量，改用 4 毫克 LMTM 做进一步试验。他们给这项试验取名"LUCIDITY"（意为"明朗"），于 2018 年启动，我写作本书时，这项试验仍在继续。

　　这是一个毫无道理的决定。LMTM 试验整个就是胡闹。它唯一的作用是充当一根稻草，让一家濒临溺水的公司能抓住了再浮一会。继续用安慰剂试验可以钓住投资人，或许还能谈成收购；如果承认失败，一切就玩完了。这一点，制药业的配角们都很清楚。

　　Noscira 公司成立于 2000 年。这是一家小型私营企业，总部设在马德里（Madrid）。它有四名高管和五名董事，不是医学博士就是拥有博士学位的学界人士。这是一家典型的生物科技初创公司，靠专业知识延续财务生命。Noscira 的主攻对象是中枢神经系统疾病，包括阿尔茨海默病。它的研究目标是 tau 蛋白——更确切地说，是 tau 蛋白的磷酸化。

　　上文已经提到，在"道教派"的一些人看来，磷酸化是造成阿尔茨海默病的真正祸首。过度磷酸化会使 tau 蛋白（及其他蛋白）无法支撑微管。于是轴突高速公路垮塌，脑信号停滞。同时，磷

114

酸化的 tau 蛋白还会堆积并破坏神经元。由此推测，如果能预防 tau 蛋白的磷酸化，应该就能阻止阿尔茨海默病的无情脚步了。这正是 Noscira 的药物 Tideglusib 的作用原理。Tideglusib 是一种磷酸化抑制剂，它也是阿尔茨海默病 tau 蛋白药物的一个主要类型。

磷酸化是一个复杂的过程，许多酶都牵连其中。它们有的直接将磷酸盐附着到 tau 蛋白上，还有的会修改 tau 蛋白的结构，以帮助磷酸盐的附着。破坏其中的任何一种酶，都有可能叫停这个过程，阻止阿尔茨海默病。

自然，没有人知道应该瞄准哪个酶或哪些酶，于是各家公司纷纷挑选它们认为最有希望的酶来下手。Noscira 选中了一种名为"GSK-3β"的酶，这是个热门选项，因为这种酶的功能直接明了：它能帮助磷酸盐附着在 tau 蛋白上。随着我们变老，GSK-3β 会变得更加活跃，这可以解释为什么衰老是晚发性阿尔茨海默病的头号风险因素。[20] 不仅如此，在细胞和动物研究中，对 GSK-3β 的抑制也曾成功逆转了 tau 蛋白的磷酸化以及认知障碍。[21]

带着这些证据，Noscira 启动了人体试验。在一项 30 人参加的初步试验中，Tideglusib 的安全性和耐受性都得到了证明。[22] 在二期临床中，Noscira 将试验规模扩展至 300 多人，时间延长为六个月，希望这能呈现新药的认知疗效。[23] 但他们没有如愿。病人在服用 Tideglusib 和安慰剂之后，在认知测试中得到了相近的分数。甚至，他们的脑部也显示了数量相近的磷酸化 tau 蛋白，使人对新药抑制磷酸化的能力产生怀疑。

试验失败后两个月，Noscira 进入破产清算。

　　Allon 制药（Allon Therapeutics）成立于 2001 年。除了地理位置不同（设在温哥华［Vancouver］），它与 Noscira 别无二致。这同样是一家小型生物科技公司，业务集中于神经系统障碍，资金来源于医院、大学，以及顶着"博士"或"教授"头衔的人们。

　　在治疗阿尔茨海默病方面，Allon 同样探索了 tau 蛋白药物。公司认为，当 tau 蛋白出错，主要的后果就是微管失去承载，这又会使轴突高速公路坍塌、破坏脑信号，并引发阿尔茨海默病。于是，Allon 没有去纠正 tau 蛋白，而是寻求用自家的药物 davunetide 来保护微管。这是一种微管稳定剂，也是 tau 蛋白药物的又一个主要类型。

　　在细胞和动物研究中，davunetide 都维持了微管的完整性，预防了轴突的坍塌。[24] 进入人体试验后，它的开局也很好：一期临床显示了它的安全性，在一项二期临床中，有轻度认知障碍的受试者（轻到还够不上阿尔茨海默病的诊断标准）在给药三个月后记忆出现改善。[25]Allon 对这些结果相当满意，于是在 2008 年制定计划准备再做一次二期临床，这一次将招募真正的阿尔茨海默病人参加。

　　同时，Allon 还用这种新药开展了一次进行性核上性麻痹（progressive supranuclear palsy）的二／三期临床试验，那是一种罕见的脑部障碍，会影响患者的动作、行为和认知。这种障碍在遗传上和 tau 基因突变有关，并且和阿尔茨海默病一样，它的特征也是 tau 蛋白在脑部的反常堆积。既然 davunetide 已经证明了在治疗阿尔茨海默病方面的潜力，Allon 希望它也能跨界治疗进行性核上性麻痹。

但他们的希望落空了。2012 年 12 月，进行性核上性麻痹试验失败。服用 davunetide 的病人，无论在认知、日常活动还是运动技能上均未能获益。[26] 看来这种药物根本没有作用。

116　在一份新闻稿中，Allon 公布了这个令人失望的结果，并宣布公司"不会再为 davunetide 的研发活动配置任何资本"。相反，公司必须"立刻采取行动降低持续运营费用，包括缩减雇员人数"。[27]

六个月后，Allon 制药申请破产。

AXON 神经科学（AXON Neuroscience）成立于 1999 年，总部设在斯洛伐克首都布拉迪斯拉发（Bratislava）。AXON 对一切和 tau 蛋白有关的疾病都很感兴趣，特别是阿尔茨海默病。它的阿尔茨海默病药物代表了 tau 蛋白药物的最后一大类：疫苗。

这些疫苗和一直在尝试治愈阿尔茨海默病（也一直在失败，见第九、第十章的讨论）的 β- 淀粉样蛋白疫苗并无多大不同。实际上，它背后的原理也和后者完全一致：用抗体攻击并摧毁出了故障的 tau 蛋白，寄希望于从源头上阻止脑部损伤、消除阿尔茨海默病的症状。

在实践中，疫苗要对付的"出故障的 tau 蛋白"不止一种，这都是拜"tau 蛋白假说"的不确定性所赐。其中最受青睐的对象包含我们已经邂逅的两名嫌犯：一是 tau 蛋白磷酸化，二是 tau 蛋白堆积。此外还有第三个对象：从完整 tau 蛋白上由酶切下的某些 tau 蛋白片段，它们相对而言更容易磷酸化、堆积或出现其他故障。[28]
这最后一类就是 AXON 努力的方向。

实际上，这家公司认为，它已经找到造成阿尔茨海默病人神经元损伤的那种 tau 蛋白片段了。当小鼠表达出这个片段，它们脑中的微管就会垮塌，并形成与阿尔茨海默病相仿的 tau 蛋白缠结。[29]AXON 将针对这个片段的疫苗命名为"AADvac1"。

在对小鼠的测试中，AADvac1 证明了其安全性。[30]它瞄准反常的 tau 蛋白片段，放过了健康的 tau 蛋白。小鼠接种疫苗之后，体内 tau 蛋白的堆积和磷酸化现象双双减少，脑中的 tau 蛋白缠结数目也下降了。

2013 年，AADvac1 进入一期人体试验。[31]这款疫苗在给药六个月后耐受良好，受试者也产生了充足的抗体。受此鼓舞，AXON 马上发了一份新闻稿，称自家产品是一款"革命性的疫苗，将为数百万阿尔茨海默病人送去新希望"。[32]虽说在此前疫苗试验统统失败的形势下自称"革命"叫人有些难以置信，但这确实是第一款进入人体试验的 tau 蛋白疫苗。

2016 年，AADvac1 又启动了名为"ADAMANT"（意为"坚定"）的二期临床。AXON 招募了约 200 名患者，以测试疫苗在给药两年之后是否仍然安全，又能否带来认知效益。试验于 2019 年 9 月产生结果。根据公司的一份新闻稿，AADvac1 的"安全形象仍然优异"，但公司关于其认知效果的说法却显得模棱两可。[33]新闻稿写道，疫苗产生了"通向认知终点的积极信号……但只在**年轻群体**中间"。[34]这样说通常是为了粉饰，真实的意思是"新药未对所有受试者显示统计上显著的效果"。不过，AXON 仍表示这个结果"无论对本公司，还是对全世界饱受这种疾病摧残的人群而言，都是一座重要的里程碑"。眼下公司正在寻觅合作伙伴，希望对方拥有必要的手段和资源，能携手将临床试验推进至下一阶段。

虽然 Noscira 和 Allon 这两家小型初创公司已双双倒闭，但它们对 tau 蛋白药物的探索仍走在了大多数公司前头。它们是小角色，只能全情投入，不然就会无所作为。而大型药企钱袋子深，可以多方尝试，同时研究几十种药物。它们尽可以放心试水，发现不利迹象再退出就是。

除了 Noscira，还有默克公司联手加拿大公司 Alectos 制药（Alectos Therapeutics），研发了一款磷酸化抑制剂。这款抑制剂针对的是一种酶，这种酶的功能是促成 tau 蛋白与磷酸基结合。根据默克 2014 年的一份新闻稿，一期临床即将启动。[35] 但之后公司就没有再公布进展，没有发表论文，这款抑制剂也没有加入默克的研发药物之列。

118　　除了 Allon，百时美施贵宝也尝试开发了微管稳定剂。在小鼠实验中，它的稳定剂确实强化了微管、挽救了神经元，也改善了记忆。[36] 公司在网站 Clinicaltrials.gov 上登记了一项一期人体试验，到 2013 年时显示试验已经完成。[37] 但公司始终没有公布或发表任何结果——这不是一个好兆头。

同样的事情也发生在了罗氏制药的 tau 蛋白疫苗上。它减少了小鼠的 tau 蛋白异常，并在 2015 年进入人体临床一期，但那之后就再无声息了。[38]

因为没有试验数据可供查询，我们不知道这些消失的药物到底怎么了：它们是不够安全吗？还是没能发挥基本功效？它们究竟糟到了什么地步，乃至公司要将试验数据埋没呢？眼下还有另外几种 tau 蛋白疫苗正在开展早期试验。[39] 但如果历史可供借鉴，那么它们在不久的将来试验成功挽救病人的可能性是极低的。

要想在阿尔茨海默病研究和药物研发上取得进展，我们的目光或许应该越过 β- 淀粉样蛋白和 tau 蛋白这两种显而易见的致病机理。也许这两种蛋白都只是墓碑，而不是杀手。随着我们对疾病的理解日渐加深，还有什么别的线索可以解开阿尔茨海默之谜吗？

第十三章

3 型糖尿病

周六夜。一片城市风景：天际线、商店、餐馆、霓虹灯，车流熙来攘往。年轻男女在一间间热门夜店外排队等候：心动酒吧、大脑酒吧，就连稍显破旧的趾间垢酒吧都是如此。[1] 进到店里，灯光闪耀，音乐刺耳，人群纵情嬉戏。

门卫很守规矩：客人只能结伴进入，单身的不行。没有对象的年轻女孩被拦在门口，一边抱怨，一边期待时来运转。当更多单身女孩出现，队伍越排越长，最后漫到街上，阻塞了交通。同时，里面的客人却开始离去，酒吧内变得越来越荒凉。灯光开始摇曳，音乐渐渐止歇。即便如此，单身姑娘们仍不得进入，只能在街头流连。

这幅古怪的夜生活场景也是对糖尿病的准确写照：几家夜店是我们的器官组织，单身女孩是血糖，而她们约会的对象，就是胰岛素了。

血糖又叫"血葡萄糖"，它来自我们吃下的食物，通过消化道吸收进血液，为我们的器官和组织提供工作所需的能量。胰岛素则

120 是由胰腺分泌的一种激素。胰岛素本身不产生能量，它的功能是护送葡萄糖进入身体细胞，让细胞从中获得能量。做到这一点，胰岛素靠的是与细胞沟通，向它们发送打开通道放葡萄糖进入的信号。

当胰岛素不足时，葡萄糖就会在血液中堆积，导致我们的器官和组织无法获得能量。不仅如此，当血糖升高时，它还会硬化血管，阻塞血流，中断氧气和营养物质的输送。久而久之，这就会对身体造成严重破坏，包括视力丧失、肾衰竭、中风和心脏病。到时无论是"心动"还是"趾间垢"，每间酒吧都会遭受损失。

传统观念认为，慢性糖尿病分为两种形式：1型和2型。[2] 1型糖尿病较为罕见，病人往往是儿童和青少年，出于一些未知原因，他们的免疫系统会攻击自身的胰腺，终止了胰岛素的生产。于是原本在体内巡回护送葡萄糖的胰岛素就变得稀少甚至绝迹了。

2型糖尿病较为常见。它主要影响成人，在所有糖尿病例中占到约九成。[3] 在2型糖尿病中，胰腺和胰岛素的生产起初都很正常，但后来身体却对胰岛素变得不再敏感，医生将这称为"胰岛素抵抗"。虽然胰岛素的生产仍旧充足，身体却似乎看不见它们，也不能用它们来护送葡萄糖了。不受重用的胰腺于是加倍努力地生产胰岛素。更多胰岛素强迫身体接收了它们。起初这样也能凑合，但是最终，胰腺到底不堪重负，再也无法生产充足的胰岛素来护送葡萄糖了。

2型糖尿病有许多成因。在遗传学层面，研究发现有大约40个基因会增加致病风险。[4] 不健康的生活方式选择也是风险因素。高热量饮食及缺乏运动会增加体脂，多余的体脂又会造成胰岛素抵抗。[5]

根据传统观点，糖尿病是 1 型也好，2 型也罢，都不属于脑部疾病。没错，它是会危害"大脑酒吧"，但它同样会危害许多其他的器官和组织。而且，糖尿病主要影响的是脑的硬件。具体来说，高血糖会破坏和阻塞脑血管，中断血液供给并引起中风。至于软件，也就是我们的心智功能，糖尿病应该不会有直接的影响。至少我们向来就是这么认为的。

但到了 2005 年，布朗大学和罗德岛医院的一组研究者宣布，他们又发现了一种新型糖尿病，它的表现和前两种都不相同。[6] 这些研究者主张，我们 100 多年来所认为的阿尔茨海默病，其实是一种独特的糖尿病：3 型糖尿病。3 型糖尿病有着和 1 型、2 型相同的特征——体细胞能量不足、高血糖、胰岛素抵抗——但这股邪火主要影响的是脑的软件。

这个观点已经不是"有趣"可以形容的了。我们对糖尿病已经有相当程度的了解，也可以通过有效的药物和生活方式的调整来应对它了。如果阿尔茨海默病真的是糖尿病的一种，那么我们目前用来治疗和管理糖尿病的方法，或许也能对阿尔茨海默病起到同样的效果。

可是，对这个所谓的"3 型糖尿病假说"，我们又有什么证据呢？

阿尔茨海默病和糖尿病的一个明显相似之处在于都牵涉蛋白。在阿尔茨海默病是 β- 淀粉样蛋白，在糖尿病是糊精肽（Amylin）。

糊精肽来自胰腺。当胰腺产生胰岛素时，也会产生糊精肽这种副产品。作为胰岛素的副手，糊精肽能放慢消化道的运动并产生一种"饱腹感"，使我们停止进食，从而阻止葡萄糖出现峰值。

在 2 型糖尿病中，由于身体对胰岛素变得不再敏感，胰腺就会加班制造更多胰岛素。于是更多糊精肽也被制造了出来。冗余糊精肽的行为很像 β- 淀粉样蛋白：它们堆积起来，先是形成有毒的寡聚体，再结成斑块，破坏胰腺细胞。[7] 对糖尿病人的尸检显示他们的胰腺内堆积了糊精肽，就像阿尔茨海默病患者的脑中堆积了 β- 淀粉样蛋白一样。更有趣的是，糊精肽和 β- 淀粉样蛋白在蛋白结构上也有约九成相似。[8]

β- 淀粉样蛋白除了和糊精肽有关之外，和胰岛素也有关联。在人体中，胰岛素能被一种酶降解，这种酶的名字就叫"胰岛素降解酶"。巧合的是（又或者不是巧合），这种酶也能降解 β- 淀粉样蛋白。当我们的身体对胰岛素产生抵抗，并迫使胰腺过量生产它们，多出的胰岛素就可能绊住胰岛素降解酶，使之无法降解 β-淀粉样蛋白，而这又会导致 β- 淀粉样蛋白堆积，形成阿尔茨海默病患者脑中的斑块。[9]

这种情况已经在小鼠的脑中得到了重现。给小鼠喂糖水以产生胰岛素抵抗，它们血液中的胰岛素就会上升，同时它们的脑中也会堆起 β- 淀粉样蛋白。[10] 不过，人类的数据却绘出了一幅不同的图景：在尸检中，糖尿病患者的脑内并没有出现更多的 β- 淀粉样蛋白斑块，假说不成立。[11]

为了取信于人，这个假说仍须确定糖尿病和阿尔茨海默病是否真有交集。换句话说，糖尿病人是否更容易患阿尔茨海默病？反过来也是如此吗？

为了回答这个问题，我们得去一趟明尼苏达州的罗切斯特市（Rochester）。

罗市坐落于尊布罗河（Zumbro River）附近的一处十字路口，曾经是连接明尼苏达州圣保罗市（St. Paul）和艾奥瓦州迪比克市（Dubuque）的一座马车驿站。这里在 1854 年迎来了最早一批定居者。[12] 因为是从纽约州的罗切斯特迁来，他们给这处新家也起了故乡的名字。此地土壤廉价而肥沃，很快吸引了更多定居者。到了十年后的南北战争时期，这个新的罗切斯特的人口已经增长到了 1,400 多人。[13]

战争还给镇上送来了威廉·梅奥大夫（Dr. William Mayo），他当时给联邦军的应征者做体检医生。战争结束后，梅奥决定留在镇上开一家诊所。这时铁路已经通到了镇上，使罗切斯特成了一个区域枢纽，这里的人口比原来多了两倍，梅奥大夫有了许多病人。梅奥和妻子养育了三个女儿、两个儿子，儿子们子承父业做了医生。一家人过着充实而波澜不惊的生活，直到 1883 年 8 月 21 日夜里。

晚上大约 7 点，一场每小时速度超过 200 英里（约 322 公里）的狂暴龙卷风在罗切斯特降临。它扫过罗市北部，摧毁了超过 135 户人家，破坏了 200 户。[14] 至少有 37 人在狂风中丧生，受伤者达数百人。[15] 因为当地没有医院，罗切斯特的市民们将旅馆客房和一座舞厅改造成了临时急救室。在这些临时病房里，梅奥大夫和他的两个儿子照料起了伤者，当地圣弗朗西斯会的修女们也来帮忙。大家尽其所能救死扶伤。

在龙卷风的善后事宜中，圣弗朗西斯会的修女们看出罗切斯特市需要拥有自己的医疗设施。她们找到梅奥医生，说如果他们父子愿来当主治医师，她们就去筹款建立一座医院。父子三人答应了。在短短六年之后，圣玛丽医院就成立了，它更为人熟悉的名字是"梅奥诊所"（Mayo's clinic）。在之后的几十年里，又有更多医生加入进来，医院也盖起了新楼。1914 年，医院正式更名为梅奥医学中心（Mayo Clinic）*。[16]

多亏了先祖们的远见和辛劳，今天的罗切斯特市民拥有了一座家门口的全国顶尖医院。在 100 多年的时间里，他们享受的几乎所有医疗服务都是由梅奥医学中心提供的，这里的电脑档案系统记载了他们的完整病例，并且时时更新。[17]这是一份数量庞大、保存完好的记录，要寻找糖尿病和阿尔茨海默病的关系，它是理想的参考资源。

利用这一资源，由联邦政府资助的"罗切斯特流行病学项目"于 1966 年启动。流行病学研究的是各种疾病在一个人群内部的发生和分布规律，它还有一个名称叫"人群研究"（population studies）。

项目显示，1971—1984 年，有 1,455 名罗切斯特当地居民（年龄在 45 至 99 岁之间）患有 2 型糖尿病。[18]在这段时间里，这些糖尿病患者中，有 77 人（即 5.3%）也患上了阿尔茨海默病。这个比例相对罗切斯特的总人口是比较高的。具体来看，如果一个人既有糖尿病又是男性，那么他患阿尔茨海默病的概率会比常人高出 2.3 倍。患糖尿病的女性同样面临较高的阿尔茨海默病风险（常人的 1.4 倍），但这个差别在统计学上不算显著。

这个结果还得到了大西洋彼岸荷兰鹿特丹市的印证。鹿特丹这个名字的来源比罗切斯特还要有趣。1270 年，一座水坝（dam）

---

* 2020 年该院公布了官方中文名：妙佑医疗国际。

在鹿特河（Rotte River）上筑起，吸引早期定居者在它的周围建立了一座小渔村。随着人口增加，渔村变成了城市，而在市民们看来，它唯一合适的名字就是鹿特丹（Rotterdam）了。如今鹿特丹已是荷兰第二大城市，也是欧洲最大的港口，并赢得了"欧洲门户"的绰号。

在鹿特丹郊区，一项包含了 1.5 万个中老年居民的流行病学研究自 1989 年开展至今。[19] 这些居民每三到四年与研究者会谈一次，并接受广泛的健康检查。研究者还招募了居民中的几个子群，并运用他们的记录研究各种疾病，包括心脏病、中风、痴呆症和抑郁症。

从 1990 年开始，有 6,000 多位居民接受了追踪研究，以寻找阿尔茨海默病和糖尿病之间可能的联系。[20] 研究伊始，参与者都没有阿尔茨海默病，约 700 人有糖尿病。大约两年之后，有 89 人患上了阿尔茨海默病。研究者考察了病例，发现这 700 名左右的糖尿病患者患阿尔茨海默病的概率比其他人高出两倍。

显然，从罗切斯特到鹿特丹，研究都显示阿尔茨海默病和糖尿病之间确实存在交叉。但问题是，在世界其他角落，它们却走出了别样的路线。

在日本九州岛北端，有一个名叫久山町的小镇与韩国隔海相望。当日本的大部分地区已经接受了现代生活及其便利时，久山町的人民却仍在坚守传统的农耕文化。这个小镇人口稳定，20 世纪 60 年代有约 6,800 人，现在有大约 8,500 人。[21] 它的男女比例和年龄分布都与日本其他地方接近。[22] 镇上的人民诚实可靠。这是开展人群研究的理想地点。

久山町项目始于 1961 年，这是一项卓越的人群研究，退出率极低（仅 1%），尸检率极高（80%），[23] 尸检率对于阿尔茨海默病的研究价值尤其大。作为研究的一部分，从 1985 年开始，研究者对 800 多名老年居民开展了细致的追踪。[24] 起初这些参与者没有一个痴呆，但有 70 人患有糖尿病。在之后的 7 年里，有 42 人诊断出了阿尔茨海默病，但这些病例和参与者的糖尿病并无关联。

芬兰等地开展的肥胖研究得出了更多否定性的证据。[25] 由于体脂过高会造成胰岛素抵抗并引起糖尿病，研究者想到了寻找肥胖和阿尔茨海默病之间的可能关联。奇怪的是，如果我们在中年（50 岁左右）或老年初期（60 多岁或 70 岁出头）发胖，我们就较容易患上阿尔茨海默病。但如果我们在老年后期（近 80 岁或更老）具有较高的体重指数，我们又好像不太容易得阿尔茨海默病了。

其他地方也有人说起了类似的保护机制。[26] 在纽约一家诊所的 348 个病人当中，那些阿尔茨海默病人患糖尿病的概率比别人低了 5 倍。研究者主张，这一"惊人"发现说明糖尿病其实具有保护作用。或许，作为糖尿病标志性特征的高血糖能为脑供应更多葡萄糖，由此为"大脑酒吧"产生更多能量，并增强它的表现。

总之，人群研究的结果是五五开。但这并没有阻止这个假说的信徒到别处去寻找糖尿病和阿尔茨海默病相关联的证据。糖尿病需要两个因素联手触发：葡萄糖和胰岛素。如果在阿尔茨海默病人体内，这对因素中的一个或两个出了偏差，就仍可以有力地支持"3 型糖尿病假说"。更有力的情况，是这对因素中的一个或两个在加以调整之后就阻止了阿尔茨海默病，那样的话这个假说就百分之百正确了。

第十四章

酮——脑的燃料

耶稣和门徒到了众人那里,有一个人来见耶稣,跪下,说:"主啊,怜悯我的儿子!他害癫痫的病很苦,屡次跌在火里,屡次跌在水里。我带他到你门徒那里,他们却不能医治他。"

耶稣说:"嗳!这又不信、又悖谬的世代啊,我在你们这里要到几时呢?我忍耐你们要到几时呢?把他带到我这里来吧!"耶稣斥责那鬼,鬼就出来,从此孩子就痊愈了。

门徒暗暗地到耶稣跟前说:"我们为什么不能赶出那鬼呢?"

耶稣说:"是因你们的信心小。我实在告诉你们:你们若有信心像一粒芥菜种,就是对这座山说,'你从这边挪到那边',它也必挪去!并且你们没有一件不能做的事了。至于这一类的鬼,若不祷告禁食,他就不出来。"

——《马太福音》17章14—21节

现代医学文献中很少会提到《圣经》,《马太福音》17章14—

21 节却是例外。虽然和阿尔茨海默病没有直接关系，但在写到另一种神经障碍——癫痫的文章中，以上段落却常被提及，原因都是它的最后一句："这一类的鬼，若不祷告禁食，他就不出来。"

关于"祷告"，研究者没有兴趣。在他们看来这纯粹是宗教仪式。但"禁食"这两个字，他们却认为证明了《圣经》时代用禁食来治疗神经系统疾病的做法。除了《圣经》，现代医学之父、古希腊医生希波克拉底据说也曾用"完全禁断食物和水"的方法来治疗癫痫。[1]

虽然读来有趣，但将这些历史记录作为古人医疗实践的证据却是可疑的。《圣经》中有许多文句提到了禁食。摩西和上帝相处了 40 个昼夜，其间没有吃一点水或面包。大卫也曾为了救活自己的病儿选择禁食。对于他们，禁食似乎不是疗法，而是表现宗教虔诚的手段，就像祷告。至于希波克拉底，如果认真读过他的著作，你就会发现他对饮食疗法是谴责的，他说那是江湖骗子开的一剂假药，那些人谎称癫痫是众神降下的惩罚，必须通过净化方可治愈。[2] 在希波克拉底看来，神经系统疾病并不神圣，靠禁食和进食都是治不好的。

因此，禁食疗法的一个更可能的源头是传闻逸事：某家的孩子病重吃不下饭，或是笃信宗教的父母强迫她禁食。然后你看，她的癫痫就好了。无论其源头是什么，到了 20 世纪早期，"禁食"已经成了一个相当时髦的词语。在美国，最有名的禁食治疗师是休奇·康克林（Huge Conklin），一个从事另类医学及信仰疗法的男人。他的疗法称为"水疗"（water treatment），叫这个名字是因为病人要禁食 20—25 天，其间不吃东西只喝水。[3] 据说这法子治好了许多例癫痫，康克林因此相信从肠道中释放的毒素是造成神经障碍的元凶，所以让肠道休息就能救活脑。

其他关于禁食疗法的报道也相继出现。在一个病例中，[4] 名叫格温多林·B.（Gwendolyn B.）的十岁患儿每十分钟就发作一次癫痫，蒙特利尔（Montreal）的儿童纪念医院收治了她。医院给她安排了病床，跟着接连十天只给她喝水外加一点清汤。治疗相当成功：入院后的前 24 个小时，格温多林癫痫发作了 60 次，而接下来的 24 个小时，她只发作了 6 次，在之后的 3 天里，她更是只发作了一次，到第五天之后，她的癫痫彻底好了。

随着病例和实验的增加，医生和研究者逐渐认识到了禁食治愈脑的原理。它靠的不是康克林所认为的排出肠道毒素，而是靠改变病人的新陈代谢：当食物短缺（葡萄糖也因此短缺）时，病人便会燃烧体脂产生能量。[5] 因此除了挨饿，一份碳水化合物很少（碳水化合物能在人体内迅速转化为葡萄糖）、脂肪很多的食谱应该也能起到同样的效果，即强迫身体燃烧脂肪。[6]

为什么靠脂肪产生能量就能停止癫痫，这一点还不清楚。但是在"3 型糖尿病假说"（第十三章曾做讨论）之外，出现了又一个理论，它探讨了如何靠脂肪产生能量来帮助阿尔茨海默病人。

这个理论要从脑的"金霸王电池"——神经元说起。一天中的任何时候，神经元都始终在蓄电、放电、传送信号、处理信息。在这个过程中，它们会消耗许多能量。脑虽然重量轻微（只占体重的 2%），却要消耗身体能量需求的 20%—23%。[7] 不仅如此，神经元也无法像肌肉一样存储葡萄糖，因此需要从外界源源不断地获得葡萄糖供应。一旦供应减少，神经元就会挨饿，接着"大脑酒吧"打烊，记忆和其他认知功能都会受损。

新理论认为，这一场景也能揭示阿尔茨海默病的原因。通过分析大脑中流入流出的血液，我们可以知道大脑使用了多少葡萄糖。和正常大脑相比，阿尔茨海默病人的大脑消耗的葡萄糖较少。具体少了多少，不同研究给出了不同的数字，有的说 10% 左右，还有的说接近 60%，各方都认同的一个平均数是 25% 左右。[8] 有趣的是，许多阿尔茨海默病人都爱吃富含碳水化合物的甜食，[9] 仿佛是在为挨饿的大脑摄取更多葡萄糖。

为什么阿尔茨海默病人大脑中的葡萄糖会减少？我们还不知道确切原因。有人说这是衰老的过错：当年龄增大，我们的整体代谢会变慢，大脑的代谢率也随之降低。也有人怪到了糖尿病头上，说它会降低大脑获得和使用葡萄糖的能力。这两种解释都不够扎实：对葡萄糖的消耗会在某些老人体内降低，但不是所有老人都如此。它也会在某些糖尿病患者的脑内降低，但同样不是全部糖尿病患者都如此。[10]

这个"葡萄糖理论"还遇到了一点"鸡生蛋还是蛋生鸡"式的困难：或许，变少的葡萄糖是阿尔茨海默病的结果，而不是它的原因。当神经元随着阿尔茨海默病的进展而损坏或者丢失，曾经电力充足的"金霸王"消耗的能量变少了，造成大脑使用的葡萄糖跟着下降。为了回应这一批评，"葡萄糖理论"的支持者援引了几项研究，指出患者的大脑代谢率在症状出现之前就变慢了。在一项研究中，几名对象因为携带了突变而注定会患上早发性阿尔茨海默病，他们在认知症状出现前的几年，大脑的葡萄糖代谢

129

就开始变慢了。[11] 在另一项研究中，携带晚发性阿尔茨海默病风险基因 ApoE4 的对象，在疾病可能发作之前的几十年就出现了大脑葡萄糖代谢的变慢。[12]

不仅如此，实验还指出葡萄糖摄入似乎能补救阿尔茨海默病、提高患者的认知能力。比如有一项研究向几名阿尔茨海默病人分发了含糖饮料或无糖饮料，结果喝下含糖饮料的病人在认知测试中有更好的表现。[13] 他们回忆起了更多单词，记住了故事中更多的细节，也在照片中认出了更多张人脸。这个效益对于健康成人和痴呆患者同样成立。

如果读到这里你欣喜鼓掌，心想这下可以名正言顺地大吃甜食"补脑"了，那么抱歉，并不是这样。喝一杯含糖饮料暂时增加血糖，和长期使血糖保持高位（比如每天喝十杯这类饮料）不是一回事。前一种做法对你的认知有益，而后一种却适得其反。当过量的葡萄糖在血液中堆积时，它就会开始和脂肪及蛋白相互作用。这个过程称为"糖化"，它反而会增加阿尔茨海默病在大脑中的标记：β- 淀粉样蛋白斑块和 tau 蛋白缠结。[14]

因此，就算阿尔茨海默病人的大脑真在挨饿，我们也不能持续向它投喂葡萄糖。我们必须找别的燃料。这里就要说到癫痫疗法了，也就是低碳水高脂肪的食谱。当我们体内的葡萄糖变少时，肝脏就会用脂肪酸（脂肪的构成单位）来生产一种名为"酮"的小分子。接下来酮会顺着血液进入大脑，作为替代燃料供大脑消耗。但是要引起这个代谢变化，我们就必须摄入很少的碳水化合物（由此也摄入很少的葡萄糖）才行。在严格的生酮饮食中，每天有 90% 的热量都要从脂肪中来，仅有 2%—3% 来自碳水化合物，其余则来自蛋白。[15]

　　这样一份食谱具有革命性的意义。自人类诞生以来，脂肪就是一个重要的营养来源。甚至有研究者认为，正是因为在 200 万年之前开始更多地摄入动物的肉类和脂肪，人类才长出了更大更复杂的脑。[16] 相比之下，富含碳水化合物的食物则是较晚才添加到人类食谱中来的。精细的糖和谷物在 17 世纪和 18 世纪还很稀缺，直至大约 200 年前，到了工业革命之后，它们才进入了大众消费市场。[17]

　　不过，也不是每种脂肪都是生而平等的。根据脂肪中脂肪酸种类的不同，它们产生的酮也不一样。如图 14.1 所示，一切脂肪酸都包含两个基本成分：一个羧基和一条烃链。

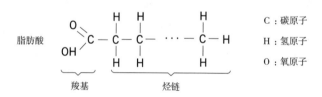

图 14.1　一个脂肪酸分子的两个成分：羧基和烃链

131　　　所有脂肪酸的羧基都是一样的，但它们的烃链长度各有不同。烃链越长，其中的碳氢键就越多，因此也包含了更多碳原子。有超过 14 个碳原子的脂肪酸称为"长链脂肪酸"，碳原子在 8 个到 14 个之间的称为"中链脂肪酸"。（图 14.2）

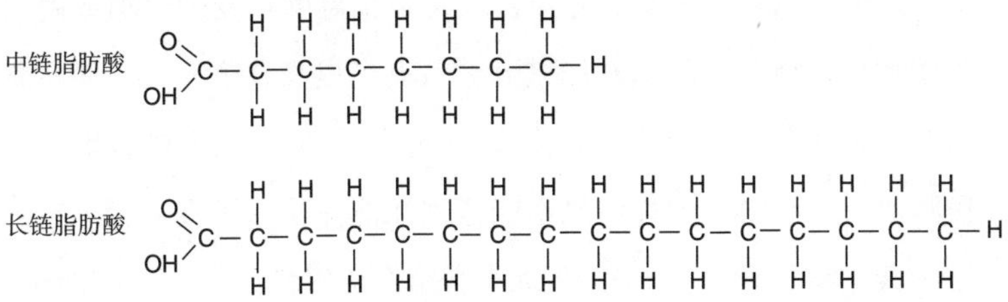

中链脂肪酸

长链脂肪酸

图 14.2　中链和长链脂肪酸

　　我们平常在饮食中通过肉类、鱼类和植物油摄入的脂肪都含有长链脂肪酸，它们并不是生产酮的有效原料。它们要花很长时间才能进入肝脏，再要经过额外的化学加工才能产出酮。[18]

　　相比之下，中链脂肪酸在酮的生产上就优越多了。这类脂肪酸在母乳中含量丰富，能为婴儿的大脑发育制造额外的酮燃料。然而在典型的西方食谱中，中链脂肪酸一般是缺失的。它们的一个重要营养来源是所谓的"热带油"，包括椰子油和棕榈仁油。除了这个，你还可以求助于称为"中链甘油三酯"的浓缩补充剂，其中的"甘油三酯"集合了三种脂肪酸。

　　有些逸事证据为这些食用油的神奇补脑效果做了担保。有一本书叫《阿尔茨海默病能治愈吗？——酮的故事》（*Alzheimer's Disease: What If There Was a Cure? The Story of Ketones*），作者是儿科医生玛丽·纽波特（Mary Newport），她在书中介绍了她丈夫斯蒂夫的感人故事。[19]斯蒂夫在 50 岁出头时得了阿尔茨海默病，从此掉进了一片智力的深渊，他无法再应付日常事务，更不可能工作了。玛丽急切地寻找疗法，并对酮产生了兴趣，她先给斯蒂夫吃椰子油，后来又换成了中链甘油三酯油。

这个疗法立竿见影。才第一天，在早晨的燕麦粥里加入两勺椰子油后，斯蒂夫的认知测试分数就有了提高。第三天，他在醒来时神采奕奕，面带笑容，他说了许多话，并能毫无障碍地使用餐具吃饭。到第六天，他已经能清理泳池并给屋子吸尘了。到第十一天，他只要外人稍稍协助就能操作洗碗机。到第二十四天，他靠自己完整地洗了一次衣服。此后，每当斯蒂夫偶尔在吃饭时忘记加油，他的病情就会严重反弹，但只要迅速补油，他就会在30 分钟后重现笑容。在斯蒂夫开始吃油之前的四年里，他的大脑发生了明显萎缩。而在之后的两年里，他的大脑始终保持稳定。

在书中，纽波特附上了其他照料者寄来的信件和电邮，他们都给痴呆的家人吃了椰子油以及中链甘油三酯油。这些信件无不热情洋溢，诉说着病人在记忆、认知、社会交往和生活品质上的立即或是逐步的改善。

似乎一夜之间，我们就找到了梦寐以求的疗法。

但无论如何，像斯蒂夫这样的逸事证据再怎么温暖人心，在经验科学和现代医学的世界里也是没有多少分量的。

对于斯蒂夫等酮类疗法的支持者，他们年龄不同、症状不同、吃下的油种类不同、改善的程度不同、照料者对他们的观察质量也不同。他们的故事没有经过仔细量化，无法推广到其他病人。甚至，这些印成文字的故事未必呈现了完整的真相。就像大型药企是阿尔茨海默病药物研发的利益相关者，玛丽·纽波特也是。她在网站上为椰子油和中链甘油三酯油担保，并敦促人们购买。她本人也策划了这些油品中的一种。光是因为这一点，她就不会有太大的动力在书中详细记述吃油无效的那些逸事。

　　也不是说逸事就一点价值也没有。由于摆脱了体制化科学的 [133] 束缚，它们或许真能创造出不拘一格的想法来。比如我之前介绍的用禁食来治疗癫痫的做法，可能就是从逸事中来的。对有些人，亲切的个人故事比抽象的实验数据更值得信赖——我们已经看到，那些数据也是会被切割操弄的。

　　不过，正规的实验毕竟能为我们提供用来判断实验品质的流程、度量和记录，这一点是逸事做不到的。要证明那些油和其中的酮类真的有效，我们仍需要随机、双盲并有安慰剂作为对照的临床试验。

　　关于椰子油的试验还不多。美国曾在 2013 年开展过一项，但后来试验终止了，原因据说是经费有限，招到的受试者也太少。[20] 当时接受验证的产品叫"思维燃料"，是一款椰子油饮品，生产者是康涅狄格州的同源营养公司（Cognate Nutritionals）。这款饮品据说是混合了椰子油和其他营养成分的一种独特配方。一盒有 12 瓶，售价 49.95 美元。但是从一切迹象来看，这家公司连同这种饮品都在 2015 年前后消失了，那正巧也是试验终止的时候。

　　在美国之外，另有一项小型试验最近在西班牙完成。[21] 试验中，44 名阿尔茨海默病人被随机分组，或者吃下富含椰子油的食物，或者吃安慰剂食物。三周之后，吃下椰子油的患者在几项记忆和认知测量中都有所改善。这个结果很鼓舞人心，但如果历史曾经告诉了我们什么，那就是一项小型试验并不能证明多少。既有的数据还必须到规模更大、时间更长的试验中去验证。而到现在为止，这样的试验还没有提上日程。椰子油是一种天然成分，药企很难用它来申请专利，这大概可以部分解释研究热情的缺乏。

出于同样的原因，生酮饮食试验的规模也一直有限。而且这类试验还要面对一重额外的障碍：你很难让受试者严格遵守食谱。真正的生酮饮食中碳水化合物含量极低，由此排除了我们习以为常的大多数食物：面包、意面、米饭、糖、甜食和蜂蜜都不能吃，就连含淀粉的蔬菜、水果，以及像马铃薯、豆类、玉米和苹果这样的种子食物也被排除在外。它要求每天摄入的碳水化合物不超过 20 克，相当于半个做汉堡包用的小圆面包、一块小土豆或者几口意大利面。[22] 这样严格的要求，受试者能否依从是一大问题。另外，向受试者隐瞒他们分到的食谱几乎不可能做到，这使得安慰剂效应和潜在的偏见也无法避免。

134   我在为本书搜集资料时只找到了一项相关的饮食试验：23 名有轻度认知障碍的受试者被随机分成两组，一组吃碳水极低的食物，一组吃高碳水食物，为期六周。[23] 受试者的认知表现用两种测试来评估。一种是字词回忆，测试的是他们记忆单词的能力。另一种是连线测试，牵涉到更为复杂的认知加工。在这种测试中，受试者领到一张纸，纸上分散着数字和字母，受试者必须用线条将它们连接起来，使数字和字母交替出现（如 1-A-2-B-3-C）。六周后，低碳水组在字词回忆测试中有所提高，但在连线测试中并未改善。这是一个有趣的结果，但它同样需要用更大的试验来验证。

可喜的是，有另一个对象确实得到了更多试验的验证，那就是中链甘油三酯，即直接负责生产酮类的那种脂肪酸。这种化学产品更容易管控，也有申请专利的潜力，它们因此成为了制药企业更加看好的研究对象。

在目前的研究中，最接近成功的产品是 AC-1202，由科罗拉多州的 Accera 公司生产。AC-1202 相比控制饮食有一项显著优势：光靠它本身就足以提升酮的含量，即使摄入碳水化合物也不影响，因此患者在服药之余仍能尽情享用正常美食。[24]

在一项初步研究中，[25] 20 名有轻度至中度症状的患者随机喝下一剂含有 AC-1202 或安慰剂的饮料。AC-1202 提高了患者体内的酮含量，尤其是对那些携带阿尔茨海默病风险基因 ApoE4 的患者。然而，这些 ApoE4 携带者并没有表现出更好的认知功能，相反他们的认知分数还降低了。另一方面，非 ApoE4 携带者倒有了认知改善的表现。研究者推测，这或许是因为 ApoE4 携带者不太善于利用体内含量升高的酮。

这项初步研究之后就是一期临床，但结果并未公布。[26] 二期临床也旋即开展，将 150 名轻度到中度阿尔茨海默病人分入每日服用 AC-1202 组或安慰剂组，为期三个月。[27] 试验再次证明了 AC-1202 能显著提高受试者体内的酮含量。至于认知效应，由 Accera 员工撰写并公布的报告里说得相当复杂，从十几个角度对数据做了解读。但究其实质，它认为 AC-1202 在改善认知绩效或功能行为方面并无益处，这一点是由三项测试判定的。非 ApoE4 携带者在一项测试中有了一些改善，在另两项测试中没有。

在报告中，Accera 热切讨论了这项有所改善的测试，并将另两项测试的负面结果归因于"测试较不灵敏、被试人数太少，以及 / 或者试验的时间太短"。[28] 报告最后预测，AC-1202 仍可进一步精炼，从而为阿尔茨海默病的治疗贡献一条新颖的策略。

有了这个预测，Accera 之后的做法可谓出人意料。它没有推进三期临床，而是掉转头来用 AC-1202 生产了一款饮料。饮料取名 "Axona"，并作为医疗食品推向了市场。

所谓 "医疗食品"，照 FDA 的说法，是一种为患者特别调制的食品，目的是满足某种疾病患者的营养需求。[29] 这是一个特殊的品类，介于药物和膳食补充剂之间。不同于药物，医疗食品不受制于 FDA 严格的临床试验规范，不必在上市前获得审批；又不同于膳食补充剂，医疗食品可以打上特定疾病的标记并在市场上销售。对于 Axona，两头的好处它都捞着了。

Axona 饮料在标签上自称是 "一种用于临床饮食管理的医疗食品，针对轻度至中度阿尔茨海默病相关的代谢过程"。[30] 在公司网站上，Accera 宣称该饮料 "可增强轻度至中度阿尔茨海默病人的记忆与认知" 并能 "补充减少的大脑葡萄糖代谢来帮助这些病人"。[31] 联系到不久前的试验结果，这些宣言往好了说也是选择性的夸大。

在一篇公开访谈里，Accera 公司负责研究的执行董事山姆·亨德森（Sam Henderson）解释道，公司 "并没有开展长期研发的资金……对于投资者，我们的阿尔茨海默病研究的一个诱人之处在于，我们基本上使用了一种食品成分……这样就不必经过漫长的药物开发过程了。你很快就能将类似医疗食品的东西推向市场"。[32] 亨德森还补充说，公司从未想过将 AC-1202 作为药物来研究，"我们向来的计划都是做一款类似医疗食品的东西"，虽然 Accera 的首席执行官斯蒂夫·翁多夫（Steve Orndorff）曾在过去表达过不同的意向。[33]

2013 年，也就是饮料上市四年后，Accera 为担保饮料的认知效果完成了一项个案研究。[34] 研究描述了八名轻度至中度阿尔茨海默病人，每一个都喝了六个多月的饮料。Accera 追踪这些病人的认知测试分数，并宣布饮料"与部分患者病情的稳定或改善有关"。然而仔细阅读公司发表的报告，你会发现更微妙的东西：在喝下 Axona 之后，八名患者中的四名继续衰退，另四名情况稳定或略有改善；总体而言，患者们的病情是衰退的，并且他们的衰退速度在饮用饮料之前和之后并无变化。

就在 Accera 觉得自己已经用"医疗食品"的名头蒙混过关时，2013 年底，在圣诞节后一天，FDA 向公司发出了一则警告，裁定 Axona 饮料不符合医疗食品的定义，理由是"患轻度至中度阿尔茨海默病的个人并没有特殊的营养要求或是独特的营养物质需求"。[35] FDA 径直判定 Axona 是一种"新药"。既然是药，它就必须证明自身安全而且有效，并在上市前获得 FDA 批准。

Accera 无可奈何，只得继续开展二 / 三期临床，他们招募了 400 多名患者，将他们分入 AC-1204（AC-1202 的第二版，新配方）组和安慰剂组。[36] 在为期六个月的治疗后，试验结果于 2017 年初公布，试验失败了。[37] AC-1204 并未改善患者的认知能力，对 ApoE4 携带者没有效果，对非携带者也没有。Accera 被逼到了死角，只能强辩说新配方降低了患者体内的药物含量，这才导致了试验失败。

就在 Accera 快要山穷水尽的当口，又发生了一个意外事件：2018 年 10 月，Accera 改了个名字叫"Cerecin"，并在新加坡成立了一个"全球总部"。这次更名有赖于新加坡企业"丰益国际"（Wilmar International）的投资。

丰益不是制药公司，而是一家食品生产商。根据公司发布的一份新闻稿，这笔投资的目的是"在亚太地区推出 Axona，一种为阿尔茨海默病人进行饮食管理的医疗食品"。[38] 看来，FDA 虽然裁定了 Axona 不是一种医疗食品并禁止其在美国销售，在别的市场还是可以的。丰益的业务发展总监古佩特·辛格·沃赫拉（Gurpreet Singh Vohra）表示："鉴于亚太地区尤其是中国的人口快速增长，我们认为在这一地区，痴呆症及大脑健康正在成为越来越重要的医疗事项。"[39]

我敢肯定，对"亚太地区尤其是中国的人口"，丰益国际绝不会提到 AC-1202/AC-1204 的那几次可疑而失败的试验。与此同时，像我姑父这样的病人和他们的家属正急切盼望能得到任何一种药物，看到这种从西方进口、有科学根据、包装精美、价格也势必高昂的医疗食品，他们一定会排起长队抢购的。面对这种明晃晃的诈骗，我只能对该公司解释其新名字时的说辞报以大笑："Cerecin"这个名字，该公司说"是拉丁文大脑（cerebrum）和医药（medicine）的结合，这体现了公司对于大脑健康的承诺"。[40]

第十五章

用胰岛素治病

山姆上周 40 岁了。[1] 他是一位前途光明的联邦检察官，每天
工作 12 小时，每一分钟都干得津津有味。长年熬夜和吃夜宵使他
体重激增，但他自我感觉很好，并不觉得自己有病。甚至，他已
经连着两年没去体检了。为什么费这个劲？再说谁有这个时间？
山姆本来今年也不打算去的，但妻子对他这种放任自流的态度很
恼火，于是替他做了预约。一旦提上了日程，山姆就非去不可了：
他不是那种不守计划的人。

到了医生那里，几乎每一件事都进行得迅速而顺利。但山姆
不喜欢他们扎破他的手指抽血，他更不喜欢一台装着小小屏幕的
小小装置分析他的血液并显示 A 项目。屏幕上 A 项目的读数是
159，山姆的医生说，这表明山姆的血糖高得惊人。医生没有多想
就下了诊断：2 型糖尿病。

山姆对糖尿病并不陌生，他母亲就有。但是他才 40 岁就也
得了？！医生倒显得并不意外。山姆这份充满压力的工作、他的
家族病史，还有他的大肚腩，都使他成为了糖尿病的高风险个体。

还没等汤姆从诊断中回过神来，医生就接着开始谈论治疗方案了。

139　　　医生向他介绍了几十种药物，并给他开了几种。走出医生办公室时，山姆还记得其中一种的名字：噻唑烷二酮（TZD）。那是一种胰岛素增敏剂，它能使山姆的身体对胰岛素更加敏感，从而将葡萄糖护送至细胞内部制造能量，而不是任其在血液中堆积。

TZD 的作用方式有些自相矛盾：它会使身体存储脂肪，并由此增加体重。这背后的原理是：当脂肪被储存起来而不是消耗以产生能量时，身体为了消耗葡萄糖，就会被迫变得对胰岛素更加敏感。[2] 由此引起的增重被认为是药物的副作用，虽然就山姆而言，过多的体脂也是导致胰岛素抵抗和糖尿病的最初原因。

TZD 暂时为山姆缓解了病情，但时间一久，它和其他口服药物就不够用了，于是医生又给他开了注射用胰岛素。医生在办公室里向他展示了注射器，并教会了他使用方法：抓住肚子上的肥肉，掐起一块皮肤，以 90 度插入针头，然后推动活塞。山姆每天要这样给自己注射几次，以确保他的体内有足够的胰岛素来护送葡萄糖。

过去几十年，山姆就是用这些疗法控制了糖尿病。55 岁那年，他接受了一份私营部门的工作。如今他在一家大企业里担任刑事辩护律师，专接著名案件，他的工作压力更大了，每天每夜的工作时间也更长了。

带病的生活周而复始，山姆（还有数百万计和他一样的患者）很感激市场上林林总总的胰岛素药物。如果阿尔茨海默病真的是 3 型糖尿病，那么数百万阿尔茨海默病人也会像他们一样感激的。

第十三章已经写到，胰岛素能打开细胞的门户，放葡萄糖进去。

这个行为看似简单，其实却是一套复杂的生物学技能。首先，胰岛素必须与胰岛素受体相互作用，这些受体是分布在细胞膜上的蛋白，专门响应（或者说"接收"）胰岛素。胰岛素和受体的互动会调集一系列酶和蛋白，进而导致一种名叫"GLUT4"的葡萄糖转运蛋白向细胞膜移动。就位之后，GLUT4 会嵌入细胞膜，辟出一条通道。经由这条通道，葡萄糖就能进入细胞了。这一连串操作被称为"胰岛素信号转导"（insulin signaling）。

20 世纪 50 年代，人们曾认为胰岛素信号转导不会在大脑中发生。将带有特殊标记的胰岛素注入小鼠和人类的血液，它很快便会在各种器官和组织中出现，但不会出现在脑中。[3] 这个发现是说得通的，因为大脑不是单靠 GLUT4 来运送葡萄糖。它还会使用其他转运蛋白，如 GLUT1 和 GLUT3，这些蛋白不需要胰岛素帮忙就能将葡萄糖由血液运进细胞。

但是很快我们就发现自己错了。[4] 原来 20 世纪 50 年代的检测方法还太粗糙，不足以捕捉脑中含量较小但仍然显著的胰岛素。想要在脑中发现胰岛素，只注射一次是不够的，必须多打几针。我们还在脑中发现了胰岛素受体，特别是在主宰记忆形成的脑区——海马体。既然有胰岛素受体在脑中分布并等待着，就说明胰岛素确实会进入大脑，它想必还有重要的工作要做。现在我们知道，大脑并不完全依赖于胰腺生产的胰岛素，它自己也能合成胰岛素。这似乎是一条切切实实的证据，说明胰岛素不光能进入大脑，而且对大脑有着不可或缺的功能。

可是，这种不可或缺的功能又是什么呢？前面说过，大脑并不完全依赖胰岛素来运送葡萄糖，那么胰岛素还有什么贡献呢？

根据"3型糖尿病假说",它的贡献是居于中央调节新陈代谢。无论在动物实验还是人体实验中,给大脑注射胰岛素都能减少食物摄入并降低体重。[5]另外,作为中央调控者,胰岛素还在脑中指挥着一曲蛋白和化学物质共同演奏的复杂交响乐,它们有的负责提升神经元的活性,有的负责造成神经元的死亡,有的刺激神经元,还有的抑制神经元。[6]是胰岛素使它们平衡融洽,由此维系认知功能。

大鼠实验支持了这一理论。给大鼠服药破坏其脑内胰岛素,它们的神经元就会受损,大脑也会萎缩,还会使大鼠在水迷宫里难以找到出路。[7]再用胰岛素增敏剂给这些大鼠治疗,它们的大脑便会恢复,学习和记忆也随之改善。

初步人体实验也显示了同样的结果。尸检研究显示,同正常大脑相比,阿尔茨海默病人大脑中的胰岛素要少得多,胰岛素受体也较少。[8]随着阿尔茨海默病的进展,这种短缺会越发严重。[9]相反,如果给病人注射胰岛素,他们的记忆性能就会改善。[10]这些发现似乎说明,阿尔茨海默病的原因正是脑内胰岛素的短缺。

可是,脑内的胰岛素又为什么会短缺呢?糖尿病的症结在于身体对胰岛素变得不再敏感,这应该会强制胰腺生产过量的胰岛素。此外,大脑本身也在合成它自己的胰岛素。那么这些胰岛素都去哪儿了呢?

就在这里,"3型糖尿病假说"碰到了意外的困难,变得模糊了。有人说,血液中的胰岛素有着某些神秘机制。当我们注射一剂胰岛素时,这剂胰岛素确实会从血液抵达大脑。然而,当血液中的胰岛素长期处于高位时,那又会阻止胰岛素流向大脑。[11]究竟为什么会这样还不清楚。总之研究者都有一种感觉：胰岛素转运是一项微妙的工作，它受到严密调控，又对温度相当敏感，还很容易被堵塞。于是他们自然只能笼统地这么说上一句：血液中长期高浓度的胰岛素，会减少大脑中的胰岛素。[12]

如果按照这种模糊的逻辑，那么各种胰岛素增敏剂，比如山姆的医生开给他的那种 TZD 药物，或许也能对阿尔茨海默病产生很好的疗效。它们会使身体对胰岛素更加敏感，从而减少**血液中**的胰岛素，这样就可以增加**大脑中**的胰岛素，使脑中的那曲交响乐恢复和谐。

142

医生常开的一种 TZD 药物是罗格列酮（rosiglitazone），它的商品名叫文迪雅（Avandia），由葛兰素史克公司生产，于 1999 年获 FDA 批准用于治疗糖尿病。到 2006 年，这种药物的年销售额已超过 30 亿美元。如果 GSK 能证明罗格列酮对阿尔茨海默病也有疗效，那么这种药物的利润还会飙升。

临床前研究确实令人鼓舞。在细胞研究中，罗格列酮促进了胰岛素信号转导，也保护了神经元的健康。[13]患阿尔茨海默病的转基因小鼠在食用罗格列酮后改善了认知功能，在迷宫测试中的表现几乎追上了正常小鼠。[14]更神奇的是，在一项为期六月的初步研究中，罗格列酮还使 30 名有轻度认知症状的病人改善了记忆和注意力。[15]

受此鼓舞，葛兰素史克开始了正式临床试验。但就在这个节骨眼上，这种看似完美的药物却掉了链子。2007 年，《新英格兰医学期刊》（*New England Journal of Medicine*）登出一篇文章，指控罗格列酮会增加病人患心脏病的风险。[16] 文章从 42 项用罗格列酮治疗糖尿病的试验中收集了证据。这些试验总共招募了约 2.8 万名受试者。他们中有略超过半数的人使用了罗格列酮，其他人则使用安慰剂或其他药物。将两组对照之后，发现使用罗格列酮的受试者心肌梗塞的几率上升了 43%。很快有人写出后续文章，将几组罗格列酮试验数据做合并考察。这些文章的结论不尽相同，但总体而言，它们都证实了这种药物有导致心脏病的副作用。[17] 研究者怀疑罗格列酮会增加低密度脂蛋白胆固醇（所谓的"坏胆固醇"），而这种胆固醇与心脏病有关。

消息传出，葛兰素史克成为了 1 万多场诉讼的被告。公司在庭外和解了大部分诉讼，据说总共支付了 4.6 亿美元。[18] FDA 也对公司开出了罚单。虽然又是诉讼又是处罚，但 FDA 并没有让罗格列酮退市，因为大家都认为，这种药物对治疗 2 型糖尿病还是相当有益的。

尽管有这段插曲，葛兰素史克还是完成了几项一期临床试验，测试了罗格列酮作为阿尔茨海默病药物的安全性和吸收性。但奇怪的是，这些试验竟都查不到公开数据，联想到药物的安全污点，这未免使人生疑。尤其可疑的是，其中一项试验测试了药物对心脏健康的影响，但后来不经解释就终止了。[19]

无论这里头有什么玄机，我们明确知道公司又开展了两项二期临床，并照常公布了结果，但结果都乏善可陈。第一项中，罗格列酮在对 80 名阿尔茨海默病人治疗一年之后，并没有为他们减少脑部萎缩或改善认知功能。[20] 第二项中，500 多名患者在六个月的治疗后同样没能获得认知方面的益处。[21] 面对这些令人失望的结果，葛兰素史克采取了我们熟悉的对策：只在部分受试者身上寻找正面结果。又是老一套的剧情：我们听说，对那些不携带ApoE4 风险基因的病人来说，罗格列酮确实带来了认知进步。[22]

葛兰素史克抓住这一线希望，步履蹒跚地进入了三期临床。它又开展了三项彼此独立的试验，总共招募了 3,600 多名患者。[23]在其中的两项里，患者可以同时服用标准的阿尔茨海默病舒缓药物，第三项则不允许。除了这一点之外，三项试验均采取了常规设计：先通过基因检测，将患者分成 ApoE4 携带组和非携带组。再在每一组里，让他们随机服用罗格列酮或安慰剂。

煞费苦心的试验设计没能挽救葛兰素史克。12 个月后，三项试验均告失败。服用罗格列酮的患者在认知功能或日常事务上毫无长进。无论他们是只服罗格列酮还是兼服舒缓类药物都不管用，是 ApoE4 的携带者还是非携带者也并无区别。反正就是没用。看到这个结果，葛兰素史克终止了对罗格列酮的其他计划。

就在葛兰素史克举白旗投降之时，日本的武田制药还想再坚持一把。武田制药生产了另一种常用的胰岛素增敏剂，吡格列酮（pioglitazone，商品名为"Actos"）。当有消息传出说葛兰素史克的罗格列酮会引起心脏病时，武田制药等于获得了免费广告。在这场争议中，武田的吡格列酮因为心脏风险显著更小而受到了推崇。[24]此外它也更容易进入大脑，因而是一款更加合适的阿尔茨海默病药物。[25]

但是好的宣传不会自动转化成认知效果。给转基因阿尔茨海默病小鼠吃下含吡格列酮的食物，它们的记性并不见长，在水迷宫中也依然费劲。[26]至于人体试验，也已经有了许多结果。在一项试验中，轻度阿尔茨海默病人在治疗六个月后认知能力有所改善。[27] 另一项中，大体上症状较轻的患者在一些认知测试中出现了改善，在另一些中没有。[28] 还有第三项试验，其中轻度到中度患者经历了一年半的治疗，最后没有获得任何益处。[29]

武田制药对这些矛盾泰然处之，它重新制定策略，只招募处于疾病早期的患者，因为试验中最积极的结果都出现在这部分患者身上。遵循这条策略，公司招募了约 3,500 名尚未出现认知症状的老年受试者。[30] 公司先用基因检测来确定他们谁携带了风险基因 ApoE4 和 TOMM40（关于 TOMM40 基因请参阅第十六章），因而有患阿尔茨海默病的风险。接着再让有风险的受试者随机服用吡格列酮或安慰剂，并观察吡格列酮是否能延缓他们即将发生的认知衰退。

它并不能。2018 年 1 月，一项中期分析显示吡格列酮缺乏疗效，试验随即终止。

胰岛素增敏剂的故事到此结束了。

再来说回我们的律师山姆。到后来口服药已不敷使用，他只有靠胰岛素注射剂的效力来治疗糖尿病了。那么对阿尔茨海默病也要如此吗？既然阿尔茨海默病人的大脑中缺少胰岛素，那么更直接的解决方法看来就是向大脑供应胰岛素了。

145　在两项分别开展的研究中，阿尔茨海默病人通过静脉注射接受了胰岛素，他们的记忆测试分数都提高了。[31] 这想必是因为胰岛素顺着血流进入了他们的大脑。但是这个效果无法持久，因为额外输入的胰岛素很快会消耗殆尽。持续通过静脉注射胰岛素也不是办法，因为那意味着胰岛素会在血液中过度堆积，[32] 前面已经说过，这或许反而会阻塞胰岛素向大脑的运输。另外，过多的血胰岛素还会耗尽血液中的葡萄糖，造成低血糖、眩晕和昏倒。

　　如果能直接向大脑注射胰岛素，这个问题就能解决了。可惜，直接向大脑注射还不是一项成熟的技术，无论注射什么都不行。为克服这个难题，研究者想出了一个巧妙的输送方法：用鼻喷剂。将胰岛素喷洒在鼻子周围，由鼻孔吸入，然后经鼻腔进入大脑，干脆绕过血液。这样就能创造一条通向大脑的更快、更直接的途径：吸入之后，只要短短 30 分钟，胰岛素就会在脑中达到峰值。[33]

　　在几项初步研究中，胰岛素鼻喷剂确实帮助有阿尔茨海默病早期症状的患者增强了记忆和注意力。[34] 患者能更好地回忆故事中的细节，也能更好地加工相互矛盾的信息了（比如用蓝色颜料写成的"红"字）。照看者也表示患者在日常生活中有了长进。喷剂甚至对健康受试者也显出了效果，他们的记性变好了，还自称"情绪有了改善"。[35]

　　看到这些初步成果，一组大学研究者又开展了一连串后续试验，并给它们取了个应景的名字叫"SNIFF"（全称"Study of Nasal Insulin to Fight Forgetfulness"，即"用鼻腔摄入胰岛素对抗健忘的研究"，而"sniff"在英文中有"嗅"的意思）。这些试验，有的测试常规胰岛素，还有的测试所谓的"长效胰岛素"，能在体内维持较长时间的活性。

　　试验的结果并不一致。在其中的一项中，四个月的常规胰岛素吸入帮助患者稳定了病情，而安慰剂组的病情则恶化了。[36] 在另一项中，三周的长效胰岛素没有带来整体收益。[37] 还有一项试

146　验进行了四个月，其间无论常规胰岛素还是长效胰岛素都没有显出整体的认知效益，虽然常规胰岛素提高了记忆测验的分数。[38]

虽然结果不算完美，实验的组织者们依然坚持认为胰岛素喷剂有潜力。用他们的话说，阿尔茨海默病是"一种破坏性极强的疾病，即使能取得很小的治疗效果"也有意义。[39] 怀着这个希望，又一项二 / 三期临床启动了，它招募了 289 名患者，让他们接受一年的常规胰岛素喷剂或安慰剂。[40] 2020 年 6 月试验结果公布：失败了。喷剂并没有带来认知上或功能上的益处。饶是如此，组织者们仍在鼓吹继续研究，说是要做出更好的滴鼻给药装置。

无论有没有效果、是不是骗人，我们迄今看到的关于胰岛素和葡萄糖的疗法都很有胆量。它们提出了种种理论，比如"增加大脑中的胰岛素能治疗阿尔茨海默病"或者"将酮作为另类燃料能治愈阿尔茨海默病"。

相比之下，其他为阿尔茨海默病测试的糖尿病药物就没有这个气势了。它们的拥护者没有承诺特定的疗效，只笼统地表示要促进胰岛素信号转导，使血糖恢复正常，并对神经元形成保护。听到这些不温不火的说法，我们并不清楚这些药物可以在什么地方、以什么方式帮助阿尔茨海默病人。我们反而得出了一种印象，就是研究者正在将一切用得上的药物一股脑儿投向阿尔茨海默病，希望有一种会产生效果。

这些不保证疗效的药物中有一类"胰岛素刺激剂"，这不是一个在技术上正确的名称，却是一个合适的描述符号。这类药物的真正名称是"GLP-1 激动剂"（GLP-1 agonists）。GLP-1 是我们进食时肠道分泌的一种激素。而"激动剂",简单地说就是促进生物作用的物质。因而"GLP-1 激动剂",就是模拟 GLP-1 天然作用的药物。

GLP-1 有什么作用?它能刺激胰岛素的生产。[41]是的,胰腺生产胰岛素的主要动因是食物的摄入和血糖的上升。但食物也会使肠道分泌 GLP-1,让它进一步刺激胰岛素的生成。不过天然的GLP-1 会在体内快速降解,几分钟后就会失效。这就是我们为什么需要 GLP-1 激动剂:因为它的作用寿命更长。

虽然 GLP-1 激动剂能刺激胰岛素生成,但没有证据表明它们强大到了足以提高脑中的胰岛素水平,因此它们对阿尔茨海默病人大脑的直接作用是模糊的。在市场上销售的各种 GLP-1 激动剂当中,有一种作为阿尔茨海默病的试验药物走得最远,它就是丹麦制药公司诺和诺德生产的利拉鲁肽(liraglutide,商品名为"Victoza")。这种药虽是同类翘楚,但表现也只是一般,在动物试验中的数据好坏参半。在一项研究中,利拉鲁肽减少了转基因阿尔茨海默病小鼠脑中的 β- 淀粉样蛋白,帮助这些动物记住了水迷宫中的逃跑路线,还让它们认出了熟悉的物体。[42]相比之下,其他转基因小鼠在 β- 淀粉样蛋白、水迷宫和物体识别方面并无改善。[43]

人体试验的结果也没好到哪去。迄今为止,我们只查到了一项有 38 名患者参与、为期六个月的小型试验:结果表明,利拉鲁肽并没有减少患者脑中的 β- 淀粉样蛋白或是提高他们的认知测验成绩。[44]试验组织者辩解说,这个结果还不是定论,因为受试者数量太少,试验的时间也不够长。

我们不禁要问:既然如此,最初又为什么要设计这样一个试验呢？如果试验的数据是正面的，组织者还会说它"不是定论"吗？为了得到更加确定的结果，我们只能等待目前仍在进行的一项规模更大、时间更长的试验了（有200多人参与，为期一年）。[45]

如果GLP-1激动剂真能治疗阿尔茨海默病，那么由此反推，其他治疗糖尿病的药物或许也能了。记得前面说过天然的GLP-1会迅速降解，所以人们才创造GLP-1激动剂来延长它的效力。但是你猜怎的：我们已经知道是什么在降解GLP-1了，那是一种名叫"DPP-4"的酶。如果能抑制DPP-4，GLP-1就能继续刺激胰岛素的生成，或许也能进而治疗阿尔茨海默病了。而抑制DPP-4的药物，自然就叫"DPP-4抑制剂"。

现在市场上已经有了若干种DPP-4抑制剂，其中的几种也被用在了阿尔茨海默病的治疗研究上，包括利拉力汀（linagliptin，商品名"Tradjenta"）、维格列汀（vildagliptin，商品名"佳维乐"[Galvus]）和沙格列汀（saxagliptin，商品名"安立泽"[Onglyza]）。在细胞和动物研究中，这些药物都能减少β-淀粉样蛋白、降低tau蛋白磷酸化、保护神经元并增强大鼠和小鼠的认知能力。[46]

然而人群研究仍然缺乏。有的人群研究确实发现这些药物能提高患者的认知功能，但这里的患者是2型糖尿病患者，不是阿尔茨海默病人。[47]况且，人群研究也不是随机的安慰剂对照试验，因而价值更要打个折扣。到今天，我还不知道有什么关于阿尔茨海默病的临床试验是针对DPP-4抑制剂的。

还有比这些缺乏有力证据的药物更糟的：有另外两种药物几乎引发了争议。

第一种是糊精肽——还记得这种胰岛素的副产品、参与控制葡萄糖的副手吗（见第十三章）？糊精肽是通过几种方式做到这一点的。[48]它首先能减缓消化，这样食物就只会渐渐地转化成葡萄糖，不会出现突然的尖峰。它还会向大脑发送"饱腹"信号，使我们停止进食，并中断葡萄糖的摄入。最后，糊精肽还能调节肝脏活动。肝脏中储备了葡萄糖，能在两餐之间将它们释放进血液，糊精肽会在我们适当进食之后停止这个过程。

　　因为这些功能，糊精肽成了在糖尿病人体内调节葡萄糖的有用药物，可它又和阿尔茨海默病有什么关系？我们在第十四章说过，阿尔茨海默病人的大脑会减弱对葡萄糖的代谢，因此，糊精肽这种天然的葡萄糖调节剂，或许正好能派上用场。而且，阿尔茨海默病人体内的糊精肽含量确实较低，说明某种短缺是存在的。[49]

　　可是这里矛盾就出现了。糊精肽还拥有一些可疑的特质。就像第十三章提到的那样，糊精肽会堆积在糖尿病人的胰腺内、破坏胰腺细胞，就像 β- 淀粉样蛋白会堆积在阿尔茨海默病人的脑内、破坏神经元一样。更令人警惕的是，糊精肽不会在胰腺里老实待着，它还可能游荡进大脑并在那里结块。对阿尔茨海默病人的尸检显示他们的脑中确有糊精肽斑块，它们和较大的 β- 淀粉样蛋白斑块或者并列，或者混杂。[50]从这个角度看，糊精肽似乎又不是胰岛素的副手，而是 β- 淀粉样蛋白的帮凶了。是的，我们可以创造出不会轻易堆积的合成糊精肽，但是用糊精肽来治疗阿尔茨海默病的想法仍显得古怪。在转基因阿尔茨海默病小鼠体内，天然或合成的糊精肽都能改善认知功能，但目前还没有人体试验的数据。[51]

149

最后一种值得说上两句的糖尿病药物是二甲双胍（metformin）。二甲双胍是一种老药了，20世纪50年代就已问世。它安全、廉价、很容易买到，在全世界都是治疗糖尿病的一线必用药物。它的首要功能是减少血液中的葡萄糖。同糊精肽一样，它做到这一点的机制也是调节肝脏、使其减少葡萄糖的产出。[52]

二甲双胍不会在脑内堆积，但它同样不乏争议。虽然有的细胞和动物研究宣称它能减少β-淀粉样蛋白及tau蛋白异常，并提升认知能力，[53] 但另一些研究却得出了正好相反的结论。[54]

为了终结争议，世界各地的研究者都调查了定期服用二甲双胍的糖尿病人的认知状态。比如中国台湾就对2.5万名糖尿病人追踪了八年。在他们当中，那些服用二甲双胍的病人患痴呆症的风险较低。[55] 这一点也得到了新加坡的证实，在那里二甲双胍在365名患糖尿病的老人身上阻止了认知衰退。[56] 但另一方面，在英国，研究者却发现长期服用二甲双胍增加了1.4万名老人患阿尔茨海默病的风险。[57] 这一发现在澳大利亚得到了重复，在当地的126名糖尿病人中间，服用二甲双胍者的认知能力更加糟糕。[58]

虽然有这些相互冲突的数据，但最近几年仍有几项临床试验开展。在一项小型研究中，20名有轻度认知症状的受试者被随机分入了二甲双胍组或安慰剂组。16周后，二甲双胍组在一项认知测试中分数提高了，但在其他测试中没有。[59] 另一项规模较大、招募80名患者的试验结果同样暗淡。[60] 经过一年的治疗，服用二甲双胍的受试者在一项测试中表现提升，但在另外六项测试中没有。鉴于无法明确疗效，试验组织者表示"似乎有必要开展规模更大的试验"。[61]

第十六章

脑子里的细菌

140 亿年前，一片炙热拥挤的混沌之中迎来了一场大爆炸，它不知是在何处发生，却又似乎在每一处发生。宇宙碎屑被抛向四面八方，创造了出一个不停膨胀的宇宙。慢慢地，灰尘、气体和碎片被引力拉拢到一起，制造了恒星和行星。要再过 100 亿年，才会形成被我们认作家园的这颗行星：地球。

当时的地球一无所有，唯有炽热的岩石。在地表之下，这些岩石移动着、碰撞着，创造出整天嘶嘶作响、隆隆咆哮的火山。天空中，大爆炸产生的陨石和碎屑不时到访，它们击中地球，砸出一个个巨大的陨坑。地球上没有空气，没有水，也没有任何形式的大气。

渐渐地，地球的表面冷却下来，使液态水得以形成。那些水分子究竟是一向存在于地球的岩石之中，还是由小行星带到地面，这仍是一个未解之谜。与此同时，火山喷出的各种气体（主要是二氧化碳和氮气）也创造了一层保护性的大气，把水留了下来。

接着生命诞生了。关于生命是如何突然产生的,我们只有猜测。

151 　　有人认为是一道闪电从无机元素中震出了有机分子。也有人认为是陨石从外太空带来了有机分子。无论如何，化石证据显示地球在大约 35 亿年前出现了微生物。

　　生物诞生之后，就需要驾驭能量，维系自身。由于早期地球还没有氧气，生物体学会了不靠氧气分解葡萄糖，由此演化出了无氧代谢。这个过程的效率并不太高：从一份葡萄糖中只能产生两份能量。[1]

　　渐渐地，有些细菌学会了现代植物那样的光合作用，能利用光、水和其他元素制造出能量了。在这个过程中，它们也向地球大气释放了一种至关重要的副产品——氧气。随着氧气增多，新一代生命体诞生了，它们进行的是有氧代谢，即用氧气来分解葡萄糖。有氧代谢的效率远远超越了无氧代谢，从每一份葡萄糖中能产生36—38 份能量。[2]

　　然后，在大约 15 亿年前的一天，一件意料之外的事情发生了：一只大型厌氧细胞吃掉了一只需氧细菌。奇怪的是，这只细菌并没有被消化，而是和吃掉它的细胞开始了共同栖息。被吞下的细菌住在大型细胞体内，享受着庇护和营养，作为回报，它也开展有氧气协助的高级代谢，为宿主提供能量。随着时间推移，这种共生变成了永久的关系，现代动植物细胞的始祖细胞诞生了。

　　直到今天，那只被吞噬的细菌仍然逗留在我们体内，只是我们已经不再叫它细菌了。如今它被称作"线粒体"，那是一种微小的豆子形状的结构，负责从葡萄糖中获取能量。人体中的每一个细胞都包含成百上千个线粒体。它们是一座座小型发电站，制造出能量让肌肉和器官（包括脑）得以运行。

自从被细胞劫持以后，线粒体就放弃了自身的大部分细菌DNA。只有一小部分留存到了今天。这部分叫"线粒体DNA"，它们为十几个蛋白编码，使线粒体能够履行其发电站的职责。[3] 线粒体DNA位于线粒体内部，与细胞核内的DNA有着物理上的区隔，在繁殖时也是分开遗传的。

我们的始祖细胞发明出了自己的电站，它能算幸运吗？怎么看都算的。那么它得到的东西比它要求的更多吗？根据阿尔茨海默病的线粒体假说，似乎也是这样。

由于线粒体担任着为细胞提供能量的关键角色，它们受到了细胞的严密监控。受损的线粒体随时会被修理或者清除，并替换成新的。但是随着年龄增长，线粒体的损伤和突变会越积越多。到了某个时候，它们就再也无法修复或者替换，只能直接退役了。到那时，身体的能量生产就会下降，肌肉和器官中的细胞也会随之关闭，包括大脑。

实际上，大脑面临的形势尤其严峻，因为它对能量的需求更高，线粒体的数量却较少。[4] 大脑的线粒体还有着较慢的流转率，这意味着它们寿命更长，相比其他线粒体会积累更大的损伤。[5] 在老年小鼠的脑中，线粒体的活动会降低35%—65%，远低于神经元的基本能量需求。[6] 如果用实验方法抑制小鼠的线粒体，小鼠就会产生和阿尔茨海默病类似的症状，比如神经元减少和认知衰退。[7] 而在阿尔茨海默病人脑中，能量生产会在发病伊始就降低20%之多，并随着疾病的进展愈加严重。[8]

受损的线粒体不仅会推卸它们作为电厂的职责，还会主动伤

152

害其他细胞。在线粒体内部，能量的制造是一个有氧协助的复杂过程。这个过程中会正常地产生一些不稳定的含氧分子，称为"活性氧"（reactive oxygen species）。说这些分子"活性"，是因为它们含有一个不成对电子，这个电子会推动这些分子与其他分子（如DNA和蛋白）相互作用，结果要么是偷走对方一个电子，要么是塞给对方一个额外的电子。丢失或多出一个电子的分子同样会产生活性，由此在细胞内部开启一串连锁反应。

正常情况下，这种反应会受到遏制。健康细胞自带一种"抗氧化剂"，包含酶和其他物质。抗氧化剂也能给予或接受电子，但不会影响自身的稳定，因此可以平衡那些乱窜的活性氧。但是当线粒体受损时，它们就会超额产生活性氧，破坏这个平衡。[9]这样的结果就是"氧化应激"（oxidative stress），即链式反应扰乱了正常的细胞功能。

这种应激同样会使大脑面临最严峻的形势。因为亟需能量，大脑参与了更多的能量制造，也因此接触了更多的活性氧。[10]何况大脑还没有稳健的抗氧化剂活动，无法形成有效防御。[11]在本已缺少能量的情况下又面临氧化应激的攻势，大脑屈服了，它的正常功能丧失，标志着阿尔茨海默病的开始。在对阿尔茨海默病人的尸检中，他们的脑内果然也出现了很高程度的氧化损伤。[12]

那么，既然衰老受损的线粒体会引起认知衰退，那为什么我们有些人得了阿尔茨海默病，有些人却没得呢？根据线粒体假说，只要活得够久，所有人最终都会得这种病——因为衰老的定义就是线粒体失灵，而没有人能逃过衰老。但是人的线粒体会以不同的速度失灵。[13]我们每个人出生时都自带一条线粒体功能的基线，它是由遗传决定的（具体是哪个遗传因素还不清楚）。在我们的一生中，遗传和环境因素（具体是什么因素同样未知）决定了这条基线的下降速度。如果我们的基线较低、下降很快，我们就会更快衰老，并在六十几岁就得阿尔茨海默病。如果我们的基线较高、下降较慢，我们就会缓慢衰老，一直到八九十岁时才出现认知损伤，而到了那时，我们或许已经死于其他原因，阿尔茨海默病根本来不及发作。

　　因为缺少具体细节，这个线粒体促发疾病的过程似乎更多是一种猜测。但这个假说也确有它吸引人的地方。严格地说，晚发性阿尔茨海默病并不遗传，只有早发性才会。也没有哪种遗传突变会直接引起阿尔茨海默病，只有 ApoE4 基因会增加风险。但是在 20 世纪 90 年代，我们注意到了一条奇特的规律：如果一个病人的双亲中有阿尔茨海默病患者，那患病的是母亲的可能性要大于是父亲的可能性。[14] 换句话说，母亲似乎会比父亲传递更大的风险，她们可以说是这种疾病的"携带者"。

　　研究也证实了这条规律：母亲患阿尔茨海默病的人，虽然自己的认知功能显得正常，但他们的脑中会带上和阿尔茨海默病相似的症状，比如代谢减少、大脑萎缩、β- 淀粉样蛋白堆积等。[15] 相比之下，父亲患阿尔茨海默病的人却一切正常，和那些没有家族病史的人没有什么不同。

　　这条母系遗传规律为"线粒体假说"提供了凭证，因为线粒体完全是从母亲那里遗传的。在繁殖中，典型的哺乳类精子含有 50—75 个线粒体，而典型的哺乳类卵子含有 10 万—1 亿个线粒体。[16] 前者被后者有效地稀释了，而且就连那稀少的一点点精子

154

线粒体，也会被受精卵积极地消灭，使得最后遗传下去的只有母系的线粒体副本。[17] 如果阿尔茨海默病的风险真的来自母亲，那么这个风险就很可能蕴藏在线粒体内部，在那串独立遗传的线粒体 DNA 里。

这个理论的问题在于，我们在线粒体 DNA 中还没有找到一个确切无疑的凶手。有报告说有的线粒体 DNA 突变在阿尔茨海默病人中更为常见（比如少了大约 5,000 个碱基），但也有大量证据与此相冲突。[18] 除了突变之外，研究者也寻找过正常人群的差异。当我们的母系祖先在世界各地定居之后，她们后代的线粒体 DNA 发生了独特的变化，形成了所谓的"线粒体群"（mitochondrial groups）和"线粒体亚群"（mitochondrial subgroups）。比如 L 群广泛出现在非洲，M 群主宰了亚洲。而在哪些线粒体群患阿尔茨海默病的风险更高或者更低的问题上，同样有着相互冲突的证据。[19]

虽然缺乏确凿证据，但"线粒体 DNA 假说"找上了一位有力的盟友，这位盟友掌握着关于细胞核 DNA 的证据。

艾伦·罗塞斯的名字在阿尔茨海默病研究界无人不知。他是杜克大学的一位神经病学家，曾于 20 世纪 90 年代发现 ApoE 基因（见第五章）。30 年来，他的发现始终教导和启发着众多研究者，让他们用 ApoE4 风险基因、ApoE2 保护性基因和 ApoE3 中性基因探索阿尔茨海默病的原因和疗法。

罗塞斯是个特立独行的人，他对当时风行的 β- 淀粉样蛋白范式不以为然。他认为 β- 淀粉样蛋白的堆积只是结果，不是原因。

作为真正特立独行的人，罗塞斯对自己的成功也不怎么看重。他很清楚，ApoE 解释不了一切。有许多不带 ApoE4 风险基因的人得了阿尔茨海默病，也有许多带这个基因的人没有得病。总之，ApoE 只能解释大约 50% 的晚发性阿尔茨海默病例，这意味着还有其他基因尚待发现。[20]

人们也的确在四下寻找这些神秘基因。多亏了基因组测序技术的进展，今天的研究者已经能高效地梳理数万人的 DNA、从中找出风险基因了。但这项技术又是一柄双刃剑：它能对比患病和健康个人的海量 DNA，为我们找到致病风险极小的那些基因。我们迄今已经找到了 20 多种阿尔茨海默病风险基因，但是和 ApoE 相比，它们的作用都微乎其微，更不用说不同的研究还得出了矛盾的结果。相比于坏的 ApoE4 基因能增加 3—5 倍的患病风险，这些其他基因最多使风险提高 1.2—1.3 倍。[21]如此薄弱的预测能力，使这些基因在临床实践中并无真正价值。[22]

艾伦·罗塞斯也在寻找。2010 年，也就是发现 ApoE 近 20 年之后，他再次向世人宣布了成功——他找到缺失的那一环了，那是一个名叫"TOMM40"的基因。[23]

TOMM40 的读法和写法相同，它位于 19 号染色体上，那也是容纳了 ApoE 的染色体。实际上，这两个基因还是近邻——这也算不上是什么巧合，我们的 2 万多个基因散布在 23 对染色体上，彼此相邻的概率还是很大的。TOMM40 基因的功能是指导细胞生产 TOMM40 蛋白，你猜怎的：这个蛋白和线粒体有密切关系。具体地说，它就栖息在线粒体的膜内。同一些细菌一样，我们的线粒体也有两层膜，一层是光滑的外膜，还有一层是褶皱的内膜。

156

TOMM40 蛋白就嵌在这层外膜当中。

TOMM40 的完整名称解释了它在那层膜上的功能：其中的"40"指明了这种蛋白的重量（40 千道尔顿*），TOMM 则代表"translocase of (the) outer mitochondrial membrane"（线粒体外膜转位酶）。"转位酶"是一种蛋白，能转移其他分子，通常是转移到一层膜内。因此 TOMM40 就是这样一种蛋白：它能将分子从线粒体的外膜转移到线粒体内部。为了做到这一点，它能在线粒体的膜上开一道门，放其他分子进去。

作为守门员，TOMM40 扮演着关键角色。虽然线粒体有自己的 DNA，但这些 DNA 数量太少，只能为线粒体的日常活动生产 1% 的蛋白。[24] 其余的 99% 仍由细胞核 DNA 协调，它们在线粒体外部被生产出来，然后通过外膜运入线粒体。如果 TOMM40 没能打开门户，这些重要蛋白就无法进入，这会破坏线粒体的电站功能，使神经元饿死，并造成认知衰退。

罗塞斯认为，一个好的 TOMM40 守门员和一个坏守门员之间的区别，在于其 DNA 上一个名为"多聚 T"（poly-T）的区域。我们的大部分 DNA 都像是 A、T、C、G 这四个碱基的随机排列。但 TOMM40 基因上的一段却与众不同，它只有 T，因而是一段多聚 T（比如 TTTTTTTTTTTTTTTTTTTTTTTT）。这一段究竟有几个 T 因人而异。较短的多聚 T 有不到 12 个 T，而较长的有

---

*　道尔顿（dalton），分子生物学质量单位，单位符号为 Da，定义为碳 12 原子质量的 1/12。因为蛋白质通常都是数千道尔顿的大分子，所以在描述蛋白质的质量时，常用"千道尔顿"（kDa）作为单位。

超过 30 个。罗塞斯宣称，这种长度差异就是之前缺失的一环，是它和 ApoE 一同决定了某人是否会得晚发性阿尔茨海默病。

他的解释是这样的：TOMM40 和 ApoE 这两个 19 号染色体上的近邻以有趣的模式联结在一起。每当出现一个坏的 ApoE4，它隔壁的 TOMM40 就会包含一长串多聚 T。而每出现一个中性的 ApoE3，它隔壁的 TOMM40 会包含一串或长或短的多聚 T。[25]

这种模式会在每个人的身上加倍体现，因为我们每个人都有两套染色体（两条 19 号染色体，两个 ApoE 基因和两个 TOMM40 基因）。图 16.1 显示了这种模式是如何加速或延缓阿尔茨海默病的。图中的要点：长多聚 T 有害，无论有没有 ApoE4 的参与，它都会加速阿尔茨海默病。与之相比，短多聚 T 具有保护

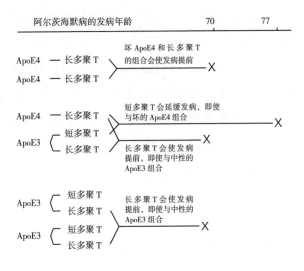

图 16.1　ApoE 与 TOMM40 的各种组合决定了
某人会在什么时候患上阿尔茨海默病

作用，即使有 ApoE4 捣乱也能延缓阿尔茨海默病。[26]

158　　　罗塞斯相信自己已经找到了那个缺失的基因，于是他成立了一家初创公司，继续对 TOMM40 开展验证和商业化。他的目标是提出一条基因检测公式，用来预测一个人在五至七年内发作阿尔茨海默病的概率。这种预测性检测不是疗法，但它仍有很高的价值。研究者可以用它来识别高风险群体并测试疗法，医生也可以用它来改进对患者的诊断和治疗。因为偏爱红葡萄酒，罗塞斯给他的公司取名"仙粉黛制药"（Zinfandel Pharmaceuticals，其中的"仙粉黛"是一款产自美国加利福尼亚州的红葡萄酒）。

　　但在全世界，其他人并不看好罗塞斯的想法。如果你知道孕育一个婴儿有多么错综复杂，你就知道是为什么了。我以前是不知道的。我总认为一个母亲产生的所有卵子都彼此相同，反正都携带了她的 DNA，但事实并不是这样。在产生卵子时，母亲的染色体会随机地拆解、交叉并重新组合。这个打乱重组的过程每次都生成一个独特的卵子。精子也是这样。打乱重组是大自然的一种手段，能使我们的 DNA 变得多样而丰富。这也意味着一条染色体不会毫无损伤地完整遗传给孩子。它其实是一段段遗传的。携带有害基因的片段可能被筛除，只留下携带有用基因的片段。

　　当一条染色体被随机拆解成片段时，它上面原本互相远离的基因就更容易分开。相反，原本相互接近的基因，比如 TOMM40 和 ApoE，则更可能被分到同一个片段，一道遗传下去。因为常常同进同退，TOMM40 对阿尔茨海默病的预测能力或许就体现了 ApoE 的相同预测能力。[27] 换句话说，它是一个穿上了新衣服的旧发现。

　　果然，在另一项规模较大的研究中（有 2 万多名参与者，而罗塞斯的研究只有 331 人），ApoE/TOMM40 的组合最初的确预测了个体患阿尔茨海默病的风险，可是一旦将 ApoE 的作用去除，TOMM40 就不再有预测能力了。[28] 这个发现说明，对阿尔茨海默病风险的探测完全是 ApoE 的功劳。另几项研究也得出了相似的结论，它们各自测试了 1,000—1,500 名参与者。[29]

罗塞斯对这样的怀疑论调并不陌生。早在 20 世纪 90 年代，他关于 ApoE 的发现就曾遭到质疑，后来才得到了广泛证明。"这就像是旧日一幕的重演，"他说，"今天的否定声音，就来自1993—1995 年公开质疑 ApoE 的那几个人。"[30] 有几项研究站到了他这一边，它们的确在长多聚 T 和更高的发病率或更早的发病年龄之间建立了联系。[31] 但是在这些研究和罗塞斯自己的研究中，关于"长"的定义仍然莫衷一是。在有些研究中，碱基 T 超过 21个的就算长多聚 T；而另一些研究认为，碱基 T 要超过 27 个甚至30 个才算得上长。另外关于**极长**的多聚 T（含有 30 个或更多碱基T）到底是保护性的、有害的，还是两者皆是，也还没有一个统一的认识。[32]

2013 年，罗塞斯的公式在一项三期临床试验中得到了运用，试验的名称起得很恰当，叫"明日"（TOMMORROW），这个名称中既有 TOMM40 的字样，又暗含了希望阿尔茨海默病人拥有更好明天的祝愿。"明日"是一项独一无二的试验。它由罗塞斯的仙粉黛制药和日本的武田制药共同组织，想要达到一箭双雕的功效：一方面验证罗塞斯的公式，一方面也测试武田的药物吡格列酮。吡格列酮我们在前面提到过（见第十五章），它是一种胰岛素增敏剂，但也有证据显示它还能改善线粒体。在细胞和动物研究中，吡格列酮能增加线粒体 DNA、刺激线粒体生长、降低氧化应激并提高能量产出。[33]

明日试验招募了约 3,500 名认知功能正常的老年人，试验先用罗塞斯的公式确定他们在五年后患阿尔茨海默病的风险。然后再将定为高风险的受试者随机分组，让他们服用吡格列酮或安慰剂，从而确定这种药物是否能延缓疾病的发生。定为低风险的受试者则只服用安慰剂，为的是确定他们的 TOMM40/ApoE 组合能否像罗塞斯预测的那样延缓阿尔茨海默病。

可惜，这次试验并没有做出成果。2018 年初，武田制药终止了研究。中期分析显示，他们的药物没有产生治疗效果的希望。[34]这对于罗塞斯的公式意味着什么并不清楚。试验数据并未公布，罗塞斯也已离开了我们，无法评说了。2016 年，他因心肌梗塞逝世，是这个研究领域的巨大损失。

第十七章

好好吃蔬菜（还有浆果）

小时候，母亲总数落我蔬菜吃得太少，她告诉我，蔬菜里包含了各种维生素，对我的健康很有好处。于是以健康的名义，她为我端上了各种绿色食品，连哄带骗地让我吃下去（有时还要用点胁迫的手段），其中有一种灯笼椒，我特别讨厌。

长大后，我明白了人要是不坚持健康的食谱，或者吸收不好，就可能无法从食物中获取充足的维生素。自责于不太健康的饮食（我到现在还是不喜欢灯笼椒），我开始每天服用多种维生素片，到现在已经连续服用十多年了。能为自己的健康做点什么使我感觉良好，尤其那是一件很容易做的事，不像彻底修正我的食谱那样费劲。

不过，我还是不完全清楚蔬菜和维生素在我体内发挥的关键作用。我隐约知道它们是重要的营养物质，对我的皮肤和骨骼很有好处，我也知道它们在高碳水高脂肪的现代饮食中不太常见。所以，当我从"线粒体假说"那里得知，蔬菜和维生素能保护我的大脑并延缓阿尔茨海默病时，我感到又惊又喜。

161　　但讽刺的是，"线粒体假说"的拥护者并不认为这一点有多么光荣。如果就像他们认为的那样，阿尔茨海默病的原因是线粒体的老化和失灵，那么真正有效的治疗方法就应该是补充或修复那些线粒体。那样才能提高大脑的能量产出、增强神经元的性能，并从根本上解决问题。从理论上说，那也是可以做到的：众所周知，耐力运动可以在肌肉中产生新的线粒体并改善运动员的表现。[1]我们也可以将健康的线粒体 DNA 悄悄放进失灵的线粒体内部，修复它们的损伤。

　　但在现实中，这两种做法都未免不切实际。因为事实证明，激发脑细胞要比激发肌肉细胞困难得多。一项研究指出，让老年小鼠在跑步机上运动，未必就能使它们的大脑线粒体重生。[2]迄今也没有一项实验在人类身上验证这个效果。至于 DNA 修复，DNA 的尺寸太大，而进入线粒体的门户太小，要将健康的 DNA 悄悄送入线粒体，有的研究者说"就像让骆驼穿过针眼"。[3]

　　鉴于这些现实困难，如果还想让"线粒体假说"落实，它就必须接受一个间接的方案：抗氧化剂。就像第十六章所说的那样，衰老和阿尔茨海默病的一个可能原因是氧化应激：活性氧与 DNA 及蛋白产生反应，破坏了正常的细胞功能。正常情况下，有抗氧化剂来抑制活性氧分子，它们送出电子或偷走电子，从而中和活性氧分子。但是当线粒体遭到破坏，就会产生大量活性氧分子，将平衡打破。如果我们无法修复线粒体，从根源上解决问题，或许我们还可以增强体内的抗氧化剂防御，至少抢救出部分脑细胞。

　　增加抗氧化剂最直接的方法是从基因上加以促进，使它们在体内过量表达。但这个法子至今还没有在人类身上尝试过——看看果蝇的遭遇，就知道这么谨慎是必要的了。对于有些果蝇，这个办法确实产生了奇效：它们的代谢增加了，氧化损伤减少了，到老年时仍很健康，寿命也增加了三分之一到一半。[4] 但不是所有的果蝇都这么幸运。对另一些果蝇，这些抗氧化剂的过度表达要么没能产生益处，要么反而缩短了寿命。[5]

这种做法能否加以精炼并用于人类，这又是一个"线粒体假说"尚未回答的问题。眼下还是得让蔬菜（以及水果）和维生素来显显身手。蔬菜中富含的维生素 E 和维生素 C 都是著名的抗氧化剂，水果尤其浆果，也是几种抗氧化剂的丰富来源，例如黄酮醇和花青素苷。考虑到缺乏治疗药物，"线粒体假说"的拥护者努力探索起了这些补充剂和食品对认知的效益。

因为许多人和我一样，都会定期服用维生素补充剂，研究者很容易就组织起了大样本人群研究，以此评估维生素在认知方面的效应。在犹他州的卡什县（Cache County），研究者为了这个目的对 4,700 名老年居民跟踪观察了三年。[6] 在他们当中，同时服用维生素 E 和维生素 C 的老人患阿尔茨海默病的风险较低。而单独服用维生素 E 或维生素 C 则没有效果。研究者推断，这两种维生素应该是需要组队发生作用：先是维生素 E 献出一个电子给活性氧分子，将它中和。然后，维生素 E 就失去了它的抗氧化效果。这时维生素 C 再将一个电子还给维生素 E，使其能循环利用。

可惜这个结果没有在别处得到证实。在纽约[7]和西雅图（Seattle），研究者共对大约 4,000 个老年居民开展了跟踪研究，平均时长分别是四年和五年。[8] 在这两个地区，同时服用维生素 E 和

162

维生素 C 都没有降低老人患阿尔茨海默病的风险——你可能要问那么分开服用呢？分开服用也不行。

为了终结辩论，我们还是需要开展临床试验，从而更精确地控制受试者所服的补充剂的种类和剂量，并将它与安慰剂对比。这样的试验已经完成几项了。其中一项招募了约 600 名没有痴呆症的老年妇女，将她们随机分成两组，在接下去的四年内服用维生素 E 或安慰剂。[9] 虽然治疗时间很长，但维生素 E 并未给她们带来认知效益。男性的情况也不乐观。在大约 7,000 名没有痴呆症的老年男性当中，连续五年服用维生素 E 没有降低他们的痴呆风险。[10] 把研究对象换成阿尔茨海默病人和轻度认知障碍者，维生素 E 和维生素 C 的结果也是好坏参半。[11] 在有些试验中，它们有助于患者应付日常活动，在另一些中，患者的认知测试分数没有提高，有的还下降了。

这些结果都令我感到失望，虽然我本来也不指望每天吃维生素能吃出什么奇迹来。要是让我母亲知道了这些结果，她一定会非常得意的，因为她总对我说补充剂是偷懒的办法。她坚持认为，我真正需要的是多吃水果和蔬菜，以自然的方式来摄入营养。可是，如果我们真的需要抗氧化剂来对抗衰老和认知衰退，那么我们从食物中获得的抗氧化剂，比浓缩药片中包含的那些要少多了。直接服药片不是更省事吗？

令我懊恼的是，我的这个认识也许是错的——我母亲倒可能说对了。研究表明，在芝加哥的约 800 个老年居民中，那些主要从**食物**中摄取维生素 E 的老人，患阿尔茨海默病的风险较低。[12] 还有研究在约 5,400 名主要通过饮食摄入维生素 C 或 E 的荷兰老人身上找到了同样的结果。[13]

为什么饮食有用，而维生素含量更大的药片却没有？有研究者提出，这是因为比起摄入的**剂量**，摄入的**时间长度**才是更关键的：饮食摄入反映的是终身的习惯，而补充剂只在较短的时间内服用。[14]还有研究者表示，这是因为富含蔬菜和水果的饮食不仅给了我们维生素，还包含了其他抗氧化剂，比如多酚，而那些才是大脑的真正救星。

多酚在植物中含量丰富，是化学结构呈环形的分子。多酚是强有力的抗氧化剂，被植物用来防护紫外辐射以及致病的细菌和病毒。[15]按照更加细致的化学结构，多酚又可以分成各种类和子类，有些多酚存在于许多植物体内，还有些只有某些植物才有。[16]我们日常食用的蔬菜，比如菠菜、洋葱、白菜和西兰花，都富含多酚，还有各种浆果也是，比如蓝莓、樱桃、黑莓和草莓。

164

给老年大鼠喂这些食物（具体说是喂菠菜和浆果），它们就会恢复年轻时的认知和运动技能。[17]这些 20 个月的大鼠（相当于人类的 60 岁）能在水迷宫中逃生，在旋转杆上保持平衡，还能优雅地从铁丝上倒挂下来——真是激动人心的冒险行为。而对于转基因阿尔茨海默病小鼠，吃下蓝莓也有逆转认知障碍的功效。[18]

正当我们努力证明这些食物对于人类的益处时，我们发现了一位意料之外的帮手：避孕药。1960 年，FDA 批准了第一款口服避孕药。五年后，最高法院核准它在已婚夫妇中使用。又过了七年，这条核准令推广到了所有妇女，无论结婚与否都可以服用了。转眼间，全美国的数百万女性都"吃起了药"。

但这时，避孕药的安全性仍是未知数，有人怀疑它会产生严重的副作用，包括中风和心脏病。为了考察口服避孕药的长期安全性，1976 年，美国国立卫生研究院发起了"护士健康研究"项目（Nurse's Health Study）。研究招募了 121,700 名女护士，当时都在 30—35 岁。[19] 每过两年，护士们就要填写问卷，交代自己的避孕药使用情况和健康状况。

1980 年，研究范围扩大，将饮食和营养也包含在内，护士们还要在问卷中详细回答她们平时都吃些什么以及吃了多少的问题了。[20] 问卷每隔四年寄给她们一次，以追踪她们的长期饮食习惯。

在发出四五轮食品问卷之后，最早参与研究的护士都已是七旬老人。从 1995 年到 2001 年，这批老年护士中有 16,000 多人接受了认知评估。在她们当中，长期食用较多蓝莓和草莓的人在认知衰退上也较为缓慢，和小她们一两岁的人没有区别。[21] 在另一项对 13,000 多名老年护士的评估中，吃下较多蔬菜的那些（水果倒是不多）在认知衰退上同样较慢。[22] 蔬菜中效果最佳的是绿叶菜，比如菠菜、生菜和十字花科蔬菜（西兰花和花椰菜等）。

除了这些护士，在包含不同性别的人群中也发现了类似的结果。一项为期六年的研究追踪了芝加哥南部的 3,700 多名老年居民，结果发现每天吃两份以上的蔬菜能将认知衰退延缓五年之久。[23] 这项研究也再次发现绿叶菜具有最强的效果，水果则总体上并无帮助。

在美国之外，研究者还通过两种国民饮料追踪了人们对植物多酚的摄取：法国的葡萄酒和日本的绿茶。在法国人当中，少量饮酒者（每天一两杯）患阿尔茨海默病的风险下降了一半，而适量饮酒者（每天三四杯）更是降低了四分之三。[24] 在日本，经常喝茶的人（每天至少五杯）患痴呆的风险下降了四分之一。[25]

根据这些发现，一些研究者提出了"健脑食谱"（MIND diet）的概念，强调多吃绿叶菜和浆果（其他水果并不推荐）。他们还鼓励大家多吃其他富含多酚的植物类食品和饮料，比如其他蔬菜、坚果、豆类、全谷类和葡萄酒。[26] 在一项对芝加哥地区 900 多名老年居民的研究中，在吃喝上最贴近"健脑食谱"的参加者，在认知衰退上延缓了 7.5 年，患阿尔茨海默病的风险也下降了约 50%。[27]

先别急着跑到商店囤积"健脑食谱"上的那些食物，你要记住，这些不可思议的结果，全都来自所谓的"观察性研究"——我们只是在研究中观察了人们的饮食和健康成果，而不是先开展饮食治疗再做评估。由于不存在干预，我们并不能断言是这种富含多酚的饮食造成了认知上的增益。事实上，两者也可能只是并存，都是由某些其他因素造成的。

要想证明因果，我们的研究就必须有意识地在富含多酚的食物和安慰剂之间开展对照。迄今为止，有少数这样的研究已经完成了（规模都很小），结果多多少少都是乐观的。比如和安慰剂相比，每天喝蓝莓汁，坚持三个月，在 9 名老年人身上看到了词语学习和回忆能力的改善。[28] 每天喝混合浆果饮料，坚持五个星期，为 40 名老人改善了记忆和信息加工能力。[29] 葡萄汁的效果就比较可疑了：在一项研究中，连喝三个月的葡萄汁为 12 名有轻度认知障碍的老人改善了记忆。[30] 而在另一项研究中，连喝四个月的葡萄汁并未产生这样的效果。[31]

166

但这些研究仍然不够，就算有了数量更多、规模更大的研究，我们还是很难确定哪些蔬菜、浆果或其他"健脑"食物能挽救我们的大脑，也很难确定它们要吃多少才会生效。这是因为我们还无法精确识别和测量食用植物中的多酚。苹果中含有 12 种不同的多酚，是少数多酚成分已为人类所知的食物。[32] 对于大多数其他食物，其中的多酚成分我们还不甚清楚。即便是同一种食物，其中的多酚成分也会因为各种因素而不同，包括日照、降水、成熟度以及加工或烹饪的方式。[33] 不仅如此，多酚在摄入人体之后，还会受个人的消化系统影响而存在吸收上的差异。[34] 和其他食物的相互作用也会影响它们的效果。比如有研究称，往茶水里加奶会消除茶多酚的功效。[35]

还要考虑一种可能，就是食物不像提纯过的药物，起作用的可能不是一种机制，而是几种。除了抗氧化之外，食用植物和它们含有的多酚还具有抗炎症作用。而巧合的是，我们知道阿尔茨海默病人的大脑里也有炎症。（第十九章将详细介绍"炎症假说"。）

根据现在的知识水平，我对只吃"健脑食谱"还提不起兴趣，但其他人或许会的，尤其是如果他们本来就喜欢那些食物的话。法国的研究者说得很好：我们不该劝阻老年人喝葡萄酒，因为葡萄酒可能有益健康，但是要建议所有老年人定期喝葡萄酒，那还是太草率了。[36]

第十八章

血液、心脏和大脑

拉美西斯二世（公元前 1303—前 1213 年）统治了埃及 67 年。这个无畏的战士领导埃及参加了无数场战役，一路上征服城市、镇压叛乱并开拓疆土。他也是一名多产的建设者，一生竖立的庙宇、迎娶的妻子和生下的孩子（传说有 160 多人）都超过了任何一位法老。[1] 许多人相信，他就是《圣经》中将摩西和以色列奴隶逐出埃及的那个法老。

在一个人均寿命不过 40 岁的时代，[2] 拉美西斯二世就如同一位不朽的神明。他的生命和统治不断延续，一直到 90 岁高龄。在他终于去世之后，这位法老被精心制成了木乃伊，好去享受死后的极乐生活。祭司兼防腐师用棕榈油洗净他的身体，然后在躯干上开一道口子，取出内脏器官，再用香料填充他的身体，他们甚至在他的鼻子里塞了胡椒粒，以保持其英挺的形状。[3]

从体内取出的肝、肺、胃和肠都存入罐子，和木乃伊一同下葬。然而法老的脑子却被无情丢弃了。古埃及人认为脑是一个次要器官，它冷冰冰的没有血液，唯一的功能只是往鼻孔里分泌水和黏液。[4]

到了死后世界，这位伟大的法老肯定是用不上它的。移除法老的脑时，防腐师手持一支长金属钩子，从拉美西斯二世的鼻孔中伸进头部。他们旋转钩子，将脑搅成液体，然后再从鼻孔中排出。

所有器官中，只有心脏仍留在木乃伊体内。因为这个器官太过贵重，不能冒险将它同身体分离。在古埃及人看来，心脏是意识、智力和精神的源头，因而也是前往永恒世界的通道。人死后，女神玛阿特会用他的心脏和一根羽毛比较轻重，这根羽毛乃是真理和正义的象征。如果心脏较轻，说明死者度过了正直的一生，有资格进入来世。而如果心脏因为压满了罪孽而超重，死者就会被雌妖阿穆特吞噬，阿穆特的身体部分是狮子，部分是鳄鱼，还有部分是河马。被她吞下就是最终的死亡了。

虽然古埃及人错误地忽视了脑，但他们对于心脏的理解却明显超越了时代。他们已经知道心脏统辖着一个由血管组成的泵血系统，负责将血液送到全身。[5]没有一颗健康的心脏，就不会有血液、生命和心智（mind）。于是心脏和心智就成了同义词。诸如抑郁和痴呆之类的疾病（在古埃及的纸莎草医学文献中已有记载）也相应归入了心脏的疾病。[6]

要再过了几千年，现代医学才会认识到心脏和痴呆之间的这种关系。虽然在物理上分居两处，脑和心脏仍由精密的血管连接在一起，那就是所谓的"脉管系统"（vascular system）。这套系统的一个关键部分是动脉，也就是将血液从心脏输送到包括脑在内的身体其他部分，并由此运送氧气和营养物质的那种血管。如果动脉因胆固醇和其他物质的堆积而堵塞硬化，就可能截断通向脑的血流。没有了血液和营养物质，脑中的区域便会凋亡，相应的认知功能也将丧失。这种情况称为"血管性痴呆"，是除了阿尔茨海默病之外最普遍的痴呆症。[7]

虽然同属痴呆，但阿尔茨海默病和血管性痴呆却有着显著差别。[8] 在患者脑中，阿尔茨海默病的特征是 β- 淀粉样蛋白斑块和 tau 蛋白缠结，而血管性痴呆的特征是病变（lesions），即脑组织的异常。另外，阿尔茨海默病是逐渐启动的，而血管性痴呆可以突然发生，因为动脉一旦堵塞就会马上导致中风和脑功能损伤。在阿尔茨海默病中，记忆会遭到显著破坏，而在血管性痴呆中，记忆可能只有轻度破坏，甚至完全不受影响。患者遭受的是执行功能的早期严重障碍，表现为无法集中注意力，无法规划、组织和完成任务。

但是尽管存在差别，阿尔茨海默病和血管性痴呆也并不总是那样容易区分的。血管性痴呆是一种复杂的疾病，有着各种症状，很难明白无误地诊断出来。[9] 另据一些估算，这两种疾病的症状会在 40% 的痴呆老人身上并存。[10] 就拿爱罗斯·阿尔茨海默博士的一号病人奥古斯特·德特尔和二号病人约翰·费格尔来说，两个人都有脑血管损伤的表现，但是和他们脑中发现的大量斑块相比，这些损伤又显得轻微。[11] 再加上他们逐渐衰退的病情，使爱罗斯·阿尔茨海默在诊断中排除了血管性痴呆，并且新提出了一种后来以他的名字命名的疾病。

爱罗斯·阿尔茨海默要是知道，一个世纪之后，我们竟会重新审视阿尔茨海默病的源头或许在于心脏和血液的观点，他一定会觉得意外的——这就是阿尔茨海默病的"血管假说"。

　　我们都知道在心脏病中，胆固醇是一个凶恶的犯人。这种蜡样物质在血管中堆积，堵住通向心脏的血流，并引起心肌梗塞。而在阿尔茨海默病中，"血管假说"也将胆固醇当作了疑凶。提出这个指控时，"血管假说"的头号证据就是 ApoE 基因。前面说过，ApoE 有一个坏的版本 ApoE4，它会增加晚发性阿尔茨海默病的风险；它还有一个好的版本 ApoE2，能够降低风险（详见第五章）。ApoE 是如何做到这一点的尚不清楚，但"血管假说"把赌注押在了胆固醇上。

　　和健康饮食的传说相反，胆固醇并不全然是邪恶的。它其实是脑中不可或缺的一种营养物质。脑虽然较轻，却储存了全身25%的胆固醇。[12] 在脑中，胆固醇是构成细胞膜和保护轴突（就是传递脑信号的那些长长天线)的重要营养成分。[13] 离开了胆固醇，就不会有信息加工、记忆或者学习。

　　胆固醇无法溶于血液，为了能在血流中移动，它必须搭乘一种名叫"脂蛋白"的微粒。脂蛋白有一层可溶性外壳，能将胆固醇包裹起来运至别处。这层外壳的一个关键成分是另一种名叫"载脂蛋白"的蛋白。载脂蛋白有不同的类型,有一种常见于脑中,叫"载脂蛋白 E"。那么这种蛋白又从何而来呢？它正是根据 ApoE 基因的指令制造出来的！换言之，那种晚发性阿尔茨海默病的风险基因，与脑中的胆固醇运输也有着密切的联系。这是巧合吗？"血管假说"认为不是。

　　这个假说主张，也许，阿尔茨海默病只是脑中缺乏胆固醇的结果。也许不同版本的 ApoE 基因转录出来的蛋白质在运输胆固醇方面的能力也各不相同。比如 ApoE4 就是一个无能的快递员，无法将充足的胆固醇运至神经元，这就会削弱神经元的功能，从而引发阿尔茨海默病。[14]

这真是一个简洁优美的论述，但现实却没有这么简单。我们检查去世阿尔茨海默病人的大脑，有时的确会发现它们如上面的论述所说，含有比常人大脑低的胆固醇。但也有的时候，其中的胆固醇反而会高于常人。[15]

在这样的矛盾面前，这个假说也有些含混了起来。在另一种讲述胆固醇引起阿尔茨海默病的论述中，元凶不是胆固醇的缺乏，而是胆固醇太多了。这个论述认为高胆固醇会堵塞血管，阻碍通向大脑的血流，由此造成脑部损伤和认知丧失。胆固醇还可能引起 β- 淀粉样蛋白堆积。给小鼠喂高胆固醇食物，它们脑中的 β- 淀粉样蛋白堆积就会增加；给它们喂低胆固醇食物，堆积就会减少。[16] 人群研究也提供了额外的证据。在芬兰的 1,400 多名中年人当中，高胆固醇会增加他们 20 年后患阿尔茨海默病的风险。[17] 同样的结果也出现在 9,800 多名北加州人身上。[18]

但也别先急着相信这个高胆固醇的论述，要知道它本身也不乏矛盾。在美国麻省的弗雷明汉（Framingham），研究者对约 1,000 名居民开展了长达 40 年的追踪，结果发现高胆固醇对阿尔茨海默病并无影响。[19] 更有甚者，在纽约市的 1,100 多名老年市民中，高密度脂蛋白胆固醇（所谓的"好胆固醇"）反而与较低的阿尔茨海默病风险相关。[20]

被这些矛盾闹糊涂了？我要是再提醒一句，你更可能觉得一切都还悬而未决：在我迄今引述的人群研究当中，测量的都是受试者的血液胆固醇，而非大脑胆固醇——对于活人，我们是无法直接测量其大脑胆固醇的。而就我们所知，血液中的胆固醇和大脑中的是两码事。血液胆固醇由肝脏制造，受饮食影响，大脑胆固醇则由大脑自己现场制造。两者由于血脑屏障的存在而无法混同，血脑屏障是一层紧密排列的细胞，将循环的血液与大脑隔开。因为这一点，血液胆固醇的高低如何作用于大脑仍是一个谜。

又或许和传统的认识相反，这道屏障的两侧其实是有交流的？[21] 在一项研究中，小鼠在摄入高胆固醇饮食（然后处死分析）后，不仅血液，就连大脑中的胆固醇也增多了。[22] 人类也会这样吗？我们还不知道。

如今你每次去医生那里看病，他都会为你测量血压，就算平常预约了牙医去洗牙，他也会给你测上一测。每当这种时候，医生总会提醒我血压有一点低。我每次也都会相应地点头说道："我站起来太快就会头晕。"这时医生便会同情地说："嗯，这总比高血压要好。"

高血压就是动脉内流动的血液积累了过多的冲劲和压力。表面上看，一道强劲的血流或许不是什么坏事。但强劲冲击动脉壁的血液会破坏并削弱这层纤弱的组织。时间久了，动脉就可能破裂并形成血栓，从而打乱大脑的血液供应，导致中风和脑损伤，还可能骤然引起血管性痴呆。

从这一系列事件推断，服用降压药降低血压应该有助于减少血管性痴呆。20 世纪 90 年代初，一项覆盖整个欧洲的研究对这个理论做了验证。[23] 2,400 多名认知正常但血压偏高的老人被随机分成两组，分别服用降血压药或安慰剂。五年后，服用降血压药的老人降低了血压，而且一如所料，他们当中血管性痴呆的病例也较少。

出乎意料的是，他们中患阿尔茨海默病的人数也比较少。

在地球另一边的夏威夷檀香山（Honolulu），4,600 多名日裔美国人应二战兵役登记处的征召，参加了一项为期几十年的衰老研究。[24] 这些老兵都在 20 世纪 60 年代和 70 年代测量过血压，当时都还是中年人。然后在 1991—1993 年，仍然在世的参与者接受了痴呆症测试。在他们中间，中年时有高血压的那些人，到了老年更容易患阿尔茨海默病，而服用降血压药物可以减少这个风险。

这些研究似乎都说明了一点：阿尔茨海默病和血管性痴呆有着共同的血压起源。或许高血压不仅会造成中风和突发的血管性痴呆，它还会慢慢破坏血管，使胆固醇和其他物质淤塞其中，减少通向脑的血流和氧气供应，并逐渐引发一种痴呆型的阿尔茨海默病。[25] 受损的血管还会丧失清除 β- 淀粉样蛋白的能力，任其在脑内堆积并造成其他破坏。[26]

这个理论可以解释为什么患阿尔茨海默病的风险会随着年龄增长而增长：当我们变老，通向脑的血流会自然减少。从 20 岁到 65 岁，供应大脑的血流会减少 15%—20%。[27] 年轻时，大脑还可以弥补某些损坏的血管和下降的血流，但是当人到老年，本就已苦苦挣扎的大脑再也无法应付。所以和认知功能正常的老年人相比，那些阿尔茨海默病人的血流量会显得更小，无法再供应像海马体这样发挥记忆和认知等重要功能的脑区。[28]

可惜的是——你多半也会料到——与之相反的证据同样存在。如果受损的血管会随着时间推移引发阿尔茨海默病，那么血管的

174

损伤就应该与阿尔茨海默病在大脑中的标记——β-淀粉样蛋白斑块和 tau 蛋白缠结并存。然而尸检研究却没有发现这样的联系。[29] 更讽刺的是,有些阿尔茨海默病人脑中的血流反倒增加了,并且有些病人血流增加的脑区,正是另一些病人血流减少的脑区。[30]

"血管假说"的支持者辩称,像这样的种种矛盾其实反映了阿尔茨海默病患者的脑的动态性质。随着疾病的进展,脑不仅在死亡,也在调整。血流减少表示脑在逐渐衰退,血流增加则表示脑在努力补偿损失,即便这补偿只是暂时的。[31] 因此,减少和增加的确是会并存的。这个解释虽然在宏观上说得过去,却无疑缺少了细节:说是"动态",那么这幅动态的图景到底是什么样的?血流会在什么时候、什么地方增加?又会在什么时候、什么地方减少?

要是再仔细考察将高血压和阿尔茨海默病联系起来的那几项人群研究,你还会发现其他矛盾之处。众所周知,血压有两个读数,比如 120/80。其中 120 是收缩压,即心脏跳动时动脉壁上受到的血压,80 是舒张压,即两次心跳之间的血压。在对檀香山的日裔美国人的研究中,增加阿尔茨海默病风险的是过高的舒张压。而在芬兰的那项研究中,舒张压并不造成影响,使 1,400 多名参与者患病风险增加的是过高的收缩压。[32]

总而言之,目前的这些"血管假说",无论是将阿尔茨海默病与胆固醇还是与血压挂钩,证据都显得薄弱。但这并没有阻止"血管假说"的信徒来为阿尔茨海默病寻找疗法。现代药物设计要遵循一个理性的过程:先找出致病因子,弄清它们的作用机制,再有目的地设计出药物来对付它们。但是当我们一次次急切地想要征服阿尔茨海默病、又一次次陷入失败，我们却仿佛进入了一个后理性时代，推动我们前进的已不再是理性思考，而是"权且试试"（再加上乐观的态度）：既然抑制高胆固醇和高血压的药物已经存在，我们肯定得试试它们了。

市场上已经有了许多种降低胆固醇的药物，其中最常用的是他汀（statins）。准确地说，他汀并不是一种药，而是作用机制相同的一类药。它们通过抑制一种名为"HMGCR"的酶来降胆固醇。HMGCR是合成胆固醇的必要物质，没有它就无法形成胆固醇。

他汀在2000年获得了治疗阿尔茨海默病的名声，当年有两项研究发表，都宣称这类药物对阿尔茨海默病有预防作用。其中的一项在美国开展，[33] 另一项在英国。[34] 两国的研究者梳理了大量医学记录，比较了他汀的使用者和非使用者中各有多少确诊了阿尔茨海默病。他们一共考察了3家美国医院、360多位英国医师和超过12万份患者记录，得出了一个绝佳的发现：他汀使用者患阿尔茨海默病的风险降低了70%左右！

这两项研究的结果被广泛引用，也启发了后来许多项对于他汀的研究。然而，如果花时间仔细考察一番，你就会发现这两项研究中的有几处细节是对不上的。比如两者都宣称有多种他汀能预防阿尔茨海默病，却唯独漏掉了医生最常开的一种——辛伐他汀（simvastatin），而辛伐他汀同样有降低胆固醇的功效。又比如服用非他汀类降胆固醇药物的患者，他们虽然成功控制了胆固醇，却没有获得认知上的效益。

由此推测，要么是他汀的神奇效果与胆固醇无关，要么就是那两项著名研究都错了，他汀其实并不管用。后一种情况看来更

176

有可能，因为此前在犹他州的卡什县发生过一件事情。[35]

1995 年，卡什县的 5,000 多名老年居民参加了一项人群研究，并接受了一轮认知测试。他们当中共诊断出了 200 个阿尔茨海默病例，而这些病例中很少有服他汀类的老人。看来，他汀确实能减少阿尔茨海默病。三年后，同一群体又再次接受认知测试。这时阿尔茨海默病又新增了 104 例，但这批病例中服不服他汀的都有。

为什么同一群体内部会出现这样的差异？三年之中，这些居民经历了什么？他们经历的就是那个：时间。第一次测试中时间并未流逝，我们测出的是一张快照，拍摄了居民的智力状态和他汀使用情况。因为这一点，阿尔茨海默病和他汀之间的真实联系，或许和我们认为的正好相反：**不是他汀预防了阿尔茨海默病，也许是阿尔茨海默病人没吃他汀**。他汀的主要功能是降低胆固醇预防心血管疾病，医生因此不太会给有认知障碍迹象的病人开这种药。在医生看来，这些病人不太会照处方服药，他们更可能产生消极的药物反应，也不太会从药物中得到多大益处，因为他们的预期寿命本来就有限。[36]

比第一轮的快照更可靠的是第二轮认知测试。这一次，研究者收集到的是在三年窗口期内的**新发**的阿尔茨海默病例。如果他汀真能预防阿尔茨海默病，那么在这三年内服用他汀的居民，就理应有较低的患病风险。但卡什县的实际情况并非如此，其他考虑了时间因素的研究同样没能得出这个结论。[37] 至于最初的那两项宣称他汀能预防七成阿尔茨海默病例的研究，它们确实也没有充分考虑时间因素。[38]

此外还有几个更具决定性的坏消息：他汀在好几项临床试验中都失败了。在一项为期 18 个月针对 400 多名阿尔茨海默病人的试验中，辛伐他汀在延缓发病方面并不比安慰剂更好。[39] 另外有几项针对数万名非痴呆者的大规模试验，在其中持续数年的他汀使用同样未表现出超过安慰剂的认知功效。[40]

2012 年，他汀类试验又迎来了一个反讽式的高潮。那一年，FDA 根据售后报告发布了一则声明，称他汀其实会妨碍脑的工作，并引起"认知上的副作用（包括记忆丧失和思维混乱等）"。[41] 这些副作用可能"并不严重"，只要停用他汀就"可以逆转"。[42] 不过，对于一种号称能治疗痴呆的药物，这样的副作用仍不免显得可笑。

相比之下，降血压药物在治疗阿尔茨海默病的探索中就没有这样跌宕起伏的毁誉变化了。这类药物随处可见，它们运用不同的手段降低血压，包括舒张血管、放慢心律、减少血量等。这些差异也使不同研究之间的比较变得尤其困难。

比如卡什县的研究在对他汀类投下疑问的同时，还显示服用降血压药的居民在三年的窗口期内，阿尔茨海默病的发病率降低了。[43] 但这个结果在别处却不成立。在荷兰鹿特丹的一项为期两年的研究中，降血压药并未对 7,000 多名老年居民起效。[44]

临床试验也没能起到澄清的作用。在一项小型试验中，14 名罹患高血压并有阿尔茨海默病家族史的患者，在四个月内随机服用了降血压药（雷米普利 [ramipril]，作用机制是舒张血管）或安慰剂。[45] 与其他降压药不同，雷米普利能由血液进入大脑，因而更适合充当痴呆药物。试验中，雷米普利成功降低了受试者的血压，但是对认知功能毫无改善之效。

178   另一项规模较大的试验招募了 160 名轻度至中度阿尔茨海默病人，对六种降血压药开展了为期一年的测试。[46] 这一次，其中的两种药物（培哚普利 [perindopril] 和卡托普利 [captopril]）成功延缓了认知衰退，它们的作用机制与之前失败的雷米普利相似。奇怪的是，另外四种药物也能有效降低受试者的血压，却没有任何认知方面的功效，看来无论是什么成分在起作用，它都不会是降低血压的那种成分。

虽然没有得出一致意见，却也没有遭遇惨痛失败，对降血压药的研究就这么继续了下去。目前仍有几项试验尚在进行，结果预计不久就会公布。[47] 我个人是不抱什么希望了。

第十九章
一个错失的机会

2019 年 6 月 4 日，《华盛顿邮报》(*Washington Post*) 刊登了 一篇报道，[1] 谴责辉瑞公司隐瞒了其重磅药物恩利 (Enbrel) 的关键数据。恩利是一种消炎药，全球销售额超过 70 亿美元。[2] 像制药公司隐瞒自家药物副作用这样的事并不新鲜，但《华盛顿邮报》报道的不是这种老掉牙的新闻。它找到了一个出人意料的新颖角度：辉瑞隐瞒的不是药物的**负面**作用，它隐瞒的是药物的正面功效——非常正面的功效。

恩利于 1998 年通过 FDA 的批准，是一种针对自身免疫疾病，特别是类风湿性关节炎的处方药。在这些疾病中，免疫系统出于未知原因对健康的身体组织，尤其是对关节组织发起错误的攻击。久而久之，这会造成关节疼痛肿胀、软骨损失以及骨质疏松，并导致眼睛和皮肤等器官的损坏。这种自身免疫攻击的一个主要发起者是一种名为"肿瘤坏死因子"(TNF) 的蛋白。而恩利的作用就是阻断 TNF 的活动，从而减少炎症、拯救健康组织。

但根据《华盛顿邮报》的说法，恩利的神奇之处还不止于此。

180　它还能"将罹患阿尔茨海默病的风险降低64%"并"具有安全预防、治疗和延缓阿尔茨海默病进展的潜力"。[3]《华盛顿邮报》称,这一发现是辉瑞的一组研究者在2015年做出的,但辉瑞高层决定把它压下去:他们没有组织临床试验,没有公布结果,没有发表声明,什么也没泄露出来。《华盛顿邮报》推测,辉瑞隐瞒发现是因为它对恩利的专利快到期了,公司不想向竞争对手透露情报,也不想在支付高昂的试验费用之后,眼看着市场被仿制药占领。于是《华盛顿邮报》哀叹:这样一个推动科学、造福数百万患者的机会,就这样因为公司的财务策略和利润考量而错失了。

正如《华盛顿邮报》所预料的那样,这篇报道引起了广泛关注。读者的反应林林总总,轻者动了点气,说:"这种做法违背伦理道德,必须停止。这些公司显然已经丧失了道德准则,必须由不涉及金钱纠葛的专业人士监管。"[4]重者勃然大怒,说:"如果疾病真有潜在的疗法,但谁也不认为这值得研究,那么这些人就应该用必要的手段来对付,惩罚的惩罚,开除的开除,包括告上法庭!他们怎么敢这样玩弄人民的生命?!真是可恶到极点。"[5]

但是群情激愤之下,读者们忽略了一个事实:《华盛顿邮报》也是一家商业机构,也是要赚钱的——通过出售报道吸引读者,也通过在报纸和网站上刊登广告。而这篇充斥着贪婪、欺骗和人类苦难的辉瑞故事,正是能够大卖的那种报道。这是一个耸人听闻的故事,只是外面套了一层"调查性报道"的包装。

《华盛顿邮报》说恩利能将阿尔茨海默病风险降低64%,这个数字从何而来?答案是医疗保险索赔。2015年,那篇报道中提到的辉瑞研究者分析了海量保险索赔案件,索赔者都是风湿性关节炎或其他炎症的患者，因此也是恩利潜在的使用者。这些索赔被分成两组，每组 12.7 万人。第一组（我们就叫它"阿尔茨组"吧）的患者除了炎症之外还有阿尔茨海默病，第二组（就叫"非阿尔茨组"）没有阿尔茨海默病。对比两组之后，辉瑞的研究者发现阿尔茨组中有 110 人服用恩利，非阿尔茨组中有 302 人——也就是比阿尔茨组多了 64%。正是从这条线索出发，《华盛顿邮报》得出了恩利将非阿尔茨组病人的患病风险降低了 64% 的结论。

这个结论可靠吗？其实不怎么可靠。用这种方式分析保险索赔构成了所谓的"病例–对照研究"，也就是从得病的人群（病例）和没病的人群（对照）入手，回顾他们的生活经历，从中找出可能使他们的患病风险升高或者降低的因素（在这里就是是否服用恩利）。在病例–对照研究中，数据分析的形式是计算比值比（odds ratio）。这个听起来拗口的概念，其实就是两个概率的比值（概率 1 和概率 2），计算方法是将概率 1 除以概率 2。在这个例子中，概率 1 是恩利使用者患阿尔茨海默病的可能性，概率 2 是非恩利使用者患阿尔茨海默病的可能性。这两个概率本身也都是用除法算出来的。比如概率 1 就是将患阿尔茨海默病的恩利使用者数目除以没患阿尔茨海默病的恩利使用者数目。对这些数字加以运算之后，就得出了 0.36 的比值比。

这个数字说明了什么？它说明服用恩利并罹患阿尔茨海默病的概率，比不服用恩利并罹患阿尔茨海默病的概率低了 0.36 倍。等等——这不就等于在说"服用恩利能将罹患阿尔茨海默病的风险降低 64%"，也就是《华盛顿邮报》鼓吹的那个意思吗？

其实不是的。病例–对照研究的对象是既定（predetermined）

的患者和非患者，而不是一个将来可能患病也可能不患病的未知人群。因此，我们并不能靠这种研究衡量随机的某一个人患病的风险。0.36的比值比只说明恩利和阿尔茨海默病之间的联系较弱罢了。对于一种罕见病，非患者的数目几乎等同于人群本身的数目，在这种情况下，比值比也可以看作对患病风险的近似。但是在老年人中，阿尔茨海默病并不是一种罕见病。

182　　　　如果这听上去仍像是统计学上莫名其妙的概念游戏，那么只要再考虑几项实际因素，就会消除这个发现的光环了。首先，我们并不知道从保险索赔者中挑选出的阿尔茨组和非阿尔茨组是否真的可以对照：他们是否有相同的年龄、相同的基因档案和相同的健康史？没有这样的"匹配"技巧，我们就无法知道到底是恩利还是什么别的因素导致了阿尔茨海默病发作上的差异。仔细想想：现在有12.7万名阿尔茨海默病患者和12.7万名非患者，我们要是去发掘他们服下的每一种药、经历过的每一段生活，那么我们或许是会碰巧找到某样似乎能减轻阿尔茨海默病的东西。

　　这并不是说辉瑞的内部发现就毫无价值。它的确是一条潜在的线索，但它也是一条非常粗疏原始的线索，肯定不能像《华盛顿邮报》宣称的那样，自动获得一项8,000万美元临床试验的机会。除它之外，还有许许多多多潜在的线索，我们可以考量这些线索，看看是否有必要开展更久、更大、更烧钱的研究，这也正是辉瑞的做法：他们考量了这个问题，并认定了没有必要再做研究——我们这就来说说理由。

　　阿尔茨海默病人的大脑是发炎的大脑。这一点我们在1975年就猜到了，因为当时有研究者在 β- 淀粉样蛋白斑块中发现了免疫反应的痕迹。[6] 到了 20 世纪 90 年代中叶，患者的脑中又确认了好几种炎症标记物。[7] 其中最主要的一种是激活了的小胶质细胞。

小胶质细胞是脑中除神经元之外起支撑作用的小型细胞。它们也是在脑中驻守的免疫细胞，随时在向周围扫视，寻找受伤或感染的迹象。只要一发现危险的苗头，它们就会激活并发动猛烈攻击，将病原体、外来入侵者、已死的神经元还有任何可能危害大脑的东西统统吞噬并消化掉。在阿尔茨海默病人的脑中，β- 淀粉样蛋白堆积的周围就散布着激活的小胶质细胞，想必是要除掉这些堆积物。[8] 激活的小胶质细胞还会派出一支由蛋白和分子组成的促炎细胞因子大军。这些因子要么加入免疫攻势，要么在一旁喝彩加油、向小胶质发送继续战斗的信号。[9] 那真是一片混乱的战场。

其实还不仅仅是混乱而已：再过一段时间，连敌我的区分都会变得模糊。[10] 随着 β- 淀粉样蛋白不断增兵，小胶质细胞左支右绌、筋疲力尽。在挫败和狂怒之中，它们开始在大脑里横冲直撞，一路上破坏健康的神经元。更离谱的是，这些小胶质细胞自身也可能放出 β- 淀粉样蛋白！[11] 种种进犯加重了脑中的炎症，炎症引出更大的破坏，破坏又进一步引发炎症，如此恶性循环，直到认知功能完全丧失。这就是阿尔茨海默病起因的"炎症假说"。

这个假说不是只把炎症看作阿尔茨海默病的结果，只看作对 β- 淀粉样蛋白、tau 蛋白或其他大脑病变的反应。它认为炎症是不可缺少的致病因素，是阿尔茨海默病的一个真实原因。换言之，在阿尔茨海默病出现病状之**前**，脑中就有了最初的炎症。那么这些

183

炎症又是怎么产生的呢？"炎症假说"提出了几种可能的来源：头部创伤、衰老、糖尿病或肥胖。[12] 这些事件引发了免疫攻击，免疫攻击恶化了 β- 淀粉样蛋白和 tau 蛋白对脑的破坏，这种破坏又招来了更激烈的免疫攻击。这个假说把"鸡生蛋还是蛋生鸡"的问题颠来倒去地搬弄了一番：不是炎症导致阿尔茨海默病或者阿尔茨海默病导致炎症，而是两者彼此引发、互为因果。

"炎症假说"确实有一些遗传学证据。第十六章已经说过，除了 ApoE，研究还发现有约 20 个风险基因与晚发性阿尔茨海默病有关，虽然它们的预测效力远小于 ApoE。这些基因中有几个就与炎症反应，特别是与小胶质细胞的激活和功能有关。

其中的一个是 TREM2。这个基因也存在多个版本，研究发现其中有若干个会增加阿尔茨海默病的风险。[13] 至于如何增加以及为何增加还是未解之谜，因为（这很重要）TREM2 既有促炎作用，又有消炎作用。[14] 在转基因阿尔茨海默病小鼠身上，TREM2 有时会激活小胶质细胞、清除 β- 淀粉样蛋白并保护大脑，有时又会使免疫系统过度激活、增加 β- 淀粉样蛋白并破坏大脑。[15] 还有一个常被提到的基因——CR1，也讲述了一个自相矛盾的故事。CR1 的某几个版本会增加阿尔茨海默病的风险[16]——原因既可能是它们加剧了免疫攻击和大脑损伤，又可能是它们减少了免疫反应和对 β- 淀粉样蛋白的清扫。[17]

就在遗传学证据始终令人困惑的同时，人群研究那里传出了"炎症假说"更令人信服的证据。

我们大多数人对偶尔（或经常）的疼痛都不陌生，比如头痛、肌肉痛、痛经、关节痛等。疼痛发作的时候，我们肯定会服用 Advil 和 Aleve*之类的东西，它们都是非甾体抗炎药（NSAIDs）。老年人（65 岁以上）服用非甾体抗炎药的比例尤高：在全科医疗中，有多达 96% 的老人在使用这类药物。[18]

非甾体抗炎药的作用原理是抑制两种酶：COX-1 和 COX-2。这两种酶制造的化合物（称为"前列腺素"）会促发炎症和疼痛。非甾体抗炎药就是通过抑制一种或两种 COX 酶，一次性减轻疼痛和炎症。一些非甾体抗炎药可以在药房里直接购买，如阿司匹林（aspirin）、布洛芬（ibuprofen）和萘普生（naproxen），另一些则需要医生处方，如塞来昔布（celecoxib）和美洛昔康（meloxicam）。

多项研究发现，人们在因为关节炎等不相干的疾病服用非甾体抗炎药之后，患阿尔茨海默病的风险也会下降。[19]在荷兰鹿特丹，研究者对约 7,000 名老人做了追踪，从 1991 年开始到 1998 年结束，[20]这段时间里，他们中有 293 人得了阿尔茨海默病。在对比非甾体抗炎药使用和阿尔茨海默病的发病年龄之后，研究者发现了一个显著的相关：短期服用非甾体抗炎药（1 个月以下）使阿尔茨海默病的风险下降了 5%，中期服用（1 个月至 24 个月）使风险下降了 17%，长期服用（24 个月以上）更使风险下降了 80% 之多。[21]

类似的结果还出现在犹他州的卡什县，在那里三年内有 3,227 名老年居民罹患了阿尔茨海默病，研究发现长期服用非甾体抗炎药（超过两年）与阿尔茨海默病风险的降低有关。[22]但是非甾体抗炎药的防护效果仅限于研究开始**之前**就开始服药的对象。如果

185

---

* 美国常见的两种止痛药，有效成分分别为布洛芬和萘普生。

是最近才开始服药，就没有多少防护了。

这些结果共同引发了一系列临床试验，以验证非甾体抗炎药在认知方面的效果。其中一项从美国各地招募了约 700 名轻度至中度阿尔茨海默病人，随机分配他们服用非甾体抗炎药（罗非昔布 [rofecoxib]）或安慰剂。[23] 可惜，在一年给药之后，罗非昔布并未阻止病人的恶化。另一项意大利的研究在轻度至中度患者身上试验了常见的非处方药布洛芬。[24] 结局也是一样：一年给药之后，效果并没有超过安慰剂。

面对这样的负面结果，试验的组织者提出：要让非甾体抗炎药生效，或许应该服用得更久、更早——早在大脑发生不可逆的破坏之前就开始服用。毕竟在几次人群研究中，非甾体抗炎药都只对已经服药几年的人才具有真实的保护作用，而那时痴呆症状还远未出现。

鉴于这种可能，NIA 赞助了一项漫长的试验，它为时七年，招募的全是没有痴呆症状的老年受试者。[25] 接受测试的是两种非甾体抗炎药，萘普生和塞来昔布。这项有 2,500 多人参与的试验计划对非甾体抗炎药的认知效果得出一些决定性证据——要么确定有这样的效果，要么就没有。然而在进行三年之后，试验却紧急终止，因为有另一项不相干的研究传出了消息：和该试验中同等剂量的塞来昔布会使心肌梗塞、心力衰竭和中风的风险都增加两倍以上。

试验终止后，研究者分析了好不容易收集到的一些零碎数据。幸好，服用非甾体抗炎药的受试者中没有出现令人警觉的死亡率，不过他们患心脏病和中风的风险的确增加了。[26] 而在认知状态方面，有 25 人罹患了阿尔茨海默病。很不幸，非甾体抗炎药非但没有降低阿尔茨海默病的风险，似乎还使它增加了。[27]

虽然这些发现已经负面得不能再负面，但还是有人怀着残存的希望，认为如果试验能进行下去，最后或许会做出不同的结果：[28] 或许那 25 名受试者本来就快出现认知症状了？或许他们的大脑早已布满了 β- 淀粉样蛋白？如果是那样，那么非甾体抗炎药确实会因为抑制免疫反应而妨碍小胶质细胞清除 β- 淀粉样蛋白，从而引发阿尔茨海默病。但要是时间更充裕的话，那些真正从发病之前几年就开始服药的人，或许还是有机会展示非甾体抗炎药的功效的。

我不想没完没了地说丧气话，但这最后的希望也在 2011 年破灭了。当时加拿大开展了一项名为"INTREPAD"的试验[29]，在 195 名有阿尔茨海默病家族史的受试者身上测试了萘普生。这些人不但在试验之初没有认知症状，他们还是"年轻的老人"（即平均年龄才 63 岁，比他们家人发病时小了 10 岁），[30] 不太可能正好处于发病的边缘。但经过两年给药之后，组织者只能承认试验的结果"极度令人悲观"。[31] 萘普生没有带来任何认知效益。它反而产生了严重副作用，包括消化道问题和心血管障碍。

INTREPAD 的结果公布后，有人认为这标志着"用非甾体抗炎药预防阿尔茨海默病的终结"。[32] 首席研究者、加拿大麦吉尔大学的约翰·布雷特内（John Breitner）也同意这个说法，他表示："我认为将来不应该再做非甾体抗炎药预防阿尔茨海默病的试验了，本来我们从流行病学数据中获得了很大的希望，认为试验会证明这些药物的益处，但过去 10—15 年我们得到了一个教训：在试验中使用非甾体抗炎药并没有益处，反而每次都会使人得病。"[33]

在《华盛顿邮报》报道恩利之前很久，这些关于非甾体抗炎药、关于"炎症假说"的希望和失望就都已经发生了。要是《华盛顿邮报》写出了这些细节，它的报道就远不会那样耸人听闻，读者也会明白辉瑞不再研发恩利，主要是科学原因，而不仅是金钱因素。

可是且慢，恩利不是非甾体抗炎药吧？还真不是。正如前面所说，恩利是一种 TNF 阻断剂：它的消炎原理是阻断促炎信号 TNF，而不是像非甾体抗炎药那样阻断 COX 酶。那么……非甾体抗炎药失败了并不意味着恩利也会失败，对吧？对也是对的。但问题是，研究已经证明了恩利同样令人失望。2011 年，有人用它和安慰剂对 41 名轻至中度阿尔茨海默病人开展了试验。[34] 给药六个月后，它在认知功能和总体功能上均未显示益处。

不过话说回来，如果辉瑞真的坦荡，它就至少应该公布保险索赔数据，让别人自行判断恩利的价值，对吧？其实，这类结果还真的公布过。2016 年，辉瑞以外的一组研究者分析了来自一个健康数据库（Verisk Health）为时八年的数据，结论是服用恩利者患阿尔茨海默病的风险确实较低。[35] 但有趣的是，这项研究还分析了另两种 TNF 阻断剂，都没有发现这个效果。因此，无论是什么东西在起作用（如果真有这么个东西的话），那都不是恩利当中阻断 TNF 减轻炎症的成分。

看来这一次是错怪辉瑞了，那么"炎症假说"又怎么样呢？老实说，它的四周仍然围绕着许多猜测、许多困惑。我们已能确定，阿尔茨海默病人的脑中有炎症存在，但真的是炎症导致了疾病吗？

抑或炎症只是对疾病的反应？"炎症假说"自然可以主张两种情况都有，但这对药物研发是没有指导意义的。相反，它还给药物研发指出了两条相反的路：如果说炎症是阿尔茨海默病的原因，过度激活的免疫系统损伤了大脑，那我们就必须用抗炎药平复免疫系统。如果反过来，炎症是阿尔茨海默病的结果，是免疫系统在努力清除大脑中有害的堆积物，那我们就得用促炎因子来协助免疫系统了。

对此，"炎症假说"会解释这件事不是这么简单、这么非黑即白的，因为炎症在不同的阶段起到了不同的作用。[36] 在正常大脑中，消除炎症确实能令一切达到最佳状态，预防阿尔茨海默病的发生。可是一旦脑内开始堆积 β- 淀粉样蛋白（可能是因为脑部创伤、全身炎症或任何其他原因），那么炎症又会成为清除这类异常物质的必要过程。而当 β- 淀粉样蛋白持续堆积、小胶质细胞开始对健康组织下手时，脑内的炎症就会再次成为不利因素。

188

为了做出这个精细的区分，"炎症假说"对于什么是正常、什么是有病显得有些谨慎过头了。作者们在写到"正常"一词时都要打上引号，以表示有些试验对象只是**外表正常**，其实脑并不正常。[37]那么，我们能否确定究竟在哪个时刻，对于哪一具正常或是有病的身体使用促炎药或是抗炎药呢？我认为这真的很难决断。

就在这时，从海外再次传来令人意外的消息：中国人认为他们解决这个问题了！

2019 年 11 月 2 日，上海绿谷制药公司宣布，中国国家药品监督管理局已经对公司研发的药物 GV-971 给予了初步审定，批准它治疗轻度到中度阿尔茨海默病。[38] 新闻稿说，这种新药将于

2019 年底上市。

关于 GV-971 的学术文章数量有限。根据已知的数据，GV-971 是一种从海藻中提取的成分，治疗阿尔茨海默病的途径是治疗肠子！[39] 它的原理是这样的：当肠道中的微生物失衡，它们就会过量分泌某些氨基酸（苯丙氨酸和异亮氨酸），这些氨基酸会推动促炎的 1 型辅助性 T 细胞从血液进入大脑，这些 T 细胞进入大脑后会即刻激活小胶质细胞，造成大脑损伤和认知衰退。而 GV-971 可以通过调节肠道微生物停止这一过程。

在转基因阿尔茨海默病小鼠体内，GV-971 确实减少了两种氨基酸元凶的数量，并改善了小鼠的认知功能。[40] 在中国的一项为期六个月、有 255 名轻度至中度阿尔茨海默病人参加的二期临床试验中，GV-971 没有能提高患者的认知测试分数，但它确实改善了患者的整体功能。[41] 但是在之后为期九个月、包含 818 名中国患者的三期临床试验中，这个结果却发生了倒转[42]：这一次，GV-971 没能改善患者的整体功能，但提高了他们的认知测试分数。关于测试分数还有一点古怪：GV-971 之所以能取得显著效果，是因为安慰剂组的认知能力在测试的最后时刻突然出现了罕见的急剧衰退。

虽然只有这么短短的一次三期临床、取得的数据也含糊不清而且相当有限，中国政府还是给 GV-971 开了绿灯。就在中国的社交媒体网站上充满爱国式的欢呼和致敬时，世界其他地方却要求这款新药在上市前再做一次全球试验。绿谷制药计划在 2020 年开始这样一次试验，受试者将来自美国、欧洲和亚洲各地。到我写作本书时仍没有相关的细节。根据最新消息，在 2020 年 4 月

8 日，绿谷制药获得了 FDA 的批准，可以开展全球试验的美国部分了。[*][43]

---

[*] 绿谷制药在美国的试验已于 2020 年 10 月底展开，计划招募 2,046 名受试者，试验将持续进行至 2025 年。更多相关信息可见于 https://www.clinicaltrials.gov/ct2/show/NCT04520412 及 https://www.alzforum.org/therapeutics/gv-971。

第二十章

范式转换（？）

从"道教派""3型糖尿病假说"到"线粒体功能障碍假说"，有各种假说预测了阿尔茨海默病的原因和疗法。但迄今为止的主流范式仍是"β-淀粉样蛋白假说"（"洗礼派"），它是居于主流地位的学派，研究者最多，经费也最充足。抗淀粉样蛋白药物虽然接连失败，但并没有从实质上改变这个现实。

在不相信"β-淀粉样蛋白假说"的人也就是那些"非洗礼派"看来，这说明阿尔茨海默病研究界（乃至整个科学界）已经无力修正自身的错误了：一旦某项大型科学事业的轮子开始运转起来，它就无法再轻易停下来改变方向了。有数百上千名"洗礼派"人士将毕生心血注入了β-淀粉样蛋白，他们创造出了一个共同的知识体系，把持着拨款和基金，还因此获得了名声——他们说什么也会硬扛到底的。

这样的指责确实有点道理。虽然大家都认为科学是创新的象征，但日常的科研工作却要遵循一套既定的流程，真正不拘一格的思维是很罕见的。在我们揭示阿尔茨海默病的真正面目之前，

191　我们并不知道自己有多么无知，"洗礼派"也很可能只是那几个摸象的盲人。

　　不过，要是将"洗礼派"竖成靶子，说他们是阻碍"真正"阿尔茨海默病研究的老顽固，那又有将科学辩论扭曲成伦理或政治争论的危险。是的，抗淀粉样蛋白药物都失败了，但其他药物也没能成功。"β-淀粉样蛋白假说"是有它的缺陷，但其他假说也并非完美无瑕。

　　我虽然是圈外人，却也理解为什么这么多研究者会认同"β-淀粉样蛋白假说"：因为它包含了太多其他假说所没有的东西。除了患者脑中显而易见的 β-淀粉样蛋白堆积和它们对神经元的破坏之外，遗传学也为这个假说立下了一根坚固的柱石。有三个基因（APP 基因、PSEN1 和 PSEN2）的突变引起了早发性阿尔茨海默病（详见第四章），这些突变要么增加 β-淀粉样蛋白的数量，要么增加更长、更黏的 β-淀粉样蛋白 42 的比例，最终的结果都是脑中堆积物的增多。

　　"非洗礼派"并不是反对这些遗传学发现，而是质疑它们的关键性。"非洗礼派"指出，APP 基因和 PSEN 突变是会造成罕见的早发性阿尔茨海默病，但它们和晚发性阿尔茨海默病这种威胁公众健康的常见病，或许还是有根本不同的。我们不能完全否定他们的这个主张。大多数时候，我们只是简单地假定这两种疾病是同一种，因为它们有相同的表现，只是发病年龄有所差异罢了。可是表现相同并不能说明什么。

　　到 2012 年夏季，研究者终于找到了又一种突变，在 β-淀粉样蛋白和晚发性阿尔茨海默病之间建起了联系。[1]他们梳理了 1,795

名冰岛人的基因组，发现其中有 0.5% 携带了一种罕见突变。他们还进一步检测了斯堪的纳维亚半岛的人群，发现这一突变在0.2%—0.5% 的芬兰人、瑞典人和挪威人体内存在。这一突变的携带者，到 85 岁时**不得**晚发性阿尔茨海默病的概率比普通人高出 5倍，到 85 岁时**没有**认知衰退的概率比普通人高出 7.5 倍。也就是说，这个突变对晚发性阿尔茨海默病具有防护作用。

那么这个突变的位置在哪里？巧了，也在 APP 基因上——就是那个淀粉样前体蛋白基因，是它负责制造淀粉样前体蛋白，这些蛋白再由酶切割成 β- 淀粉样蛋白。

这个突变又做了什么呢？它会制造一种酶无法切割的前体蛋白，由此使 β- 淀粉样蛋白的数目减少约 40%。

这一发现完美契合了"β- 淀粉样蛋白假说"，以及根据假说开展的抗淀粉样蛋白药物研发。"这说明，你只要减少 Aβ（β- 淀粉样蛋白），你就能预防 AD（阿尔茨海默病），这对制药业来说是一个很好的方案论证。"著名"洗礼派"人士、PSEN2 基因的发现者之一杰拉德·舍伦贝格（见第四章）说道。[2]

在新发现的背景下，"洗礼派"对他们那些反复失败的药物的辩解就显得可信多了。在他们看来，这些药物试验之所以失败，不是因为"β- 淀粉样蛋白假说"错了，而是因为试验药物有缺陷。

第六章说过，在 β- 淀粉样蛋白单体堆积之初，它们会先结成寡聚体，当寡聚体继续长大，又会变成斑块。根据"β- 淀粉样蛋白假说"的最新版本，寡聚体而非最终形成的斑块，才是破坏神经元并引发阿尔茨海默病的那种有毒物质。

那么，那些抗淀粉样蛋白药物的目标又是不是寡聚体呢？不

192

全是。有几种通过了后期试验的疫苗，分别瞄准了不同形态的 β-淀粉样蛋白。比如礼来的索拉珠单抗就同时瞄准了单体和寡聚体，但重点还是单体。强生和辉瑞联合开发的 bapineuzumab 则兼顾了单体、寡聚体和斑块这三种形态。[3] 但由于单体和斑块在阿尔茨海默病人脑中的含量要高出许多，[4] 它们吸引了疫苗的火力，使疫苗没有多少余力来对付寡聚体。而当我们不得不用限制药物剂量的方式来避免副作用时，这个缺点就会愈加放大。

193   而那些非针对性的药物不仅会放过寡聚体，而且在消灭单体和斑块的过程中，它们还有可能**增加**有毒寡聚体的数量。这是因为，β-淀粉样蛋白的三种形态始终处于动态平衡之中。[5] 当单体数量减少，它们能形成的寡聚体会也随之减少。这时为了维持平衡，斑块就会开始分解，以补充单体和寡聚体的不足。这可能也是旨在预防单体形成的 β-淀粉样蛋白抑制剂会失去效力的原因（见第八章）。对 β-淀粉样蛋白疫苗接种者的尸检也支持了这一理论：这些人脑部的斑块呈现出"虫蛀过"一般的外形，就好像是这些斑块蜕下了 β-淀粉样蛋白并将它们重新送入了脑内的血流。[6]

如果真是如此，那么要让抗淀粉样蛋白药物生效，它们就必须瞄准寡聚体，放过单体，同时还要消灭斑块这种"β-淀粉样蛋白储备库"。位于马萨诸塞州剑桥（Cambridge）的生物技术公司渤健（Biogen）宣称，他们的疫苗 aducanumab 就做到了这一点。[7] Aducanumab 是从认知功能健康的老年捐献者体内收集的。它的原理是：这些捐献者到老年仍能保留认知功能，说明他们体内肯定存在保护性抗体，能用来开发理想的药物。

在一项初步的一期试验中，aducanumab 在一次性使用中表现了良好的安全性。[8] 在这次快速试验之后，渤健又在 2012 年开展了第二项一期研究，以评估该药物在长期使用（一年）中的安全性以及它减少 β- 淀粉样蛋白的功效。为了吸引投资者，渤健还测试了药物在认知方面的功效，而这往往是试验后期才会测试的。

第二项一期试验大获成功。[9] aducanumab 大大减少了受试者脑内的 β- 淀粉样蛋白，变动之剧烈令其他疫苗望尘莫及。而且用药剂量越大，淀粉样蛋白就减少得越多——这正是药物发挥功效的典型标志。在最高剂量（10 毫克）上，aducanumab 几乎使 β-淀粉样蛋白减少到了正常水平。它在认知方面的功效更是激动人心。在常用的认知测试——简易精神状态检查中，服用安慰剂的受试者认知功能退步了大约 3 分，服用 1—6 毫克 aducanumab 的受试者退步了大约 2 分，而服用 3—10 毫克 aducanumab 的受试者只退步了不到 1 分。

结果一经宣布，渤健股价飙升，达到了每股 476 美元。外界称赞这项试验"改变了整个领域"，说它首次证实了充分减少 β-淀粉样蛋白确实能带来临床上的益处。[10]

然而，这里头仍有一个小小的问题：这项号称改变了整个领域的试验只招募了 165 名受试者，他们还被进一步分入了不同的剂量组或安慰剂组，每组只有区区 30 人而已。只凭这么小的样本，取得的认知发现除了在营销上宣传一把之外并无多少价值。渤健的科学家自己也承认："这是一项很小的研究……这次试验**不是为了抵达临床探索的终点**，所以对该疫苗在临床上的认知功效应该谨慎分析。"[11]

194

而且，在媒体一片喧嚣、大家纷纷谈论领域发生巨变之时，却没有人提到寡聚体。原来，这次试验根本没有测量寡聚体。它测量了斑块，那才是患者脑中真正减少的东西。但讽刺的是，渤健竟然由此猜测，新药的成功是因为它减少了寡聚体的数量：既然斑块能分解成寡聚体，那么斑块的减少或许就意味着寡聚体的释放也变慢了。[12]

乘着胜利的势头，渤健跳过二期临床，直接在2015年启动了两项三期临床。两项试验分别招募了1,653名和1,643名患者，让他们在至少78周的时间里，随机服用aducanumab或安慰剂。根据设计，这两项定于2022年完成的试验，将足以评估aducanumab的认知功效。不过我们不必等这么久了，因为熟悉的剧情再度上演：2019年3月的一项中期分析显示，两项试验都不可能成功。这个结果一出，渤健终止了两项试验，也终止了开发这种药物的其他计划。[13]无论是为了实现什么意图、达到什么目的，aducanumab都已经死了。

可接下来，剧情又峰回路转：就在aducanumab项目终止后的七个月，渤健又宣布那次中期分析，嗯，搞错了。他们说，aducanumab在最高的10毫克剂量上，确实在一项三期试验中延缓了认知衰退（奇怪的是，在另一项中却无此效果）。[14]照渤健的说法，在试验进行到一半时，他们对剂量做了修改，让更多受试者摄入了高剂量。但是这一数据没有在中期试验中体现。渤健还发表了一则更不寻常的声明：既然重新找回了胜利，公司将向FDA申请新药批文——这一声明在研究者和投资者中激起了大量猜测。

截至 2020 年 10 月，FDA 的批文仍未出具。*这件事的最新进展，是渤健于 2020 年 3 月又开展了一项三期临床，这次他们招募了 1,696 名受试者，全部参加过之前的 aducanumab 试验。这次新试验计划评估 aducanumab 的长期安全性和耐受性，预计在 2023 年 10 月结束。[15]

除了 aducanumab 之外，其他针对寡聚体的疫苗也进入了开发早期。其中的一些在细胞和动物研究中呈现了一些起色，但它们在启动晚期人体试验之前还要再等很久（如果能等到的话）。[16] 更令人气馁的是，我们至今还没有揭开寡聚体的"真正面目"。第六章已经提到，寡聚体并不是一种单一的实体，而是包含了一系列大小不同形状各异的 β- 淀粉样蛋白堆积物。究竟是哪种寡聚体导致了阿尔茨海默病，并应该针对性地消除，这一点仍没有定论。

就在对寡聚体药物的探索缓慢继续时，"洗礼派"又提出了还能使药企和投资者保持忙碌和乐观的最后一个说法——他们提出，抗淀粉样蛋白试验的失败还有第二个原因。这一次，出问题的不是药物，而是受试者。

除了一些早期试验会招募健康的受试者之外（因为他们更能耐受试验药物的未知副作用），阿尔茨海默病药物的试验通常会

---

* 2021 年 7 月 6 日，FDA 批准了 aducanumab 疫苗（商品名为"Aduhelm"）用于阿尔茨海默病的治疗。FDA 在批文中表示："在评估该疫苗的所有研究中，Aduhelm 一致性地且非常具有说服力地降低了脑中淀粉样蛋白斑块的水平，降低幅度与剂量及时间相关。预计淀粉样蛋白斑块的减少将延缓（阿尔茨海默病人的）临床衰退。"相关消息可见于 FDA 官网：https://www.fda.gov/drugs/news-events-human-drugs/fdas-decision-approve-new-treatment-alzheimers-disease。

用轻度或轻度至中度患者来测试药物的认知功效。然而"洗礼派"现在表示，这些典型的患者也许已经病得太重，无法再挽救了。他们的脑中已经堆积了太多β-淀粉样蛋白、遭受了太多破坏，用再多的抗淀粉样蛋白药物也扭转不过来了。

196　　　这里可以用降血脂药做一个类比。这类药物原来能降低胆固醇、预防心脏病。可是，如果胆固醇已经在动脉中堆积、阻塞血流并导致了心肌梗塞，那么降血脂药再怎么能有效地降低胆固醇，也无法挽救我们了。同样的道理，抗淀粉样蛋白药无论能够多么有效地降低β-淀粉样蛋白，只要我们已经开始了认知衰退，它们也无法再帮我们了。

　　这个类比听起来颇有道理——甚至令人信服。也正因为令人信服，它引入了一条看待β-淀粉样蛋白的新思路，几乎可以算是一种范式转换了。

　　在以前，我们总认为β-淀粉样蛋白是引起阿尔茨海默病的原因。[17]根据这个假说，β-淀粉样蛋白在脑中堆积，导致认知功能渐渐下降。如果能减少β-淀粉样蛋白，我们就有希望放慢、甚至逆转各种认知症状。但是从尸体解剖和脑成像研究来看，β-淀粉样蛋白并不限于老人。它在我们40多岁（甚至20多岁）时就开始在脑中堆积了，[18]而此时痴呆症状还要再过几十年才会出现——这一点和胆固醇在动脉中悄悄堆积是一样的。要一直到堆积超过了某个门槛，症状才会出现。[19]

　　根据这个事实，药物如果不能将β-淀粉样蛋白减少到这个门槛以下就会失效。即使能减到门槛以下，它们也不能保证成功，因为β-淀粉样蛋白一旦超过门槛，就可能会引发各种事件和破坏，这些事件和破坏将会照着自己的逻辑发展下去：tau 蛋白持续堆积，神经元不断死亡，脑功能也持续衰退。

因此，要让一种药物生效，最安全的做法是趁着 β- 淀粉样蛋白还没有到达那个门槛的时候就开始服用。"洗礼派"也说不清这个门槛究竟在哪里，只知道它应该早在认知症状出现之前。而轻度和轻到中度患者都已经表现出了明显症状，从记忆差错到思维混乱，再到难以开展日常活动。从这一点看，他们脑中的 β- 淀粉样蛋白肯定已经远远越过门槛，再怎么吃药也来不及了。

"洗礼派"主张，将来的试验必须招募那些有风险得病、却又尚未出现症状的人。试验的目标应该是为这些人**预防**阿尔茨海默病，而非**治疗**。

那么，我们又到哪里去寻找那些需要救治、却尚未出现症状的人呢？一个保险的法子是去早发性阿尔茨海默病患者群体里搜索，比如伏尔加德意志人、哥伦比亚的派萨人等。利用基因检测，我们可以从这些群体中找到携带了突变、注定会得阿尔茨海默病的人。如果有一种药物能替他们延缓甚至改变命运，我们就赢了。

这正是阿尔茨海默病预防计划（Alzheimer's Prevention Initiative）采取的方法。这是一个国际性研究联盟，它的赞助者是基因泰克（Genentech），即瑞士药企罗氏设在旧金山的分公司。计划于 2013 年启动，招募了 242 名哥伦比亚派萨人。这些受试者当时都还未出现认知症状，他们有的是突变携带者，也有的不是。

试验中，所有非携带者都服用了一种安慰剂。携带者的一半服用试验药物，另一半也服用安慰剂——这两组都是随机分配的。受试者不知道自己会分到什么，研究者也不知道——这种双盲设计是为了将主观偏差减到最小。实际上，这些参与研究的派萨人，连自己有没有携带突变都不知道。基因检测的结果没有向他们披露，因为试验组织者担心他们会有过激反应。曾有一位 24 岁的派萨男性这样宣布：要是他检测出了突变阳性，"他就在自己的脑袋上开一枪"。[20]

虽然这个试验设计会让受试者蒙在鼓里、还可能使他们领到糖片，但这些派萨人仍然迫不及待地报名参加了。当地的试验组织者露西娅·马德里加尔（Lucia Madrigal）说："他们完全明白自己会得到什么，可能是药物，也可能是安慰剂。但对于他们这毕竟代表了希望。他们终于可以做点什么、回报家人了。对于他们，这项研究是希望的源头。这是他们唯一可以把握的东西了。"[21]

那么试验的药物是哪一种？Crenezumab，这是一种 β- 淀粉样蛋白疫苗，由资助试验的基因泰克开发。Crenezumab 有着出色的安全记录，由于预防性试验要长时间对认知上正常的被试者给药，这一点至关重要。这次试验，给药时间将长达五年。

Crenezumab 的认知功效如何？在之前的一项二期试验中，crenezumab 在 400 多名轻至中度阿尔茨海默病人身上没有显示什么益处。研究者又对数据切分摆弄了一番之后，这种药物似乎对轻度患者产生了一些功效，这大概就是用它来开展早期预防的依据吧。[22] 但如果历史值得借鉴的话，我们就知道这样的亚组分析是不怎么值得信任的。和派萨人一样，我们只能希望药物真的能够生效。针对 crenezumab 的一系列试验定于 2022 年初结束，到那时我们就会知道确切结果了。

眼下可以确定的是，另有一项类似的预防性试验进展并不顺利。那项试验由国际研究联盟"显性遗传阿尔茨海默病网络"（Dominantly Inherited Alzheimer's Network，DIAN）组织开展，有着比 crenezumab 试验更大的抱负。它招募的不止派萨人，还包括所有早发性突变的携带者。它验证的也不止一种药物，而是分别验证了三种。

第一种我们已经打过照面，就是礼来的索拉珠单抗、一种 β-淀粉样蛋白疫苗。这种药物的三期临床跌宕起伏，总共开展了三次，吸引了大量媒体关注，它们被恰当地命名为"远征一号""远征二号"和"远征三号"（见第十章）。其中"远征一号"和"远征二号"招募了轻度至中度患者，结果双双失败。研究者再将两次试验中的轻度患者合并起来重新分析，倒的确分析出了部分成功，说明预防效果是有的。可是到了只招募轻度患者的"远征三号"，药物却再次失效了。

第二种药物收获的信心比第一种更少，它是罗氏的 gantenerumab，也是一种 β-淀粉样蛋白疫苗。关于 gantenerumab 发表的文章很少。有限的公开数据显示，它在一次小型的早期试验中降低了大脑中的 β-淀粉样蛋白，但是在高剂量组的六名受试者中，有两人出现了严重副作用，包括脑炎。[23] 更令人不安的是，罗氏还终止了两项 2014 年启动的三期临床，因为中期评估显示这种药物对症状较轻或极轻的患者并无认知功效——这对一种预防性药物来说实在不算什么好消息。[24]

目前的第三种药物是强生的 JNJ-54861911，它是一种 β-分泌酶抑制剂（见第八章）。JNJ-54861911 的原理是从源头上阻止 β-淀粉样蛋白的产生。强生的做法令人耳目一新，它不像其他药企那样对早期试验匆匆带过，而是以各种方法、各种剂量和各种受试者类型开展了 12 项早期试验，郑重其事地验证了新药的安全性、吸收性和基本功能。这些试验表明，这款新药是安全的，并能显著降低 β- 淀粉样蛋白。[25] 但就在我们都认为 JNJ-54861911 要应了那句"又慢又稳才能赢"的谚语时，它却在 2018 年夏季曝出了严重副作用：肝损伤。在那之后，JNJ-54861911 就被移出了预防性试验的候选名单。

然后，到 2020 年 2 月，又传来了更多的坏消息：根据初步分析，剩下的两种药物，即索拉珠单抗和 gantenerumab，都未能延缓受试者的认知衰退——这个结论令人失望，但也不算意外。[26] 到 4 月时又有了更多深入数据，事情看来有了一点起色。[27] 是的，两种药物仍然未能改善所有受试者的认知功能。但是那些没有症状也参与了研究的受试者（这项试验中，并非所有受试者都没有症状），他们的认知功能却稳住了。不仅如此，gantenerumab 还减少了受试者的 β- 淀粉样蛋白及 tau 病变（礼来的索拉珠单抗则没有这个效果）。见到这些成果，试验组织者邀请所有受试者再参加一项为期三年的延续试验。这项试验将向所有受试者提供高剂量gantenerumab，希望它最终能使 β- 淀粉样蛋白降至那道认知门槛以下，从而使患者受益。就像试验组织者所说，gantenerumab 作为阿尔茨海默病的预防性疗法仍然"富有活力"。[28] 而礼来的索拉珠单抗就肯定没希望了。

虽然早发性阿尔茨海默病人是预防性试验的理想对象，但这些突变携带者只占到阿尔茨海默病例的 5%。为了动员更多晚发性病例参加并使试验的成功率升至最高，研究者正在重新划定阿尔茨海默病的界线——也就是"正常"与"患病"之间的界线。

在很长一段时间里，阿尔茨海默病都被看作对正常衰老的一种偏离——它是外在于衰老、独立存在的一种东西。但实际上，人类大脑本来就会随着年龄而衰退。虽然听上去离谱，但我们在大脑中存放几条信息的能力，在18—20岁左右就已经到达巅峰，之后就一路下坡了。回忆新信息的能力则在40岁左右登顶，之后也越变越弱。到70岁后，我们回忆起某个名字或某个单词的能力也会衰减。[29] 那么，"正常"是在哪里结束，"疾病"又是从哪里开始的呢？

同样，β-淀粉样蛋白也是中年和成年早期开始在大脑中堆积的。其他表明衰退的迹象，如脑萎缩、突触丢失、神经元受损和记忆障碍，则出现在年纪更大的健康成人中间。[30] 对此我们同样要问："正常"在哪里结束，"疾病"又从哪里开始？

为了说明正常衰老和阿尔茨海默病的界线有多么模糊，研究者在近些年发明了几个新的概念。[31] 现在有了"无症状阿尔茨海默病"（asymptomatic Alzheimer's），指患者并无明显的外在症状，但脑部扫描仍能捕捉到警示迹象，如β-淀粉样蛋白堆积、tau蛋白异常以及脑萎缩等。还有"轻度认知障碍"（mild cognitive impairment），指患者在日常生活中总体能够自立，但也表现出了轻微的记忆和认知损伤。"前驱阿尔茨海默病"（Prodromal Alzheimer's）是轻度认知障碍这个类别下的一种，患者已经呈现出类似阿尔茨海默病的症状，但还没有严重到可以诊断为阿尔茨海默病。这几个类别都可以参加预防试验。

200

其中的一项是"无症状阿尔茨海默病的抗淀粉样蛋白治疗"试验，由 NIA 和礼来共同出资开展。*这项试验先用脑部扫描在无症状的老人脑中寻找过量的 β- 淀粉样蛋白。然后，扫描合格的受试者在四年半的时间内随机接受试验药物或安慰剂。试验药物仍是礼来的那款引发争论的疫苗——索拉珠单抗，不过试验中也有了一点新意。

试验要求，在接受筛选的受试者中，每五个里就要有一个来自弱势少数群体。[32] 在美国，非洲裔和西班牙裔都是可能面临较大阿尔茨海默病风险的大规模衰老群体，然而阿尔茨海默病试验却总体倾向白人：在受试者中，非裔只占 3%—5%，西裔只占 1.5%。[33] 虽然临床试验是艰苦的，但它们也提供了特权、希望和健康的机会。不仅如此，"白人试验"得出的结果，也未必适用于少数民族，或者即便适用也有局限。仅仅因为这一点，这项定于 2023 年初结束的预防试验的结果，已经使人迫切期待了。

最后一项获得媒体关注的预防试验是"世代研究"（Generation Study），由瑞士药企诺华和美国药企安进（Amgen）共同出资。世代研究招募的是认知健康的老人，他们或携带 ApoE4 基因的两个拷贝（因此患阿尔茨海默病的风险升高了约 20 倍），或携带 ApoE4 的一个拷贝，加上脑中有过量的 β- 淀粉样蛋白。

试验药物有两种：CAD106 和 CNP520。其中 CAD106 是诺华的 β- 淀粉样蛋白疫苗。在此前的试验中，研究者已经确认它基本安全，并能成功增加抗体数量，然而它并没有真正在轻

---

* 相关信息可见 https://clinicaltrials.gov/ct2/show/NCT02008357。

201

度至中度患者脑中减少 β- 淀粉样蛋白，这一点似乎令人担忧。[34] CNP520 则是诺华和安进共同开发的 β- 分泌酶抑制剂。在早期试验中，研究者已经确认它是安全的，也确实能减少 β- 淀粉样蛋白。[35]

这两种药物原本有望在 2025 年试验结束时成为两匹黑马——但是在 2019 年 7 月，一项预定审查却显示患者服用 CNP520 后出现了认知衰退。[36] 对它的试验立刻取消。对剩下的那种 CAD106，没人发表这类声明，但奇怪的是，它在诺华 2019 年三季度财报中同样被列为"已退役"。

制药公司和研究同盟没有放弃"β- 淀粉样蛋白假说"，但他们的目光正由阿尔茨海默病的治疗转为预防。这期间，私营和公共机构投入了无数资金，数千名受试者参加了试验，上百个研究者鼓足了干劲。别的不说，单单这个规模已经体现了范式的转换。

不过，主要的研究项目仍是关于 β- 淀粉样蛋白的。接受试验的也仍是抗淀粉样蛋白药物。这种程度的创新是否足以将我们带上正确的轨道，是否能发现某些真正有效的东西，又是否能最终征服阿尔茨海默病呢？

我也不知道。但是我发自内心地希望如此。但如果悲伤的事实最终证明，这点创新还是不够，那我们也仍可以有所作为——其实不必等到那时，今天就可以做起来了，这也是本书最后一章的主题。

第二十一章

充实的一生

　　我出生在威斯康辛州的欧克莱尔市，生日是 1913 年 5
月 24 日，后来在圣詹姆斯教堂受了洗礼……我最喜欢的职
业是教音乐。

　　我这一生到现在为止最幸福的一天是第一次领圣餐的日
子，那是 1920 年 6 月，当时我才八岁，四年后的同一个月，
我又得到了麦戈维主教（Bishop McGavick）的坚振……如
今我正在"鸽子巷"里徘徊着等待着，只要再等上三个礼拜，
就可以踏上我配偶的足迹了，我将会通过贫困、贞洁和顺从
的神圣誓言与他束缚在一起。[1]

　　上面的这两段话，每段包含两句，是由两名 20 岁出头的女子
写下的。你对她们的情况一无所知，如果要你胡乱猜测一下，谁
更可能到老年时出现认知障碍和阿尔茨海默病，你会挑选哪个？

　　如果是第一名女子，你选对了。这并不难猜，对吗？

　　这两段文字都来自圣母修女学校的自传文集，是两位修女在

204　20 世纪 30 年代写下的，再过几个礼拜，她们就将各自许下宗教誓言。研究者分析了大约 100 名修女的自传，再对照认知测试以及尸检研究，指出观念密度（idea density，即每十个单词中表达的观点数目）与修女们晚年的认知健康有很强的关联。较高的观念密度，比如第二段这样，关联的是较低的认知衰退和阿尔茨海默病风险。而较低的观念密度，比如第一段，关联的则是较高的认知衰退和阿尔茨海默病风险。

为什么会这样？写作和我们的认知命运有什么关系？

根据"认知储备假说"（cognitive reserve hypothesis），我们如何书写，其实反映了我们的脑中储藏了多少认知存货。就像我们会把钱财存进银行以备不时之需，我们也会收集认知能源等到老年再用，而观念密度就是我们收藏了多少认知能源的标志。较高的观念密度相当于老年时有较多的存款用于生活。较低的密度则表示供应不足，很快就会用尽。

这个假说解释了长久以来关于阿尔茨海默病的一个未解之谜：认知症状**并不总是**与大脑损伤相关的。一个人可能终其一生没有认知障碍，但尸检却发现他的脑中有大量 β- 淀粉样蛋白和 tau 蛋白缠结。[2] 同样，一个人也可能在承受了超过常人的大脑损伤之后，出现相应的认知衰退。[3] 这个现象并非阿尔茨海默病所独有。某种程度的中风也会对一个人造成重大损伤，对另一个人却无甚影响。[4] 所有这些情况，可能都是认知储备在起主导作用：一个人的储备越多，就越能承受较大的损伤、较多的神经元丧失和较严重的突触功能障碍；而储备越少，他的承受能力就越差。

那么认知储备是从哪里来的？我们又怎样获得更多储备呢？

据推测，这种储备有一部分在出生时就决定了。有研究指出，头部较大的人不太容易得阿尔茨海默病，即使得了症状也较轻微，这大概是因为较大的头部能容纳较多神经元、较多突触和较多的天赋才能。[5]

如果你不是天生一个大脑袋，也不要绝望。根据对低等动物小鼠的研究，我们的生活方式也会起到很大作用。同一间实验室里的小鼠，命运可能大不相同。它们有的在一只小笼子里独居，除了水和食物一无所有。也有的住在大房子里，整天和同伴一起玩耍，房子里配备了跑轮、爬管、彩色乐高和其他玩具，而且定期更换以维持新鲜感。

这就是所谓的"丰容研究"，它的目的是验证内容丰富远离乏味的生活是否会影响认知功能。对于小鼠，显然是会的。当小鼠过上丰富的生活，它们的大脑也会发生实在的变化：大脑的记忆中心海马里产生了更多神经元，支持学习的突触活动也变强烈了。[6]让转基因阿尔茨海默病小鼠过上丰富的生活，它们的大脑活动同样会增强，在迷宫测试中的成绩也会提高。[7]看来，丰富的生活确实帮助小鼠开发、增强了认知能力。

如果同样的原理适用于人类，那么只要努力过上丰富的生活，我们或许就能逃过或延缓阿尔茨海默病了。对于人类，丰富的生活是什么样的？说来讽刺，那和小鼠相比并没有太大不同。

丰富生活的第一个要素是认知刺激，这相当于小鼠房子里的乐高积木和玩具。

在许多人群研究中，都有一个因素与阿尔茨海默病风险有着稳定的联系，那就是教育。[8] 较高水平的教育能降低风险，较低水平的教育则增加风险。这大概是因为教育水平较高的人在生涯早期解决过较多智力难题，而这一点有助于他们建立认知储备的缘故。类似的因素还有职业。那些从事较为复杂、智力上要求较高的工作的人（比如经理、技术员或专业人士），患病风险比从事体力劳动、交易或简单行政工作的人更低。[9]

266　　这些发现给人启发，却也令人烦恼。我们虽然不像实验室里的小鼠那样受限，但也没有自由到可以平等地选择生活方式的地步。我们学什么知识、做什么工作，都与我们的社会经济地位息息相关——**它们本身就是社会经济地位的体现**。早年的生活环境决定了有些人拥有更多的机会、手段和动机去追求高等教育，并能在毕业后找到一份运用智力、容易升迁的工作。还有一些人生最初的因素，比如母亲和婴儿的营养水平，也可能影响脑部发育并左右我们日后的成就。[10] 简言之，对教育和职业提供的认知效益，我们并没有平等的获得机会。

　　作为医学家和自然科学家，阿尔茨海默病的研究者对这类社会 - 政治议题大多不感兴趣。他们很少有人探究阿尔茨海默病和早期人生因素的关系，像是我们的父母从事什么职业、我们出生的社区又是怎样一个环境。[11]

　　幸运的是，要刺激大脑还有不依赖阶层的方法，像是读书看报、玩纸牌玩桌游、做填字游戏或其他益智游戏等。人群研究指出，经常参与这类活动的人患阿尔茨海默病的风险同样较低。[12] 甚至，在芝加哥的一项老人研究中，这些活动的益处还超过了教育和职业，这说明学校和工作本身或许并不是真正的解药。或许，那些接受过高等教育、从事智力型工作的人之所以患病风险较低，是因为他们在日常生活中也处于认知较为活跃的状态。[13]

大脑的结构是会变的，这是认知刺激能够生效的基础。在伦敦，出租车司机要拿到执照就必须能在市内的数千个地点中找到路线。严格的训练和经年的工作增大了他们脑中负责空间导航的区域。[14]显然，人类即使已经成年，大脑仍能保持弹性，可以在推动下增加容量。

而且大脑的变化并不需要太长时间。在一项有趣的研究中，[15]24 名志愿者接受了脑部扫描并被分成两组：一组要在三个月后学会三球抛接，另一组没有特殊要求。三个月后，第一组已经能熟练地抛球接球了。这时两组接受第二次脑扫描，然后第一组停止练习抛接。再过三个月后，第一组的大多数成员已经忘记了抛接球技巧，这时再对他们做第三次脑扫描。结果怎么样？第一次扫描时，两组没有分别。在经过三个月的抛接球训练之后，第一组脑中负责复杂视觉运动的区域变大了，但是再经过三个月的荒废，增大的区域又缩回去了。

还有几项临床研究得出了不那么直接的结论。[16]这些研究测试了多种认知活动的效果，像是让受试者加入对话、训练记忆、模拟日常活动，等等。[17]结果表明，针对性的训练通常并不奏效。虽然人在受训之后，可以在数学运算之类的活动上做得更好，但这个效果并不能转化为整体认知能力的提高，对人在真实世界中的活动也没有裨益。另一方面，那些不那么专门的活动，像是对有趣的话题做小组讨论或回忆活动，却更能改善受试者的整体状态。

　　这里要补充一句：目前的这些认知试验质量都不高。它们的规模很小，受试者才几十个人，不像新药试验能招到数百或数千名参与者。它们的经费多半也很成问题，因为认知干预不容易申请专利并产生商业利润，所以缺乏私人投资。[18] 这类试验还缺乏良好的安慰剂。[19] 药物试验会用到外形相似的糖片和试验药物，它们随机分发给受试者，谁也不知道哪个人领到了什么，以此避免人为的偏见。而认知试验没有现成的糖片。安慰剂组要么完全不接受干预（这样他们就知道自己是安慰剂组了），要么就接受另外一种干预，但那种干预又可能产生它自己的作用，从而混淆试验结果。要想确定认知刺激对阿尔茨海默病的正面疗效，我们还需要更大规模、更严格的试验。

　　丰富的人类生活的第二个要素相当于鼠房里的跑轮，那就是体力活动。

　　在各种体力活动中，研究者最推崇的是有氧运动，也叫心脏运动。这种运动能使心脏加快跳动，向肌肉输送含氧血。常见的例子包括行走、跑步、骑自行车、游泳和球类。有氧运动的强弱各不相同，但都不会过分费力（不像举重），因此身体能维持较长时间。

　　体力活动是如何储备脑力的呢？在这个问题上有几种理论，它们各自建立在本书介绍的几种假说之上：[20] 体力活动能增加通向大脑的血流，促进氧气 / 养分供应，从而提高认知功能。它还能动员体内的抗氧化系统，保护神经元免于氧化应激。它或许也能减轻炎症，促进神经元生长，并减少脑中反常的 β- 淀粉样蛋白和 tau 蛋白。

多项人群研究的结果都确认了这些益处。有十项研究总共招募了 2.3 万名参与者，对他们做了 4 年至 21 年不等的追踪，在其中，身体较为活跃的老人患阿尔茨海默病的风险比其他人低了 40%。[21] 这里的"身体活跃"是根据国际健康准则（international fitness guidelines）定义的，要求成人每周参加 150 分钟或更多的适度活动。对于老年人，适度活动包含各种内容，有行走（速度高于每小时三英里），有休闲运动如慢跑和自行车，也有像铲雪这样剧烈的家务劳动。[22]

另一方面，临床试验的结果却并不统一（和往常一样）。在有些试验中，让有或没有阿尔茨海默病的老人参加体力活动，确能增强他们的认知和日常功能，[23] 而在另一些中，它们却没有这个效果。[24] 再将多项试验的结果合并起来做综合分析，也就是所谓的"荟萃分析"，结论同样相互矛盾，具体的结论取决于你合并了哪几项试验。例如，在一项对 30 项试验所做的荟萃分析中，体力活动为有痴呆症和相关损伤的病人增强了认知功能。[25] 还有另一项针对阿尔茨海默病人的荟萃分析，其中的 4 项试验也显示了认知上的好处。[26] 但在另一项着眼于有氧运动的荟萃分析中，12 项试验并没有在非痴呆老人身上发现认知效应。[27]

209

一般来说，这些有对照的随机临床试验应该比人群研究精确，但体力活动的某些特征却使天平偏向了人群研究那一边。在这一点上，我们必须再次感谢卑微的小鼠给予的启发。当转基因阿尔茨海默病小鼠得到一只跑轮并自行运动时，它们获得认知效益比放在电机驱动的跑步机上被迫奔跑要大。[28] 就算将跑步机设成小鼠自愿奔跑时的平均速度，结果也是如此。由此推测，被迫奔跑，即使是以自然的速度，也会制造应激、消除奔跑的认知效益。这或许可以解释，为什么临床试验中，体力活动只产生了或好或坏的效果，而在人群研究中，人们在日常生活中从事和享受的体力活动却显示了更多裨益——因为试验中的活动可说是被迫的，至少不能算完全自愿。

除了潜在的认知功效，体力活动还会在其他方面使阿尔茨海默病人受益。它能增强健康，这对阿尔茨海默病人相当重要，因为他们更容易跌倒、骨折和失去行动能力。[29] 它还能改善抑郁，而抑郁是痴呆患者的常见症状。[30]

丰富的人类生活的第三个要素是社会交往。

一间高档鼠房，即使摆满了玩具和器械，小鼠只要是孤身住在里面，它的大脑也不会获得多少益处。[31] 反过来说，一只光秃秃的笼子，即使毫无游乐设施，只要有一群小鼠共同居住，它们的大脑就不会受到多少伤害。[32] 看来小鼠的生活要想丰富，室友不是锦上添花，而是一项基本要求。

而对于人类，社会交往又不单单是有几个室友那么简单。研究大多将"社会交往"的概念分解成两个部分：（1）维持一张社会网络；（2）参与社会活动。

我们社会网络的大小一般取决于下面几个因素：①婚姻／感情状况——我们有伴侣吗？和伴侣一起生活吗？②亲子状况——我们有孩子吗？有几个孩子？和孩子的交往有多密切？③大家庭——我们有多少亲戚？和他们的关系怎么样？④友谊——我们

有多少朋友？和他们的交往密切吗？人群研究显示，拥有较大社会网络的老人，不太容易出现认知衰退。[33] 斯德哥尔摩的研究者开展过一项对 1,200 多名老人的研究，结果显示那些已婚并与别人同住的人，比那些单身独居的人患痴呆的概率小了一半。[34] 即使同样被较严重的阿尔茨海默病破坏了大脑，拥有较大社会网络的病人也更容易保留高级认知功能。[35]

第二个部分，社会活动，则由参加的群体活动衡量，比如俱乐部、礼拜、义工和集体郊游。人群研究再次显示，参加更多社会活动的老人较少认知衰退，患痴呆的风险也较低。[36] 一项对芝加哥 6,000 多名老年市民的研究显示，频繁参与社会活动使认知衰退下降了 90%。[37]

这些人群研究中，有几项设置了很长的追踪时间，希望以此回答那个是鸡生蛋还是蛋生鸡的问题：到底哪个是先发生的？较低的社会参与还是痴呆？当痴呆发生，人会逐渐丧失应对复杂社会互动的能力，因此可能从社交圈子和社交活动中退出。换言之，较低的社会参与或许是痴呆的结果，而非它的原因。为了分析这种可能，研究者设置了超过十年的跟踪时间，以确保受试者没有从研究一开始就患上了痴呆。有几项这样的研究证明，社会活动的认知效益是真实的。[38]

关于社会交往为何能发挥如此效力，存在几种解释。一种认为，社会交往本身就能刺激认知。我们想要融入社会，就必须有效地交谈、倾听并识别他人的想法和感受，这些活动会用到大脑中的几个区域。而这些区域很多也支持着记忆和其他认知功能，因此频繁的社交刺激或许能直接建立认知储备。[39] 更间接地，社会支持和归属感还能降低应激，而这又进而能增强认知功能。[40] 社会交往还能赋予我们一种目的感和满足感，研究认为这能使老人在认知上更具韧性。[41]

目前，还没有人用临床试验对照社会交往和安慰剂的效果差异。[42] 这除了前面提到的财务障碍之外，还因为纯粹的社会干预很难在试验环境中复制。比如，有那么一项试验以小组讨论的形式创造了社会干预。但研究者自己也承认，受试者开展的都是"活泼的益智讨论"。[43] 如果是这样，那么这项活动本身就包含了认知刺激，不再仅仅是组员的陪伴了。

但是平心而论，社会交往很少是纯粹的——真实生活中的认知刺激和体力活动也是如此。下棋或听讲座能刺激心智，但它们也包含了相当程度的社会交往。跳舞和太极拳能活动身体，但它们也要求我们记住套路，并留意自己的动作是否准确。这些运动常常是在社会或群体环境中开展，因此它们还能增进友谊和团结。

总之，这些活动的复杂性质，其实已经悖离了现代临床试验的指导思想，那就是对化学疗法进行分离和提纯。这个思想很适合药物开发，但对非药物疗法就没什么指导意义了。就像前面提到的那样，在跑步机上被迫奔跑和自愿奔跑并不相同。光是这一点不同，或许就足以让我们抛弃临床试验的金标准，转而去相信人群研究，因为后者观察的是在真实世界中丰富生活的益处。

离开了临床研究，我们就无法知道是哪些认知、体力或社交活动在保护大脑，它们各自又需要多大的量，但根据现有的证据判断，**我们做什么并不怎么重要，重要的是去做**：读一本书、和朋友结伴旅行、学交谊舞、上健身房、加入一支合唱队——要参

212

加不同的活动，并从中得到各种刺激。[44]要尽情生活，仿佛有人为你敞开了大门。本来不就应该是这样的吗？

2018年，我生活和工作的地方、有"小苹果"之称的堪萨斯州曼哈顿市（Manhattan），被网站Livability.com评选为全美第二宜居的地方。曼哈顿是堪萨斯州立大学的所在地，这是一座小城，既繁华热闹，又懒散悠闲，这里生活成本不高，拥有令人尊敬的休闲和文化场所。人造的"伪圣帕特里克节"（Fake Patty's Day）就诞生于此，那是一个大家喧闹饮酒的节日，在真正的圣帕特里克节[*]前一周举行，因为真节日正好赶上学生放春假。

曼哈顿的另一块瑰宝，Livability.com的专家就不怎么知道了。那是一个非营利性的老年生活社区，位于城市东北角。它有一个田园牧歌似的名字：草地云雀（Meadowlark）。

2018年夏天，已经在曼哈顿生活十年的我，第一次踏入了这片社区。我必须说，眼前的景象令我很受触动。在这里，舒适的独栋小屋比邻整洁的校园，中间是一座宽敞的邻里中心、几片辅助生活区域，以及一座大型社区花园。走进邻里中心，一张当天的日程表在大堂里迎接到访者和住户，列出了一天中忙碌的活动，有读书会、讨论组、圣经研习和椅上运动。

大堂隔壁的一个房间里飘出昂扬的音乐。通过半开的房门，我看见有十几位老人坐在椅子上，正热情地举着哑铃、伸展双腿。这一定就是椅上运动班吧，我心想。我又闲晃了一阵，看见了一

213

---

[*]　爱尔兰民族的宗教节日，时间为每年的3月17日。

间餐厅、一间台球室、一座剧院和几间小型会议室，室内的书架上摆满了书。在我身后，一位坐轮椅的老太太被推进一间发廊，另一位老太太为她烫了卷发。我心想，我老了能住在这里也不错。

但今天我不是来观光的。我来是为了参观草地云雀社区的记忆项目，这是一个免费项目，面向当地正在应付（或只是担忧）记忆和认知衰退的老人。我的朋友德布拉（Debra）对痴呆护理有着一手的经验，是她向我介绍了这个项目。我听了很感兴趣，于是联系草地云雀社区，向他们表达了我对阿尔茨海默病研究的兴趣，并说我希望能去拜访。他们亲切地向我敞开了大门，这才有了今天早晨我对记忆活动班的参观，这个班每周召开一次，有讲师主持，是记忆项目的一个环节。

我和 22 位老人一道，坐在围成一圈的几张大号折叠桌前。当桌上送来咖啡和冰冻酸奶时，坐在我身边的男人唐（Don）友善地接待了我，并向我介绍了其他人的情况。这里有一个退休的校长、一个当地的木匠，还有一对夫妻档。许多人每周都来，唐就是。

盛酸奶的托盘传了一圈之后，大家开始自我介绍。今天是 8 月 15 日，也是全国休闲日，于是主持人要大家再说说各自喜欢的休闲活动。

一个个，大家自报了姓名。有几个还说了自己的年龄，他们都是这群老人中最年长的。他们说到自己 92 岁了还能坐进一间课堂，自豪之情溢于言表，这确实值得自豪。大多数人说话时口齿流利，但也有几个要费一些力气才能把句子说完。有一名妇女透露她最近确诊了阿尔茨海默病，有几个人马上附和："我也是。"

无论确诊与否，这些老人的休闲活动都很有格调。最受欢迎的活动是阅读：小说、报纸、杂志，他们都很喜欢。紧随其后的是智力游戏：数独、填字、拼图。也有几个人提到了观光、钓鱼、观鸟和遛狗。

他们也邀请我介绍自己的休闲活动。于是在 22 名老人好奇的目光之下，我怀着一丝尴尬，也意识到了其中的讽刺，说出了"看电视"三个字。相比在座各位，我的这项消遣可不怎么丰富。我——应该说我们——观看的那类电视节目，还有我们观看节目的方式，都并不能刺激我们的认知、身体和社交。这项休闲还占据了时间，使我们无法参与其他更为丰富的活动。更有甚者，有一项人群研究显示，看电视与阿尔茨海默病风险的升高有关。[45] 今天早晨，我是这个房间里唯一一个用看电视来放松消闲的人。

在做完自我介绍、介绍完休闲活动之后，大家进入了活泼的讨论环节，各自介绍平时用什么策略来应对健忘。这真是一场活泼的讨论——真希望我班上的年轻学生也能表现出这份热情。在我左右手、在房间每一个角落的老人们纷纷诉说着自己平日的抗争和胜利，说起他们用便利贴、一本日历、几本日历、录音机和分药器来帮助记忆的窍门。讨论得出了什么结论并不重要。似乎谁也没有注意到这个问题（即使注意到了，他们也不关心）。当一小时的课程接近尾声时，还有好几个人没来得及把话说完。为了补偿，他们一边跟邻座大声交谈，一边和其他人一起整理好物品、喝掉最后几口咖啡，然后排队进入了外面的走廊。

下课时，另一个男人（不是我的新朋友唐，唐已经匆匆赶去赴医生的约了）走在我的身旁。他扭头望着我，微微一笑，问我对这堂课感觉如何。

"我很喜欢。"我发自真心地感叹,"真的很有意思……而且令人振奋!"

"是啊。"他一边赞同,一边指向走在他另一侧的一名妇女说道,"我每周都带着我妻子谢里(Sherry)来。"

谢里倚在一只助步器上,正调集全部心思和气力向前移动,没顾上招呼我们。

"我希望能带上她,越久越好。"做丈夫的继续说道,"我想这只有好处。"

"是的,这只有好处。"我加重了语气,对他也对我自己说,"这只有好处。"

后　记

当我在五年前开始撰写本书时，我根本不知道我投入了怎样
一项事业。我知道对阿尔茨海默病的科研错综复杂，但是我没想到，
这一路上竟会遇到这么多混乱和争议。我知道对媒体上报道的"科
研突破"应该谨慎看待，但是我没料到，在学术出版物中竟有这
么多的矛盾、夸张甚至欺骗——照理说，这些出版物是要呈现出
现代科学的诚实和理性的。

作为科学传播的研究者和教授者，我还从来没有像这次一样
对科学家的修辞技巧留下过这么深刻的印象。比如一项临床试验
使用四种认知测试评估一款新药的效果，其中三种测试失败了，
只有一种成功。这时你可以确信，那失败的三种测试一定会被掩盖，
而成功的一种将得到强烈关注。它会在标题中突显，在摘要中强调，
在讨论中详细阐明，在结论中再次陈述。总之绝对不会让你看漏。
但你只要一不小心，就可能忽略有三种测试已经失败的事实。

万一运气不佳，所有测试都前景黯淡，我们也仍可以对数据
开展组织、再组织、建模、再建模，到最后总能（至少经常能够）

操弄出一个正面的结论来。接下来，就是怀着温暖和热情，对这个结论做充分探讨了。再和之前出版的研究做一番勾连，就可以证明这个结论其实相当显著，完全不在意料之外。老天！我们怎么没早发现它？

假如这个结论有别于之前的发现（或者干脆相反）、实在搭不上关系，你也总能找到各种解释，而且通常不用费太大力气。关键是要含糊其辞：差异**也许**是因为使用了不同品系的小鼠，调高剂量**可能**会引起消极反应。如果这个解释能对对手的研究造成疑问，那就更好了：**大概**是他们的样本太小了，他们的研究太快了，他们的检测方法不够灵敏。在缺乏充分证据时，凡是可敬的科学家都不会发表确切的声明，但是大家又都可以真诚地随意猜测，不必担心破坏科学的所谓客观性。

也不是每篇论文都会这样生拉硬扯。有一些会响亮地坦白某项研究失败了，预期的结果不存在，所有发现都是负面的。但这往往发生在研究者准备脱身的时候——就此罢手，干别的去了。而他们之所以想要脱身，又往往是因为研究基金或工业界的资助快用完了。在这个当口，对项目发出无情的谴责可以证明自己在做出明智合理的科学决策，而不是因为事情太难办而放弃的。相反，如果基金和资助仍有可能继续，那么看似明显的失败就不必再提，只要在结尾说一句"还需要进一步研究"的滥调就行了。

还有一点要申明：我们谈论的都是影响较大、研究较详细的阿尔茨海默病假说。此外还有一些别的假说，目前看来，它们的空白还多于证据。

比如有一种"细胞周期假说"（cell cycle hypothesis），将阿尔茨海默病和癌症联系起来，[1] 一听就是一个有趣的想法。"细胞周期"指细胞为了分裂和复制而经历的几个阶段。人的一生中，体内的大多数细胞都会历经这个周期 40—60 次。[2] 但神经元不同，它们一旦成熟就不再分裂，原本应该和细胞周期没有关系。要是神经元错误地进入了细胞周期，它们可能就无法正常退出，最后进入一种不死的病态，仿佛癌细胞。这些癌变的神经元会使损害在脑中积累，造成阿尔茨海默病。我要重申：这是一个非常有趣的想法，但它还需要很多证据，才能从有趣进化到可能正确。

　　还有一种"感染假说"（infection hypothesis），将阿尔茨海默病同病毒或细菌感染联系在一起。这个假说罗列了长长的一串可疑的病毒和细菌，包括疱疹病毒、人类免疫缺陷病毒（HIV），还有其他普通人根本没听说过的东西。[3] 虽然感染引起精神疾病之事并非闻所未闻（比如本书别处提到的神经梅毒），但目前来看，感染假说的证据还相当薄弱。确有一些尸检研究在阿尔茨海默病人的脑中发现了病毒和细菌，但也有研究没有找到。即便是找到的那些，对于细菌或病毒的种类也是莫衷一是。

　　不过，这个假说仍有着相当的诱惑，因为它真的令人耳目一新，还应和了一些经典的科学突破。20 世纪 80 年代，人们大都认为胃溃疡是压力引起的。这时有两位澳洲研究者巴里·马歇尔（Barry Marshall）和罗宾·沃伦（Robin Warren）提出，一种名叫"幽门螺杆菌"的细菌才是真正的元凶。他们的理论起初受到嘲笑，后来却证明是真的，两人也因此获得 2005 年的诺贝尔生理学或医学奖。

　　细菌和病毒之外，还有一种可能的感染源是朊病毒（Prions）。

这个词由"蛋白"（protein）和"感染"（infectious）合并而成。朊病毒是正常蛋白折叠成错误的形状之后结团形成的。它们蹂躏大脑，将它变成一块布满微孔的海绵状物体。朊病毒还有一个更加骇人的性质，就是能够传染。它们就像种子，能使接触到的正常蛋白也发生折叠错误，由此在细胞、组织和个人之间传播。[4]

朊病毒病在人类身上的主要类型是克雅氏病。这是一种罕见疾病，每年感染 100 万人中的一两个人。它会使人迅速丧失认知和身体机能，最后不可避免地导向死亡。[5]它可以自发产生、从亲代遗传，也可以通过医学治疗传播——特别是通过注射从死尸身上获得的生长激素，目前这种疗法已经废弃了。朊病毒也会感染动物，是引起疯牛病（感染牛）和羊瘙痒病（感染绵羊和山羊）的原因。

1997 年，斯坦利·布鲁希纳（Stanley Prusiner）因为发现朊病毒获得诺贝尔奖。他还带头宣扬了一个观点，即朊病毒并不罕有，一些常见的神经系统疾病，如帕金森病和阿尔茨海默病，都是由它引起的（这也使朊病毒这个领域的研究价值、连同它的研究经费，都大大提高了）。他宣称，β- 淀粉样蛋白和 tau 蛋白其实都是朊病毒，是这两种朊病毒在脑中的扩散和聚集导致了阿尔茨海默病。[6]

这个说法有哪些证据？从阿尔茨海默病患者脑中提取的 β- 淀粉样蛋白曾作为种子，培育出了合成的 β- 淀粉样蛋白堆积物。[7]将患者脑中的提取物注入小鼠体内，会造成 β- 淀粉样蛋白堆积物在小鼠脑中扩散。[8]更晚近时，类似阿尔茨海默病的 β- 淀粉样蛋白堆积物又出现在了四个接受了尸源性激素的人脑内，[9]这使报纸登出骇人的标题："阿尔茨海默病或许是一种传染病"和"你也会染上阿尔茨海默病"。[10]

　　如果我们愿意，可以把 β- 淀粉样蛋白说成是"类朊病毒"，或干脆称之为朊病毒，因为它们同样有播种行为，但这不会对药物开发造成实质的影响。朊病毒病没有治愈的方法，因此无论我们用"朊病毒"还是"反常蛋白"来称呼 β- 淀粉样蛋白，我们致力于减少的仍是 β- 淀粉样蛋白。[11]更重要的是，将 β- 淀粉样蛋白（或 tau 蛋白）称作朊病毒，并不会使阿尔茨海默病变成一种典型的、传染性的朊病毒病——这一点值得反复强调。就我们现在所知，输血不会增加你得阿尔茨海默病的风险，[12]注射尸源性激素也不会。在全世界，有 200 人因为接受了尸源性生长激素而感染克雅氏朊病毒病，但在美国的 6,190 个尸源性激素接收者中，却没有一例患阿尔茨海默病的报告。[13]事实上，就算我们有意尝试，也无法使阿尔茨海默病传染。我们曾将人类阿尔茨海默病患者的脑组织注入非人的灵长类动物体内，结果尝试了几十次也没能使它们感染，而给灵长类动物注射克雅氏病患者的脑组织，已经在数百个案例中成功传播了这种疾病。[14]

　　尽管如此，耸人听闻的朊病毒假说依然获得了大量媒体关注，就像其他种种将阿尔茨海默病归因于杀虫剂、空气污染、睡眠障碍等的假说一样。眼下要对所有这些观点做出解释为时尚早（那要再写一本书才行）。但就像科学家常说的那样，如果阿尔茨海默病研究的形势继续变化，特别是如果 β- 淀粉样蛋白范式真的崩溃的话，或许其他观点就值得好好解释一番了。

　　在那之前，我希望各位仍觉得这本书有用、好读。

致　谢

　　我要感谢我在麦肯锡·沃尔夫事务所（MacKenzie Wolf）的代理人凯特·约翰逊（Kate Johnson），谢谢她坚定的支持、出色的工作态度、敏锐的眼光和聪颖的文学才能。

　　同样的谢意还要送给我在哥伦比亚大学出版社的编辑米兰达·马丁（Miranda Martin）。

　　这两位杰出的女性明白，那些被埋没的历史和被压制的声音是多么可贵。她们懂得欣赏科学中的人文，事实中的情绪。她们的眼光超越专家和外行之间的人为划分。她们还支持了好些非西方、非男性作者。与她们合作令人无比愉悦。

　　还要感谢我的同事德布拉·默里（Deborah Murray），是她向我介绍了迷人的草地云雀退休社区。谢谢另一位同事伊丽莎白·多德（Elizabeth Dodd），她在本书整体框架的构思方面提供了宝贵的真知灼见。谢谢同样是同事的凯瑟琳·卡林（Katherine Karlin），她耐心阅读了本书大纲以及每章草稿，尽她所能给予了我鼓励、引导和帮助。能在生活中遇到各位是我莫大的幸运。

也要谢谢哥伦比亚大学出版社及其合作伙伴，谢谢他们专业的编辑和制作团队参与了本书制作的各个环节：布莱恩·史密斯（Brian Smith）的收尾工作，本·科尔斯塔德（Ben Kolstad）和苏·麦克朗（Sue McClung）的润稿，莱斯利·克里赛尔（Leslie Kriesel）的协调，还有其他幕后英雄。你们的专业态度鼓舞了我。

当然，也要对我的丈夫说声谢谢，感谢他忍受我长时间伏案工作，并毫不犹豫地对我笔下的内容发表质疑，书写成时，他对我的自豪之情超过了我本人。

注　释

前 言

1. 此处的数据来自：Alzheimer's Association, "2018 Alzheimer's Disease Facts and Figures," *Alzheimers Dement* 14, no. 3 (2018): 367–429; Alzheimer's Association, "2019 Alzheimer's Disease Facts and Figures," *Alzheimers Dement* 15, no. 3 (2019): 321–87; Martin Prince et al., *World Alzheimer Report 2015: The Global Impact of Dementia: An Analysis of Prevalence, Incidence, Cost and Trends* (London: Alzheimer's Disease International, 2015); World Health Organization, "The Top 10 Causes of Death," World Health Organization, May 24, 2018, https://www.who.int/news-room/fact-sheets/detail/the-top-10-causes-of-death.

第一章　消失的妻子

1. Sean Page and Tracey Fletcher, "Auguste D: One Hundred Years On: 'The Person' Not 'the Case,' " *Dementia* 5, no. 4 (2006): 571–83; Konrad Maurer and Ulrike Maurer, *Alzheimer: The Life of a Physician and the Career of a Disease*, trans. Neil Levi and Alistair Burns (New York: Columbia University Press, 2003).

2. Page and Fletcher, "Auguste D."

3. Maurer and Maurer, *Alzheimer*.

4. Maurer and Maurer, *Alzheimer*.

5. Maurer and Maurer, *Alzheimer*.

6. Maurer and Maurer, *Alzheimer*, 2–3.

7. Claire O'Brien, "Auguste D. and Alzheimer's Disease," *Science* 273, no. 5271 (1996): 28.

8. Rainulf A. Stelzmann, H. Norman Schnitzlein, and F. Reed Murtagh, "An English

Translation of Alzheimer's 1907 Paper, 'Über eine eigenartige Erkankung der Hirnrinde,'" *Clinical Anatomy* 8, no. 6 (1995): 429–31.

9. Stelzmann et al., "An English Translation," 430.

10. Konrad Maurer, Stephan Volk, and Hector Gerbaldo, "Auguste D and Alzheimer's Disease," *The Lancet* 349 (1997): 1546–49.

11. Maurer and Maurer, *Alzheimer*.

12. Maurer and Maurer, *Alzheimer*, 109, 133, respectively.

13. Maurer and Maurer, *Alzheimer*, 109.

14. Maurer and Maurer, *Alzheimer*.

15. Stelzmann et al., "An English Translation."

16. Stelzmann et al., "An English Translation."

17. Germán Elías Berrios, "Alzheimer's Disease: A Conceptual History," *International Journal of Geriatric Psychiatry* 5, no. 6 (1990): 355–65.

18. Berrios, "Alzheimer's Disease"; Michel Goedert, "Oskar Fischer and the Study of Dementia," *Brain* 132, no. 4 (2009): 1102–11.

19. Maurer and Maurer, *Alzheimer*, 177–79.

20. Maurer and Maurer, *Alzheimer*, 179 (强调为本书作者所加)。

第二章　遗传的诅咒

1. Solomon C. Fuller, "Alzheimer's Disease (Senium Praecox) I: The Report of a Case and Review of Published Cases," *Journal of Nervous & Mental Disease* 39, no. 7 (1912): 440–55; Solomon C. Fuller, "Alzheimer's Disease (Senium Praecox) II: The Report of a Case and Review of Published Cases," *Journal of Nervous & Mental Disease* 39, no. 8 (1912): 536–57.

2. 关于约翰这个病例的详细情况，见：Fuller, "Alzheimer's Disease (Senium Praecox) II," 541–43.

3. Hans-Jürgen Möller and Manuel B. Graeber, "The Case Described by Alois Alzheimer in 1911," *European Archives of Psychiatry and Clinical Neuroscience* 248, no. 3 (1998): 111–22.

4. Lawrence A. Hansen, Eliezer Masliah, Douglas Galasko, and Robert D. Terry, "Plaque-Only Alzheimer Disease Is Usually the Lewy Body Variant, and Vice Versa," *Journal of Neuropathology and Experimental Neurology* 52, no. 6 (1993): 648–54.

5. Hansen et al., "Plaque-Only."

6. 引用于 Möller and Graeber, "Case Described," 117 (强调为原文所加)。

7. 引用于 Möller and Graeber, "Case Described," 117.

8. Germán Elías Berrios, "Alzheimer's Disease: A Conceptual History," *International Journal of Geriatric Psychiatry* 5, no. 6 (1990): 355–65; Thomas Beach, "The History of Alzheimer's Disease: Three Debates," *Journal of the History of Medicine and Allied Sciences* 42, no. 3 (1987): 327–49.

9．Berrios, "Alzheimer's Disease"; Beach, "History of Alzheimer's Disease."

10．Manuel B. Graeber, "Alois Alzheimer (1864–1915)," International Brain Research Organization, 2003, http://ibro.org/wp-content/uploads/2018/07/Alzheimer-Alois-2003.pdf.

11．Graeber, "Alois Alzheimer," 7.

12．本章中关于伏尔加德意志移民经历的全部描述，除了赖斯维希一家的特定细节，都引自 Fred C. Koch, *The Volga Germans: In Russia and the Americas, from 1763 to the Present* (University Park: Pennsylvania State University Press, 1977).

13．Koch, *Volga Germans*, 13.

14．本章中关于赖斯维希一家经历的全部描述都引自 Gary Reiswig, *The Thousand Mile Stare: One Family's Journey Through the Struggle and Science of Alzheimer's* (Boston: Nicholas Brealey, 2010).

15．在这三个逃过一劫的人中，有一个得了晚发性阿尔茨海默病。

16．Thomas D. Bird et al., "Familial Alzheimer's Disease in Germans from Russia: A Model of Genetic Heterogeneity in Alzheimer's Disease," in *Heterogeneity of Alzheimer's Disease*, ed. Francois Boller, F. Forette, Z. S. Khachaturian, Michel Poncet, and Yves Christen (Berlin and Heidelberg: Springer Berlin Heidelberg, 1992), 118–29.

17．Hans H. Klünemann et al.. "Alzheimer's Second Patient: Johann F. and His Family," *Annals of Neurology* 52, no. 4 (2002): 520–23.

18．Chang-En Yu et al., "The N141I Mutation in PSEN2: Implications for the Quintessential Case of Alzheimer Disease," *Archives of Neurology* 67, no. 5 (2010): 631–33.

19．Yu et al., "N141I Mutation."

第三章　学习走路

1．Robert D. Terry, "Alzheimer's Disease at Mid-Century (1927–1977) and a Little More," in *Alzheimer: 100 Years and Beyond*, ed. Mathias Jucker et al. (Heidelberg, Germany: Springer, 2006), 59–61; Zaven S. Khachaturian, "A Chapter in the Development on Alzheimer's Disease Research," in *Alzheimer: 100 Years and Beyond*, ed. Mathias Jucker et al. (Heidelberg, Germany: Springer, 2006), 63–86.

2．Petra Kaufmann, Anne R. Pariser, and Christopher Austin, "From Scientific Discovery to Treatments for Rare Diseases—the View from the National Center for Advancing Translational Sciences—Office of Rare Diseases Research," *Orphanet Journal of Rare Diseases* 13, no. 196 (2018): 1–8.

3．Germán Elías Berrios, "Alzheimer's Disease: A Conceptual History," *International Journal of Geriatric Psychiatry* 5, no. 6 (1990): 355–65; Michel Goedert, "Oskar Fischer and the Study of Dementia," *Brain* 132, no. 4 (2009): 1102–11.

4．Robert D. Terry, "Dementia: A Brief and Selective Review," *Archives of Neurology* 33, no. 1 (1976): 3.

5. Robert Katzman and Katherine Bick, *Alzheimer Disease: The Changing View* (San Diego: Academic Press, 2000), 39.

6. Khachaturian, "Chapter in the Development."

7. Garry Blessed, Bernard E. Tomlinson, and Martin Roth, "The Association Between Quantitative Measures of Dementia and of Senile Change in the Cerebral Grey Matter of Elderly Subjects," *British Journal of Psychiatry: The Journal of Mental Science* 114, no. 512 (1968): 797–811.

8. Terry, "Dementia," 2.

9. Robert Katzman, "Editorial: The Prevalence and Malignancy of Alzheimer Disease. A Major Killer," *Archives of Neurology* 33, no. 4 (1976), 217.

10. 我们要再次为爱罗斯·阿尔茨海默和埃米尔·克雷珀林的智慧鼓掌。50 年前，他们就猜到所谓的"早老性痴呆"和"老年期痴呆"可能有关联，痴呆的出现或许和年龄无关，并且痴呆的发病年龄构成了一条连续谱。

11. Terry, "Dementia."

12. Terry, "Dementia."

13. Katzman, "Prevalence and Malignancy."

14. Barron H. Lerner, "Rita Hayworth's Misdiagnosed Struggle," *Los Angeles Times*, November 20, 2006, https://www.latimes.com/archives/la-xpm-2006-nov-20-he-myturn20-story.html.

15. Albin Krebs, "Rita Hayworth, Movie Legend, Dies," *New York Times*, May 16, 1987, https://www.nytimes.com/1987/05/16/obituaries/rita-hayworth-movie-legend-dies.html.

16. Khachaturian, "Chapter in the Development," 78.

17. Katzman and Bick, *Alzheimer Disease*, 305–6.

18. Katzman and Bick, *Alzheimer Disease*, 285.

19. Khachaturian, "Chapter in the Development."

20. Patrick Fox, "From Senility to Alzheimer's Disease: The Rise of the Alzheimer's Disease Movement," *The Milbank Quarterly* 67, no. 1 (1989): 58–102.

21. Fox, "Senility to Alzheimer's Disease."

22. Alzheimer's Association, "IRS Information Returns: Form 990. Year Ended June 30, 2019," December 18, 2019, https://www.alz.org/media/Documents/form-990-fy-2019.pdf.

23. Katzman and Bick, *Alzheimer Disease*, xiv.

24. Katzman and Bick, *Alzheimer Disease*, xiv.

25. Katzman and Bick, *Alzheimer Disease*. 根据 Fox, "Senility to Alzheimer's Disease," 写信的读者人数更有可能在 3 万到 4 万之间。

26. Katzman and Bick, *Alzheimer Disease*, 344–45.

27. Katzman and Bick, *Alzheimer Disease*, 345.

28. Peter Whitehouse, *The Myth of Alzheimer's: What You Aren't Being Told About Today's*

Most Dreaded Diagnosis (New York: St. Martin's Press, 2008), 114.

29. Whitehouse, *Myth of Alzheimer's*, 104.

30. Margaret Lock, *The Alzheimer Conundrum: Entanglements of Dementia and Aging* (Princeton, NJ: Princeton University Press, 2013), 63.

31. Fox, "Senility to Alzheimer's Disease."

32. Peter Davies and A. J. Maloney, "Selective Loss of Central Cholinergic Neurons in Alzheimer's Disease," *The Lancet* 308, no. 8000 (1976): 1403; P. White et al., "Neocortical Cholinergic Neurons in Elderly People," *The Lancet* 309, no. 8013 (1977): 668–71; Elaine K. Perry, Robert H. Perry, Garry Blessed, and Bernard E. Tomlinson, "Necropsy Evidence of Central Cholinergic Deficits in Senile Dementia," *The Lancet* 1, no. 8004 (1977): 189.

33. Peter J. Whitehouse et al., "Alzheimer's Disease and Senile Dementia: Loss of Neurons in the Basal Forebrain," *Science* 215, no. 4537 (1982): 1237–39.

34. Edith L. Cohen and Richard J. Wurtman, "Brain Acetylcholine: Control by Dietary Choline," *Science* 191, no. 4227 (1976): 561–62.

35. Edith L. Cohen and Richard J. Wurtman, "Brain Acetylcholine: Increase After Systemic Choline Administration," *Life Sciences* 16, no. 7 (1975): 1095–102.

36. Cohen and Wurtman, "Brain Acetylcholine: Control."

37. W. D. Boyd et al., "Clinical Effects of Choline in Alzheimer Senile Dementia," *The Lancet* 310, no. 8040 (1977): 711; C. M. Smith et al., "Choline Therapy in Alzheimer's Disease," *The Lancet* 312, no. 8084 (1978): 318; L. J. Thal, W. Rosen, N. S. Sharpless, and H. Crystal, "Choline Chloride Fails to Improve Cognition in Alzheimer's Disease," *Neurobiology of Aging* 2, no. 3 (1981): 205–8.

38. M. W. Dysken et al., "Lecithin Administration in Alzheimer Dementia," *Neurology* 32, no. 10 (1982): 1203–4; S. Weintraub et al., "Lethicin in the Treatment of Alzheimer's Disease," *Archives of Neurology* 40, no. 8 (1983): 527–28.

39. Nawab Qizilbash et al., "Cholinesterase Inhibition for Alzheimer Disease: A Meta-Analysis of the Tacrine Trials," *JAMA* 280, no. 20 (1998): 1777–82.

40. Qizilbash et al., "Cholinesterase Inhibition."

41. M. Lynn Crismon, "Tacrine: First Drug Approved for Alzheimer's Disease," *Annals of Pharmacotherapy* 28, no. 6 (1994): 744–51.

42. Sharon L. Rogers, Rachelle S. Doody, Richard C. Mohs, and Lawrence T. Friedhoff, "Donepezil Improves Cognition and Global Function in Alzheimer Disease: A 15-Week, Double-Blind, Placebo-Controlled Study," *Archives of Internal Medicine* 158, no. 9 (1998): 1021–31; Michael Rösler et al., "Efficacy and Safety of Rivastigmine in Patients with Alzheimer's Disease: International Randomised Controlled Trial," *BMJ* 318, no. 7184 (1999): 633–38; Gordon K. Wilcock, Sean Lilienfeld, and Els Gaens, "Efficacy and Safety of Galantamine in Patients with Mild to Moderate Alzheimer's Disease: Multicentre Randomised Controlled Trial," *BMJ* 321, no. 7274 (2000): 1445–49.

43. Raymond Dingledine and Chris McBain, "Glutamate and Aspartate," in *Basic Neurochemistry: Molecular, Cellular and Medical Aspects*, ed. George Siegle et al. (Philadelphia: Lippincott-Raven, 1999).

44. J. Timothy Greenamyre et al., "Glutamate Transmission and Toxicity in Alzheimer's Disease," *Progress in Neuropsychopharmacology & Biological Psychiatry* 12, no. 4 (1988): 421–30; N. B. Farber, J. W. Newcomer, and J. W. Olney, "The Glutamate Synapse in Neuropsychiatric Disorders. Focus on Schizophrenia and Alzheimer's Disease," *Progress in Brain Research* 116 (1998): 421–37.

45. Bengt Winblad and N. Poritis, "Memantine in Severe Dementia: Results of the 9M Best Study (Benefit and Efficacy in Severely Demented Patients During Treatment with Memantine)," *International Journal of Geriatric Psychiatry* 14, no. 2 (1999): 135–46; Barry Reisberg et al., "Memantine in Moderate-to-Severe Alzheimer's Disease," *New England Journal of Medicine* 348, no. 14 (2003): 1333–41.

46. 一种盐酸美金刚和多奈哌齐的混合剂（商品名"Namzaric"）也得到了 FDA 的批准。

47. John H. Growdon, "Acetylcholine in AD: Expectations Meet Reality," in *Alzheimer: 100 Years and Beyond*, ed. Mathias Jucker et al. (Heidelberg: Springer, 2006), 127–32.

第四章　寻找阿尔茨海默病的基因

1. 性别的确定可能比 XY 和 XX 更加复杂，见 Claire Ainsworth, "Sex Redefined: The Idea of 2 Sexes Is Overly Simplistic," *Scientific American*, October 22, 2018, https://www.scientificamerican.com/article/sex-redefined-the-idea-of-2-sexes-is-overly-simplistic1/.

2. 我们一度认为 22 号染色体是最小的染色体，但后来发现它比 21 号略大一些。然而两者的编号并未因此改变。

3. 也有人报告过罕见的例外，见 Thomas D. Bird, "Alzheimer Disease Overview," in *GeneReviews®*, ed. Margaret P. Adam, Holly H. Ardinger, Roberta A. Pagon, and Stephanie E. Wallace (Seattle: University of Washington, 2018).

4. Pam Belluck, "Alzheimer's Stalks a Colombian Family," *New York Times*, June 1, 2010, https://www.nytimes.com/2010/06/02/health/02alzheimers.html.

5. Belluck, "Alzheimer's Stalks."

6. Belluck, "Alzheimer's Stalks."

7. Rudolph E. Tanzi and Ann B. Parson, *Decoding Darkness: The Search for the Genetic Causes of Alzheimer's Disease* (Cambridge, MA: Perseus Publishing, 2000).

8. Rainulf A. Stelzmann, H. Norman Schnitzlein, and F. Reed Murtagh, "An English Translation of Alzheimer's 1907 Paper, 'Über eine eigenartige Erkankung der Hirnrinde," *Clinical Anatomy* 8, no. 6 (1995): 429–31.

9. Paul Divry, "Etude histochimique des plaques séniles," *Journal Belge de Neurologie et de Psychiatrie* 27 (1927): 643–57.

10. Maarit Tanskanen, " 'Amyloid'—Historical Aspects," in *Amyloidosis*, ed. Dali Feng (London: IntechOpen, 2013), 3–24.

11. Tanzi and Parson, *Decoding Darkness*.

12. George G. Glenner and Caine W. Wong, "Alzheimer's Disease: Initial Report of the Purification and Characterization of a Novel Cerebrovascular Amyloid Protein," *Biochemical and Biophysical Research Communications* 120, no. 3 (1984): 885–90.

13. Jie Kang et al., "The Precursor of Alzheimer's Disease Amyloid A4 Protein Resembles a Cell-Surface Receptor," *Nature* 325, no. 6106 (1987): 733–36.

14. Kang et al., "Precursor of Alzheimer's."

15. Alison Goate et al., "Segregation of a Missense Mutation in the Amyloid Precursor Protein Gene with Familial Alzheimer's Disease," *Nature* 349, no. 6311 (1991): 704–6.

16. Tanzi and Parson, *Decoding Darkness*, 128.

17. Gerard D. Schellenberg et al., "Genetic Linkage Evidence for a Familial Alzheimer's Disease Locus on Chromosome 14," *Science* 258, no. 5082 (1992): 668–71.

18. 关于这些流言的说法引自 Tanzi and Parson, *Decoding Darkness*.

19. Peter St George-Hyslop et al., "Genetic Evidence for a Novel Familial Alzheimer's Disease Locus on Chromosome 14," *Nature Genetics* 2, no. 4 (1992): 330–34.

20. Peter H. St George-Hyslop et al., "The Genetic Defect Causing Familial Alzheimer's Disease Maps on Chromosome 21," *Science* 235, no. 4791 (1987): 885–90.

21. Tanzi and Parson, *Decoding Darkness*.

22. R. Sherrington et al., "Cloning of a Gene Bearing Missense Mutations in Early-Onset Familial Alzheimer's Disease," *Nature* 375, no. 6534 (1995): 754–60.

23. Bird, "Alzheimer Disease Overview."

24. 关于 PSEN2 的发现引自 Tanzi and Parson, *Decoding Darkness*.

25. Ephrat Levy-Lahad et al., "Candidate Gene for the Chromosome 1 Familial Alzheimer's Disease Locus," *Science* 269, no. 5226 (1995): 973–77.

26. Bird, "Alzheimer Disease Overview."

27. Gary Reiswig, *The Thousand Mile Stare: One Family's Journey Through the Struggle and Science of Alzheimer's* (Boston: Nicholas Brealey, 2010), 128.

第五章　晚发性阿尔茨海默病

1. National Institutes of Health, "Estimates of Funding for Various Research, Condition, and Disease Categories (RCDC)," February 24, 2020, from https://report.nih.gov/categorical_spending.aspx.

2. Kit Yee Chan et al., "Epidemiology of Alzheimer's Disease and Other Forms of Dementia in China, 1990–2010: A Systematic Review and Analysis," *The Lancet* 381, no. 9882 (2013): 2016–23.

3. Alzheimer's Association, "2018 Alzheimer's Disease Facts and Figures," *Alzheimers*

Dement 14, no. 3 (2018): 367–429.

4. Elizabeth Arias, "United States Life Tables, 2011," *National Vital Statistics Reports* 64, no. 11 (2015): 1–62.

5. M. Pericak-Vance et al., "Linkage Studies in Familial Alzheimer Disease: Evidence for Chromosome 19 Linkage," *American Journal of Human Genetics* 48, no. 6 (1991): 1034–50.

6. Warren Strittmatter et al., "Apolipoprotein E: High-Avidity Binding to β-Amyloid and Increased Frequency of Type 4 Allele in Late-Onset Familial Alzheimer Disease," *Proceedings of the National Academy of Sciences of the United States of America* 90, no. 5 (1993): 1977–81.

7. P. P. Singh, M. Singh, and S. S. Mastana, "ApoE Distribution in World Populations with New Data from India and the UK," *Annals of Human Biology* 33, no. 3 (2006): 279–308.

8. Strittmatter et al., "Apolipoprotein E"; A. Saunders et al., "Association of Apolipoprotein E Allele ε-4 with Late-Onset Familial and Sporadic Alzheimer's Disease," *Neurology* 43, no. 8 (1993): 1467–72.

9. E. H. Corder et al., "Gene Dose of Apolipoprotein E Type 4 Allele and the Risk of Alzheimer's Disease in Late Onset Families," *Science* 261, no. 5123 (1993): 921–23.

10. Corder et al., "Gene Dose."

11. Corder et al., "Gene Dose."

12. 这项统计没有计入 APOE2 和 APOE4 的各种组合。E. H. Corder et al., "Protective Effect of Apolipoprotein E Type 2 Allele for Late Onset Alzheimer Disease," *Nature Genetics* 7, no. 2 (1994): 180–4.

13. Jason J. Corneveaux et al., "Association of CR1, CLU and PICALM with Alzheimer's Disease in a Cohort of Clinically Characterized and Neuropathologically Verified Individuals," *Human Molecular Genetics* 19, no. 16 (2010): 3295–301. 不同的研究得出了不同的风险比值，但它们体现的趋势是一样的。

14. Lindsay A. Farrer et al., "Effects of Age, Sex, and Ethnicity on the Association Between Apolipoprotein E Genotype and Alzheimer Disease: A Meta-Analysis," *JAMA* 278, no. 16 (1997): 1349–56; Ming-Xin Tang et al., "The APOE-ε4 Allele and the Risk of Alzheimer Disease Among African Americans, Whites, and Hispanics," *JAMA* 279, no. 10 (1998): 751–55; Mengying Liu, Chen Bian, Jiqiang Zhang, and Feng Wen, "Apolipoprotein E Gene Polymorphism and Alzheimer's Disease in Chinese Population: A Meta-Analysis," *Scientific Reports* 4, no. 4383 (2014): 1–7.

15. Andre Altmann, Lu Tian, Victor W. Henderson, and Michael D. Greicius, "Sex Modifies the APOE-Related Risk of Developing Alzheimer Disease," *Annals of Neurology* 75, no. 4 (2014): 563–73.

16. Farrer et al., "Effects of Age."

17. Strittmatter et al., "Apolipoprotein E"; Takahisa Kanekiyo, Huaxi Xu, and Guojun Bu, "ApoE and Aβ in Alzheimer's Disease: Accidental Encounters or Partners?"

Neuron 81, no. 4 (2014): 740–54.

18. Kanekiyo et al., "ApoE and Aβ."

19. Jungsu Kim, Jacob M. Basak, and David M. Holtzman, "The Role of Apolipoprotein E in Alzheimer's Disease," *Neuron* 63, no. 3 (2009): 287–303; Kanekiyo et al., "ApoE and Aβ."

20. Sam Roberts, "Allen Roses, Who Upset Common Wisdom on Cause of Alzheimer's, Dies at 73," *New York Times*, October 5, 2016, https://www.nytimes.com/2016/10/06/science/allen-roses-who-upset-common-wisdom-on-cause-of-alzheimers-dies-at-73.html.

21. Roberts, "Allen Roses."

第六章　建立范式

1. Rebecca Hiscott, "At the Bench: John Hardy, PhD, on Unraveling the Genetics of Alzheimer's Disease and Attending the 'Oscars of Science,' " *Neurology Today* 16, no. 1 (2016): 21–22.

2. James F. Gusella et al., "A Polymorphic DNA Marker Genetically Linked to Huntington's Disease," *Nature* 306, no. 5940 (1983): 234–38.

3. "Nicholas Wood Interviews John Hardy," YouTube, February 19, 2013, https://www.youtube.com/watch?v=YZThB_M8DXw.

4. "Nicholas Wood Interviews John Hardy."

5. "Nicholas Wood Interviews John Hardy."

6. Alison Goate et al., "Segregation of a Missense Mutation in the Amyloid Precursor Protein Gene with Familial Alzheimer's Disease," *Nature* 349, no.6311 (1991): 704–6.

7. Shigeki Kawabata, Gerald Higgins, and Jon Gordon, "Amyloid Plaques, Neurofibrillary Tangles and Neuronal Loss in Brains of Transgenic Mice Overexpressing a C-Terminal Fragment of Human Amyloid Precursor Protein," *Nature* 354, no. 6353 (1991): 476–78.

8. John Hardy, "Alzheimer's Disease: The Amyloid Cascade Hypothesis: An Update and Reappraisal," *Journal of Alzheimer's Disease* 9, no. 3 (2006): 151–53.

9. Hardy, "Alzheimer's Disease."

10. 这两个引用数字来自 Scopus。

11. John A. Hardy and Gerald A. Higgins, "Alzheimer's Disease: The Amyloid Cascade Hypothesis," *Science* 256, no. 5054 (1992): 184–85.

12. John Hardy and David Allsop, "Amyloid Deposition as the Central Event in the Aetiology of Alzheimer's Disease," *Trends in Pharmacological Sciences* 12 (1991): 383–88; Dennis J. Selkoe, "The Molecular Pathology of Alzheimer's Disease," *Neuron* 6, no. 4 (1991): 487–98.

13. Hardy, "Alzheimer's Disease," 152.

14. Martin Citron et al., "Mutation of the β-Amyloid Precursor Protein in Familial

Alzheimer's Disease Increases β-Protein Production," *Nature* 360, no. 6405 (1992): 672–74.

15. Hardy, "Alzheimer's Disease," 151.

16. Thomas Kuhn, *The Structure of Scientific Revolutions*, 4th ed. (Chicago and London: University of Chicago Press, 2012).

17. Kuhn, *Structure of Scientific Revolutions*.

18. Kuhn, *Structure of Scientific Revolutions*.

19. Sascha Weggen and Dirk Beher, "Molecular Consequences of Amyloid Precursor Protein and Presenilin Mutations Causing Autosomal-Dominant Alzheimer's Disease," *Alzheimer's Research & Therapy* 4, no. 9 (2012): 1–14.

20. M. Paul Murphy and Harry LeVine III, "Alzheimer's Disease and the β-Amyloid Peptide," *Journal of Alzheimer's Disease* 19, no. 1 (2010): 311–23.

21. Murphy and LeVine, "Alzheimer's Disease."

22. Weggen and Beher, "Molecular Consequences."

23. Bart De Strooper and Wim Annaert, "Novel Research Horizons for Presenilins and γ-Secretases in Cell Biology and Disease," *Annual Review of Cell and Developmental Biology* 26 (2010): 235–60; Weggen and Beher, "Molecular Consequences."

24. Peter T. Nelson, Heiko Braak, and William R. Markesbery, "Neuropathology and Cognitive Impairment in Alzheimer Disease: A Complex but Coherent Relationship," *Journal of Neuropathology and Experimental Neurology* 68, no. 1 (2009): 1–14.

25. Karen Rodrigue, Kristen Kennedy, and Denise Park, "Beta-Amyloid Deposition and the Aging Brain," *Neuropsychology Review* 19, no. 4 (2009): 436–50.

26. 对玛丽修女的描写引自 David A. Snowdon, "Aging and Alzheimer's Disease: Lessons from the Nun Study," *The Gerontologist* 37, no. 2 (1997): 150–56.

27. Snowdon, "Aging and Alzheimer's," 150.

28. Snowdon, "Aging and Alzheimer's," 151.

29. Bruce A. Yankner et al., "Neurotoxicity of a Fragment of the Amyloid Precursor Associated with Alzheimer's Disease," *Science* 245, no. 4916 (1989): 417–20; Neil W. Kowall et al., "An in Vivo Model for the Neurodegenerative Effects of Beta Amyloid and Protection by Substance P," *Proceedings of the National Academy of Sciences of the United States of America* 88, no. 16 (1991): 7247–51.

30. Masafumi Sakono and Tamotsu Zako, "Amyloid Oligomers: Formation and Toxicity of Aβ Oligomers," *FEBS Journal* 277 (2010): 1348–58; William L. Klein, "Synaptotoxic Amyloid-β Oligomers: A Molecular Basis for the Cause, Diagnosis, and Treatment of Alzheimer's Disease?" *Journal of Alzheimer's Disease* 33 Suppl 1 (2013): S49–S65.

31. Elizabeth Agnvall, "New Science Sheds Light on the Cause of Alzheimer's Disease," AARP, January 24, 2012, http://www.aarp.org/health/conditions-treatments/info-05-2010/alzheimers_disease.html.

32. Maria Laura Giuffrida et al., "Beta-Amyloid Monomers Are Neuroprotective,"

Journal of Neuroscience 29, no. 34 (2009): 10582–87; Bruce A. Yankner, Lawrence K. Duffy, and Daniel A. Kirschner, "Neurotrophic and Neurotoxic Effects of Amyloid β Protein: Reversal by Tachykinin Neuropeptides," *Science* 250, no. 4978 (1990): 279–82.

33. Inna Kuperstein et al., "Neurotoxicity of Alzheimer's Disease Aβ Peptides Is Induced by Small Changes in the Aβ42 to Aβ40 Ratio," *EMBO Journal* 29, no. 19 (2010): 3408–420.

34. Emilie Cerf et al., "High Ability of Apolipoprotein E4 to Stabilize Amyloid-β Peptide Oligomers, the Pathological Entities Responsible for Alzheimer's Disease," *FASEB Journal: Official Publication of the Federation of American Societies for Experimental Biology* 25, no. 5 (2011): 1585–95.

35. Tadafumi Hashimoto et al., "Apolipoprotein E, Especially Apolipoprotein E4, Increases the Oligomerization of Amyloid β Peptide," *Journal of Neuroscience:The Official Journal of the Society for Neuroscience* 32, no. 43 (2012): 15181–92. 携带 ApoE4/ApoE4 的患者脑中的寡聚体比携带 ApoE3/ApoE3 的患者多了 2.7 倍，比携带保护性 ApoE2 的患者多了 6.9 倍。

36. K. Rajasekhar, Malabika Chakrabarti, and T. Govindaraju, "Function and Toxicity of Amyloid Beta and Recent Therapeutic Interventions Targeting Amyloid Beta in Alzheimer's Disease," *Chemical Communications* 51, no. 70 (2015): 13434–50; Klein, "Synaptotoxic Amyloid-β Oligomers"；Sakono and Zako, "Amyloid Oligomers"；Dominic M. Walsh et al., "Naturally Secreted Oligomers of Amyloid β Protein Potently Inhibit Hippocampal Long-Term Potentiation in Vivo." *Nature* 416, no. 6880 (2002): 535–39.

37. James Cleary et al., "Natural Oligomers of the Amyloid-β Protein Specifically Disrupt Cognitive Function," *Nature Neuroscience* 8, no. 1 (2004): 79–84.

38. Sakono and Zako, "Amyloid Oligomers"；Iryna Benilova, Eric Karran, and Bart De Strooper, "The Toxic Aβ Oligomer and Alzheimer's Disease: An Emperor in Need of Clothes," *Nature Neuroscience* 15, no. 3 (2012): 349–57.

39. Hashimoto et al., "Apolipoprotein E"；Mikko Höltta et al., "Evaluating Amyloid-β Oligomers in Cerebrospinal Fluid as a Biomarker for Alzheimer's Disease," *PLoS One* 8, no. 6 (2013): E66381.

40. Benilova et al., "The Toxic Aβ Oligomer and Alzheimer's Disease"；Kirsten Viola and William Klein, "Amyloid β Oligomers in Alzheimer's Disease Pathogenesis, Treatment, and Diagnosis," *Acta Neuropathologica; Pathology and Mechanisms of Neurological Disease* 129, no. 2 (2015): 183–206.

41. Benilova et al., "The Toxic Aβ Oligomer and Alzheimer's Disease"；Franz Hefti et al., "The Case for Soluble Aβ Oligomers as a Drug Target in Alzheimer's Disease," *Trends in Pharmacological Sciences* 34, no. 5 (2013): 261–66; Sylvain E. Lesné et al., "Brain Amyloid-β Oligomers in Ageing and Alzheimer's Disease," *Brain* 136, no. 5 (2013): 1383–98.

第七章　礼来制药的小鼠

1. John Simons, "Lilly Goes off Prozac: The Drugmaker Bounced Back from the Loss of Its Blockbuster, but the Recovery Had Costs," *Fortune*, June 28, 2004, https://archive. fortune.com/magazines/fortune/fortune_archive/2004/06/28/374398/index.htm.

2. Eli Lilly, "Lilly Reports Fourth-Quarter and Full-Year 2016 Results," January 31, 2017, https://investor.lilly.com/news-releases/news-release-details/lilly-reports-fourth-quarter-and-full-year-2016-results?ReleaseID=1009682.

3. Tracy Staton, "Eli Lilly—10 Largest U.S. Patent Losses," FiercePharma, October 24, 2011, https://www.fiercepharma.com/special-report/eli-lilly-10-largest-u-s-patent-losses; Eli Lilly, "Lilly Reports."

4. United Nations, Department of Economic and Social Affairs Population Division, *World Population Ageing* (New York: United Nations, 2015).

5. Alzheimer's Association, "2018 Alzheimer's Disease Facts and Figures," *Alzheimers Dement* 14, no. 3 (2018): 367–429.

6. Lars M. Ittner and Jürgen Götz, "Amyloid-β and Tau—A Toxic Pas de Deux in Alzheimer's Disease," *Nature Reviews Neuroscience* 12, no. 2 (2011): 67–72; David M. Holtzman, John C. Morris, and Alison M. Goate, "Alzheimer's Disease: The Challenge of the Second Century," *Science Translational Medicine* 3, no. 77 (2011): 77sr1.

7. U.S. Food and Drug Administration, "The Drug Development Process Step 3: Clinical Research," FDA, January 4, 2018, https://www.fda.gov/ForPatients/Approvals/Drugs/ucm405622.htm.

8. U.S. Food and Drug Administration, "Drug Development Process."

9. D. O. Wirak et al., "Deposits of Amyloid β Protein in the Central Nervous System of Transgenic Mice," *Science* 253, no. 5017 (1991): 323–25.

10. Mathias Jucker et al., "Age-Associated Inclusions in Normal and Transgenic Mouse Brain," *Science* 255, no. 5050 (1992): 1443–45.

11. Shigeki Kawabata, Gerald Higgins, and Jon Gordon, "Amyloid Plaques, Neurofibrillary Tangles and Neuronal Loss in Brains of Transgenic Mice Overexpressing a C-Terminal Fragment of Human Amyloid Precursor Protein," *Nature* 354, no. 6353 (1991): 476–78.

12. John Rennie, "The Mice that Missed," *Scientific American* 266, no. 6 (1992), 20, 26.

13. John Hardy, "Alzheimer's Disease: The Amyloid Cascade Hypothesis: An Update and Reappraisal," *Journal of Alzheimer's Disease* 9, no. 3 (2006): 151–53.

14. Lawrence Fisher, "Athena Neurosciences Makes Itself Heard in Fight Against Alzheimer's," *New York Times*, February 15, 1995, https://www.nytimes.com/1995/02/15/business/business-technology-athena-neuro-sciences-makes-itself-heard-fight-against.html; Gina Kolata, "Landmark in Alzheimer Research: Breeding Mice with the Disease," *New York Times*, February 9, 1995, https://www.nytimes.com/1995/02/09/us/landmark-in-alzheimer-research-breeding-mice-with-the-disease.

html.

15. Dora Games et al., "Alzheimer-Type Neuropathology in Transgenic Mice Overexpressing V717F β-Amyloid Precursor Protein," *Nature* 373, no. 6514 (1995): 523–27.

第八章　无法抑制的抑制剂

1. 见 Clinicaltrials.gov, identifiers NCT00762411 and NCT00594568.
2. Rachelle S. Doody et al., "A Phase 3 Trial of Semagacestat for Treatment of Alzheimer's Disease," *New England Journal of Medicine* 369, no. 4 (2013): 341–50. Cerebrospinal fluid beta-amyloid measurements were used.
3. Doody et al., "Phase 3 Trial of Semagacestat."
4. Eric Karran and John Hardy, "A Critique of the Drug Discovery and Phase 3 Clinical Programs Targeting the Amyloid Hypothesis for Alzheimer Disease," *Annuals of Neurology* 76, no. 2 (2014): 185–205.
5. Karran and Hardy, "Critique of the Drug Discovery."
6. Randall J. Bateman et al., "A γ-Secretase Inhibitor Decreases Amyloid-β Production in the Central Nervous System," *Annals of Neurology* 66, no. 1 (2009): 48–54.
7. Eric R. Siemers et al., "Effects of a Gamma-Secretase Inhibitor in a Randomized Study of Patients with Alzheimer Disease," *Neurology* 66, no. 4 (2006): 602–4.
8. Adam S. Fleisher et al., "Phase 2 Safety Trial Targeting Amyloid β Production with a γ-Secretase Inhibitor in Alzheimer Disease," *Archives of Neurology* 65, no. 8 (2008): 1031–38.
9. Fleisher et al., "Phase 2 Safety Trial," 1037.
10. Bart De Strooper, "Lessons from a Failed γ-Secretase Alzheimer Trial," *Cell* 159, no. 4 (2014): 721–26.
11. Justin D. Lathia, Mark P. Mattson, and Aiwu Cheng, "Notch: From Neural Development to Neurological Disorders," *Journal of Neurochemistry* 107, no. 6 (2008): 1471–81.
12. De Strooper, "Lessons."
13. Vladimir Coric et al., "Safety and Tolerability of the γ-Secretase Inhibitor Avagacestat in a Phase 2 Study of Mild to Moderate Alzheimer Disease," *Archives of Neurology* 69, no. 11 (2012): 1430–40.
14. Coric et al., "Safety and Tolerability."
15. Patrick C. May et al., "Robust Central Reduction of Amyloid-β in Humans with an Orally Available, Non-Peptidic β-Secretase Inhibitor," *Journal of Neuroscience: The Official Journal of the Society for Neuroscience* 31, no. 46 (2011): 16507–16.
16. May et al., "Robust Central Reduction."
17. May et al., "Robust Central Reduction"; Patrick C. May et al., "The Potent BACE1 Inhibitor LY2886721 Elicits Robust Central Aβ Pharmacodynamic Responses in

Mice, Dogs, and Humans," *Journal of Neuroscience: The Official Journal of the Society for Neuroscience* 35, no. 3 (2015): 1199–210,

18. May et al., "Potent BACE1 Inhibitor LY2886721."

19. Alzforum, "LY2886721," accessed March 26, 2020, http://www.alzforum.org/therapeutics/ly2886721.

20. Devendra Kumar et al., "Secretase Inhibitors for the Treatment of Alzheimer's Disease: Long Road Ahead," *European Journal of Medicinal Chemistry* 148 (2018): 436–52; Tom Fagan, "Liver Tox Ends Janssen BACE Program," Alzforum, May 18, 2018, https://www.alzforum.org/news/research-news/liver-tox-ends-janssen-bace-program.

21. Kumar et al., "Secretase Inhibitors."

22. Eli Lilly, "Update on Phase 3 Clinical Trials of Lanabecestat for Alzheimer's Disease," June 12, 2018, https://investor.lilly.com/news-releases/news-release-details/update-phase-3-clinical-trials-lanabecestat-alzheimers-disease

第九章　是毒还是药——阿尔茨海默病疫苗

1. Lauren R. Platt, Concepción F. Estívariz, and Roland W. Sutter, "Vaccine-Associated Paralytic Poliomyelitis: A Review of the Epidemiology and Estimation of the Global Burden," *Journal of Infectious Diseases* 210 Suppl 1 (2014): S380–S389.

2. A. Wakefield et al., "Ileal-Lymphoid-Nodular Hyperplasia, Non-Specific Colitis, and Pervasive Developmental Disorder in Children," *The Lancet* 351, no. 9103 (1998): 637–41.

3. R. Gasparini, D. Panatto, P. L. Lai, and D. Amicizia, "The 'Urban Myth' of the Association Between Neurological Disorders and Vaccinations," *Journal of Preventive Medicine and Hygiene* 56, no. 1 (2015), E3.

4. Gasparini et al., "Urban Myth."

5. Porter Anderson, "Dale Schenk: Alzheimer's Researcher," CNN, December 11, 2001, http://www.cnn.com/2001/CAREER/jobenvy/07/23/dale.schenk/.

6. Anderson, "Dale Schenk."

7. Tom Fagan and Gabrielle Strobel, "Dale Schenk, 59, Pioneer of Alzheimer's Immunotherapy," Alzforum, October 3, 2016, https://www.alzforum.org/news/community-news/dale-schenk-59-pioneer-alzheimers-immunotherapy.

8. Rudolph E. Tanzi and Ann B. Parson, *Decoding Darkness: The Search for the Genetic Causes of Alzheimer's Disease* (Cambridge, MA: Perseus Publishing, 2000).

9. Dale Schenk et al., "Immunization with Amyloid-β Attenuates Alzheimer-Disease-Like Pathology in the PDAPP Mouse," *Nature* 400, no. 6740 (1999): 173–77.

10. Schenk et al., "Immunization with Amyloid-β."

11. Christopher Janus et al., "Aβ Peptide Immunization Reduces Behavioural

Impairment and Plaques in a Model of Alzheimer's Disease," *Nature* 408, no. 6815 (2000): 979–82.

12. Antony J. Bayer et al., "Evaluation of the Safety and Immunogenicity of Synthetic Abeta42 (AN1792) in Patients with AD," *Neurology* 64, no. 1 (2005): 94–101.

13. J. M. Orgogozo et al., "Subacute Meningoencephalitis in a Subset of Patients with AD After Aβ42 Immunization," *Neurology* 61, no. 1 (2003): 46–54; S. Gilman et al., "Clinical Effects of Aβ Immunization (AN1792) in Patients with AD in an Interrupted Trial," *Neurology* 64, no. 9 (2005): 1553–62.

14. Orgogozo et al., "Subacute Meningoencephalitis."

15. Gilman et al., "Clinical Effects of Aβ Immunization."

16. Isidre Ferrer et al., "Neuropathology and Pathogenesis of Encephalitis Following Amyloid β Immunization in Alzheimer's Disease," *Brain Pathology* 14, no. 1 (2004): 11–20.

17. Bengt Winblad et al., "Active Immunotherapy Options for Alzheimer's Disease," *Alzheimer's Research & Therapy* 6, no. 7 (2014):1–12.

18. Winblad et al., "Active Immunotherapy Options."

19. Bengt Winblad et al., "Safety, Tolerability, and Antibody Response of Active Aβ Immunotherapy with CAD106 in Patients with Alzheimer's Disease: Randomised, Double-Blind, Placebo-Controlled, First-in-Human Study," *The Lancet Neurology* 11, no. 7 (2012): 597–604; Martin R. Farlow et al., "Long-Term Treatment with Active Aβ Immunotherapy with CAD106 in Mild Alzheimer's Disease," *Alzheimer's Research & Therapy* 7, no. 1 (2015):1–13.

20. Madolyn Bowman Rogers, "Immunotherapy II: Active Approaches Down, New Passive Crops Up," Alzforum, December 17, 2014, http://www.alzforum.org/news/conference-coverage/immunotherapy-ii-active-approaches-down-new-passive-crops.

21. Markus Mandler, Walter Schmidt, and Frank Mattner, "Development of AFFITOPE Alzheimer Vaccines: Results of Phase I Studies with AD01 and AD02," *Alzheimer's & Dementia* 7, no. 4 (2011): S793.

22. Gwyneth Dickey Zakaib, "In Surprise, Placebo, Not Aβ Vaccine, Said to Slow Alzheimer's," Alzforum, June 6, 2014, https://www.alzforum.org/news/research-news/surprise-placebo-not-av-vaccine-said-slow-alzheimers.

23. Zakaib, "In Surprise."

24. Rogers, "Immunotherapy II."

25. Igor Klatzo, Henryk Wisniewski, and Eugene Streicher, "Experimental Production of Neurofibrillary Degeneration. I. Light Microscopic Observations," *Journal of Neuropathology and Experimental Neurology* 24 (1965): 187–99.

26. D. R. Crapper, S. S. Krishnan, and A. J. Dalton, "Brain Aluminum Distribution in Alzheimer's Disease and Experimental Neurofibrillary Degeneration," *Science* 180, no. 4085 (1973): 511–13.

27. Theodore Lidsky, "Is the Aluminum Hypothesis Dead?" *Journal of Occupational and*

Environmental Medicine 56 (2014): S73–S79.

28. Judith Landsberg, Brendan McDonald, Geoff Grime, and Frank Watt, "Microanalysis of Senile Plaques Using Nuclear Microscopy," *Journal of Geriatric Psychiatry and Neurology* 6, no. 2 (1993): 97–104; Virginie Rondeau, "A Review of Epidemiologic Studies on Aluminum and Silica in Relation to Alzheimer's Disease and Associated Disorders," *Reviews on Environmental Health* 17, no. 2 (2002): 107–22.

29. Stephen C. Bondy, "Prolonged Exposure to Low Levels of Aluminum Leads to Changes Associated with Brain Aging and Neurodegeneration," *Toxicology* 315 (2014): 1–7; Rondeau, "Review of Epidemiologic Studies"; Lidsky, "Aluminum Hypothesis Dead?"

30. Lidsky, "Aluminum Hypothesis Dead?"

第十章　礼来的三次远征

1. Tom Fagan and Gabrielle Strobel, "Dale Schenk, 59, Pioneer of Alzheimer's Immunotherapy," Alzforum, October 3, 2016, https://www.alzforum.org/news/community-news/dale-schenk-59-pioneer-alzheimers-immunotherapy.

2. Eli Lilly, "Lilly Halts Development of Semagacestat for Alzheimer's Disease Based on Preliminary Results of Phase III Clinical Trials," Eli Lilly, August 17, 2010, https://investor.lilly.com/news-releases/news-release-details/lilly-halts-development-semagacestat-alzheimers-disease-based?releaseid=499794.

3. Jeff Swiatek, "Lean Years Behind It, Eli Lilly Sees Growth in New Drugs," Indy-Star, May 31, 2015, https://www.indystar.com/story/money/2015/06/01/lean-years-behind-eli-lilly-sees-growth-new-drugs/28172457/.

4. Swiatek, "Lean Years Behind."

5. Swiatek, "Lean Years Behind."

6. Dale Schenk, Michael Hagen, and Peter Seubert, "Current Progress in Beta-Amyloid Immunotherapy," *Current Opinion in Immunology* 16, no. 5 (2004): 599–606.

7. Ronald B. Demattos et al., "Peripheral Anti-Aβ Antibody Alters CNS and Plasma Aβ Clearance and Decreases Brain Aβ Burden in a Mouse Model of Alzheimer's Disease." *Proceedings of the National Academy of Sciences of the United States of America* 98, no. 15 (2001): 8850–55.

8. Jean-Cosme Dodart et al., "Immunization Reverses Memory Deficits Without Reducing Brain Aβ Burden in Alzheimer's Disease Model," *Nature Neuroscience* 5, no. 5 (2002): 452–57.

9. Dodart et al., "Immunization Reverses Memory Deficits."

10. Eric R. Siemers et al., "Safety and Changes in Plasma and Cerebrospinal Fluid Amyloid Beta After a Single Administration of an Amyloid Beta Monoclonal Antibody in Subjects with Alzheimer Disease," *Clinical Neuropharmacology* 33, no. 2 (2010): 67–73.

11. Martin Farlow et al., "Safety and Biomarker Effects of Solanezumab in Patients with Alzheimer's Disease," *Alzheimer's & Dementia: The Journal of the Alzheimer's Association* 8, no. 4 (2012): 261–71.

12. Farlow et al., "Safety and Biomarker Effects," 267.

13. Rachelle S. Doody et al., "Phase 3 Trials of Solanezumab for Mild-to-Moderate Alzheimer's Disease," *New England Journal of Medicine* 370, no. 4 (2014): 311–21.

14. The Alzheimer's Disease Cooperative Study–Activities of Daily Living.

15. The Alzheimer's Disease Assessment Scale–Cognitive Subscale, the Mini-Mental State Examination, and the Clinical Dementia Rating Sum of Boxes.

16. Eric R. Siemers et al., "Phase 3 Solanezumab Trials: Secondary Outcomes in Mild Alzheimer's Disease Patients," *Alzheimer's & Dementia: The Journal of the Alzheimer's Association* 12, no. 2 (2016): 110–20.

17. The Alzheimer's Disease Assessment Scale–Cognitive Subscale 11 and Cognitive Subscale 14, the Mini–Mental State Examination, and the Alzheimer's Disease Cooperative Study–Instrumental Activities of Daily Living.

18. Siemers et al., "Phase 3 Solanezumab Trials."

19. The Alzheimer's Disease Cooperative Study–Activities of Daily Living, the Alzheimer's Disease Cooperative Study–Basic Activities of Daily Living, and the Clinical Dementia Rating Sum of Boxes.

20. Fergus Walsh, "Alzheimer's Drug Solanezumab Could Slow Patients' Decline," BBC News, July 23, 2015, https://www.bbc.com/news/av/health-33618682/alzheimer-s-drug-solanezumab-could-slow-patients-decline.

21. Sarah Knapton, "First Drug to Slow Alzheimer's Disease Unveiled in Landmark Breakthrough," *The Telegraph*, July 22, 2015, https://www.telegraph.co.uk/news/health/news/11755380/First-drug-to-slow-Alzheimers-Disease-unveiled-in-landmark-breakthrough.html.

22. Lawrence S. Honig et al., "Trial of Solanezumab for Mild Dementia Due to Alzheimer's Disease," *New England Journal of Medicine* 378, no. 4 (2018): 321–30.

23. Eli Lilly, "Lilly Announces Top-Line Results of Solanezumab Phase 3 Clinical Trial," November 23, 2016, https://investor.lilly.com/news-releases/news-release-details/lilly-announces-top-line-results-solanezumabphase-3-clinical?ReleaseID=1000871.

24. Ransdell Pierson, "Lilly's Drug for Alzheimer's Fails Big Trial; Shares Drop," Reuters, November 23, 2016, https://www.reuters.com/article/us-health-alzheimer-s-lilly/lillys-drug-for-alzheimers-fails-big-trial-shares-drop-idUSKBN13I146.

25. Pam Belluck, "Eli Lilly's Experimental Alzheimer's Drug Fails in Large Trial," *New York Times*, November 23, 2016, https://www.nytimes.com/2016/11/23/health/eli-lillys-experimental-alzheimers-drug-failed-in-large-trial.html.

26. Matthew J. Belvedere, "Eli Lilly Shares Tank After Alzheimer's Drug Fails in Late-Stage Trial," CNBC, November 23, 2016, https://www.cnbc.com/2016/11/23/eli-lilly-shares-tank-after-alzheimers-drug-fails-in-late-stage-trial.html.

27. Frédérique Bard et al., "Peripherally Administered Antibodies Against Amyloid β-Peptide Enter the Central Nervous System and Reduce Pathology in a Mouse Model of Alzheimer Disease," *Nature Medicine* 6, no. 8 (2000): 916–19.

28. Ronald S. Black et al., "A Single Ascending Dose Study of Bapineuzumab in Patients with Alzheimer Disease," *Alzheimer Disease and Associated Disorders* 24, no. 2 (2010): 198–203.

29. Stephan Salloway et al., "A Phase 2 Multiple Ascending Dose Trial of Bapineuzumab in Mild to Moderate Alzheimer Disease," *Neurology* 73, no. 24 (2009): 2061–70.

30. Stephen Salloway et al., "Two Phase 3 Trials of Bapineuzumab in Mild-to-Moderate Alzheimer's Disease," *New England Journal of Medicine* 370, no. 4 (2014): 322–33.

31. Francine Gervais et al., "Targeting Soluble Aβ Peptide with Tramiprosate for the Treatment of Brain Amyloidosis," *Neurobiology of Aging* 28, no. 4 (2007): 537–47.

32. Paul S. Aisen et al., "Tramiprosate in Mild-to-Moderate Alzheimer's Disease—a Randomized, Double-Blind, Placebo-Controlled, Multi-Centre Study (the Alphase Study)," *Archives of Medical Science* 7, no. 1 (2011): 102–11; John Hey et al., "Phase 1 Development of ALZ-801, a Novel Beta Amyloid Anti-Aggregation Prodrug of Tramiprosate with Improved Drug Properties, Supporting Bridging to the Phase 3 Program," *Alzheimer's & Dementia: The Journal of the Alzheimer's Association* 12, no. 7 (2016): P613; Martin Tolar et al. "Efficacy of Tramiprosate in APOE4 Heterozygous Patients with Mild to Moderate AD: Combined Sub-Group Analyses from Two Phase 3 Trials," *Neurobiology of Aging* 39 (2016): S22.

33. Bertrand Marotte, "Neurochem Plummets as Clinical Trial Flops," *The Globe and Mail*, August 28, 2007, https://www.theglobeandmail.com/report-on-business/neurochem-plummets-as-clinical-trial-flops/article4098414/.

第十一章   道教和 tau 蛋白小鼠

1. Jolene Brackey, *Creating Moments of Joy for the Person with Alzheimer's or Dementia* (West Lafayette, IN: Purdue University Press, 2007).

2. Inge Grundke-Iqbal et al., "Microtubule-Associated Protein Tau—A Component of Alzheimer Paired Helical Filaments," *Journal of Biological Chemistry* 261, no. 13 (1986): 6084–89; Inge Grundke-Iqbal et al., "Abnormal Phosphorylation of the Microtubule-Associated Protein τ (Tau) in Alzheimer Cytoskeletal Pathology," *Proceedings of the National Academy of Sciences of the United States of America* 83, no. 13 (1986): 4913–17.

3. Murray D. Weingarten, Arthur H. Lockwood, Shu-Ying Hwo, and Marc W. Kirschner, "A Protein Factor Essential for Microtubule Assembly," *Proceedings of the National Academy of Sciences of the United States of America* 72, no. 5 (1975): 1858–62.

4. Carlo Ballatore, Virginia M. Y. Lee, and John Q. Trojanowski, "Tau-Mediated Neurodegeneration in Alzheimer's Disease and Related Disorders," *Nature Reviews Neuroscience* 8, no. 9 (2007): 663–72; Khalid Iqbal, Fei Liu, Cheng-Xin Gong, and

Inge Grundke-Iqbal, "Tau in Alzheimer Disease and Related Tauopathies," *Current Alzheimer Research* 7, no. 8 (2010): 656–64; Meaghan Morris, Sumihiro Maeda, Keith Vossel, and Lennart Mucke, "The Many Faces of Tau," *Neuron* 70, no. 3 (2011): 410–26.

5. Ballatore et al., "Tau-Mediated Neurodegeneration"；Iqbal et al., "Tau in Alzheimer Disease"；Morris et al., "Many Faces of Tau."

6. Iqbal et al., "Tau in Alzheimer Disease."

7. Alberto Serrano-Pozo, Matthew P. Frosch, Eliezer Masliah, and Bradley T. Hyman, "Neuropathological Alterations in Alzheimer Disease," *Cold Spring Harbor Perspectives in Medicine* 1, no. 1 (2011): a006189.

8. Rudolph E. Tanzi and Ann B. Parson, *Decoding Darkness: The Search for the Genetic Causes of Alzheimer's Disease* (Cambridge, MA: Perseus Publishing, 2000).

9. Cécile Dumanchin et al., "Segregation of a Missense Mutation in the Microtubule-Associated Protein Tau Gene with Familial Frontotemporal Dementia and Parkinsonism," *Human Molecular Genetics* 7, no. 11 (1998): 1825–29; Mike Hutton et al., "Association of Missense and 5'-Splice-Site Mutations in Tau with the Inherited Dementia FTDP-17," *Nature* 393, no. 6686 (1998): 702–5.

10. Ballatore et al., "Tau-Mediated Neurodegeneration."

11. Jean-Louis Guénet, Annie Orth, and François Bonhomme, "Origins and Phylogenetic Relationships of the Laboratory Mouse," in *The Laboratory Mouse*, ed. Hans Hedrich (Cambridge, MA: Academic Press, 2012), 3–20.

12. Guénet et al., "Origins and Phylogenetic Relationships."

13. Leila McNeill, "The History of Breeding Mice for Science Begins with a Woman in a Barn," *Smithsonian Magazine*, March 20, 2018, https://www.smithsonianmag.com/science-nature/history-breeding-mice-science-leads-back-woman-barn-180968441/.

14. McNeill, "History of Breeding Mice."

15. Carol C. Linder and Muriel T. Davisson, "Historical Foundations," in *The Laboratory Mouse*, ed. Hans Hedrich (Cambridge, MA: Academic Press, 2012), 21–35.

16. 关于莱思罗普的生平细节，引自 David P. Steensma, Robert A. Kyle, and Marc A. Shampo, "Abbie Lathrop, the 'Mouse Woman of Granby': Rodent Fancier and Accidental Genetics Pioneer," *Mayo Foundation for Medical Education and Research* 85, no. 11 (2010): e83.

17. McNeill, "History of Breeding Mice."

18. National Human Genome Research Institute, "Why Mouse Matters," National Institutes of Health. Last modified July 23, 2010. https://www.genome.gov/10001345/importance-of-mouse-genome.

19. Morris et al., "Many Faces of Tau."

20. Cheng-Xin Gong and Khalid Iqbal, "Hyperphosphorylation of Microtubule-Associated Protein Tau: A Promising Therapeutic Target for Alzheimer Disease," *Current Medicinal Chemistry* 15, no. 23 (2008): 2321–28.

21．Michael K. Ahlijanian et al., "Hyperphosphorylated Tau and Neurofilament and Cytoskeletal Disruptions in Mice Overexpressing Human P25, an Activator of cdk5," *Proceedings of the National Academy of Sciences of the United States of America* 97, no. 6 (2000): 2910–15.

22．Astrid Sydow et al., "Tau-Induced Defects in Synaptic Plasticity, Learning, and Memory Are Reversible in Transgenic Mice After Switching off the Toxic Tau Mutant," *Journal of Neuroscience* 31, no. 7 (2011): 2511–25.

23．K. Santacruz et al., "Tau Suppression in a Neurodegenerative Mouse Model Improves Memory Function," *Science* 309, no. 5733 (2005): 476–81.

24．Morris et al., "Many Faces of Tau."

25．Gregory A. Elder, Miguel A. Gama Sosa, and Rita De Gasperi, "Transgenic Mouse Models of Alzheimer's Disease," *Mount Sinai Journal of Medicine: A Journal of Translational and Personalized Medicine* 77, no. 1 (2010): 69–81.

26．Alzforum, "Tau P301S (Line PS19)." Last updated April 13, 2018, http://www.alzforum.org/research-models/tau-p301s-line-ps19.

第十二章 苹果、牡蛎和小角色

1．Chris Smyth, "Scientists Create the First Drug to Halt Alzheimer's," *Times* (London), July 28, 2016, https://www.thetimes.co.uk/article/scientists-create-the-first-drug-to-halt-alzheimers-xzlkvrkvp.

2．Chronis Fatouros et al., "Inhibition of Tau Aggregation in a Novel *Caenorhabditis elegans* Model of Tauopathy Mitigates Proteotoxicity," *Human Molecular Genetics* 21, no. 16 (2012): 3587–603.

3．Elias Akoury et al., "Mechanistic Basis of Phenothiazine　Driven Inhibition of Tau Aggregation," *Angewandte Chemie International Edition* 52, no. 12 (2013): 3511–15.

4．Erin E. Congdon et al., "Methylthioninium Chloride (Methylene Blue) Induces Autophagy and Attenuates Tauopathy in Vitro and in Vivo," *Autophagy* 8, no. 4 (2012): 609–22.

5．ClinicalTrials.gov, identifier: NCT01626391.

6．Claude M. Wischik et al., "Tau Aggregation Inhibitor Therapy: An Exploratory Phase 2 Study in Mild or Moderate Alzheimer's Disease," *Journal of Alzheimer's Disease* 44, no. 2 (2015): 705–20.

7．Serge Gauthier et al., "Efficacy and Safety of Tau-Aggregation Inhibitor Therapy in Patients with Mild or Moderate Alzheimer's Disease: A Randomised, Controlled, Double-Blind, Parallel-Arm, Phase 3 Trial," *The Lancet* 388, no. 10062 (2016): 2873–84.

8．Tom Fagan, "In First Phase 3 Trial, the Tau Drug LMTM Did Not Work. Period," Alzforum, July 29, 2016, https://www.alzforum.org/news/conference-coverage/first-phase-3-trial-tau-drug-lmtm-did-not-work-period.

9. Fagan, "First Phase 3 Trial."

10. Fagan, "First Phase 3 Trial."

11. Fagan, "First Phase 3 Trial."

12. Gauthier et al., "Efficacy and Safety."

13. Fagan, "First Phase 3 Trial."

14. Gordon K. Wilcock et al., "Potential of Low Dose Leuco-Methylthioninium Bis(Hydromethanesulphonate) (LMTM) Monotherapy for Treatment of Mild Alzheimer's Disease: Cohort Analysis as Modified Primary Outcome in a Phase III Clinical Trial," *Journal of Alzheimer's Disease* 61, no. 1 (2017): 435–57.

15. Tom Fagan, "Tau Inhibitor Fails Again—Subgroup Analysis Irks Clinicians at CTAD," Alzforum, December 16, 2016, https://www.alzforum.org/news/conference-coverage/tau-inhibitor-fails-again-subgroup-analysis-irks-clinicians-ctad.

16. Fagan, "Tau Inhibitor Fails Again."

17. Fagan, "Tau Inhibitor Fails Again."

18. Gauthier et al., "Efficacy and Safety."

19. Gauthier et al., "Efficacy and Safety" ; Wilcock et al., "Potential of Low Dose Leuco-Methylthioninium Bis(Hydromethanesulphonate)."

20. Cheng-Xin Gong and Khalid Iqbal, "Hyperphosphorylation of Microtubule-Associated Protein Tau: A Promising Therapeutic Target for Alzheimer Disease," *Current Medicinal Chemistry* 15, no. 23 (2008): 2321–28.

21. Gong and Iqbal, "Hyperphosphorylation."

22. Teodoro Del Ser et al., "Treatment of Alzheimer's Disease with the GSK-3 Inhibitor Tideglusib: A Pilot Study," *Journal of Alzheimer's Disease* 33, no. 1 (2013): 205–15.

23. Simon Lovestone et al., "A Phase II Trial of Tideglusib in Alzheimer's Disease," *Journal of Alzheimer's Disease* 45, no. 1 (2015): 75–88.

24. S. Quraishe, C. M. Cowan, and A. Mudher, "NAP (Davunetide) Rescues Neuronal Dysfunction in a Drosophila Model of Tauopathy," *Molecular Psychiatry* 18, no. 7 (2013): 834–42.

25. Pat McCaffrey, "Boston: Neuroprotective Peptide Inches Forward in Clinic," Alzforum, May 6, 2008, https://www.alzforum.org/news/conference-coverage/boston-neuroprotective-peptide-inches-forward-clinic; Allon Therapeutics, "Allon's Phase II Clinical Trial Shows Statistically Significant Efficacy on Human Cognition and Memory," BioSpace, February 27, 2008, https://www.biospace.com/article/releases/allon-therapeutics-inc-s-phase-ii-clinical-trial-shows-statistically-significant-efficacy-on-human-cognition-and-memory-/.

26. Adam L. Boxer et al., "Davunetide in Patients with Progressive Supranuclear Palsy: A Randomised, Double-Blind, Placebo-Controlled Phase 2/3 Trial," *Lancet Neurology* 13, no. 7 (2014): 676–85.

27. Allon Therapeutics, "Allon Announces PSP Clinical Trial Results," CISION, December 18, 2012, http://www.prnewswire.com/news-releases/allon-announces-

psp-clinical-trial-results-183980141.html.

28. Michala Kolarova et al., "Structure and Pathology of Tau Protein in Alzheimer Disease," *International Journal of Alzheimer's Disease* (2012): article 731526; Peter Filipcik et al., "Cortical and Hippocampal Neurons from Truncated Tau Transgenic Rat Express Multiple Markers of Neurodegeneration," *Cellular and Molecular Neurobiology* 29, no. 6 (2009): 895–900.

29. Norbert Zilka et al., "Truncated Tau from Sporadic Alzheimer's Disease Suffices to Drive Neurofibrillary Degeneration in Vivo," *FEBS Letters* 580, no. 15 (2006): 3582–88; Kristina Paholikova et al., "N-Terminal Truncation of Microtubule Associated Protein Tau Dysregulates Its Cellular Localization," *Journal of Alzheimer's Disease* 43, no. 3 (2015): 915–26.

30. Eva Kontsekova et al., "First-in-Man Tau Vaccine Targeting Structural Determinants Essential for Pathological Tau-Tau Interaction Reduces Tau Oligomerisation and Neurofibrillary Degeneration in an Alzheimer's Disease Model," *Alzheimer's Research & Therapy* 6, no. 44 (2014): 1–12.

31. Petr Novak et al., "Safety and Immunogenicity of the Tau Vaccine AADvac1 in Patients with Alzheimer's Disease: A Randomised, Double-Blind, Placebo-Controlled, Phase 1 Trial," *The Lancet Neurology* 16, no. 2 (2017): 123–34.

32. AXON Neuroscience, "AXON Neuroscience's Vaccine to Halt Alzheimer's Finishes Phase 1 Clinical Trial," *Businesswire*, July 8, 2015, http://www.businesswire.com/news/home/20150708005060/en/AXON-Neuroscience%E2%80%99s-Vaccine-Halt-Alzheimer%E2%80%99s-Finishes-Phase.

33. AXON Neuroscience, "Axon Announces Positive Results from Phase II ADAMANT Trial for AADvac1 in Alzheimer's Disease," CISION, September 9, 2019, http://www.axon-neuroscience.eu/docs/press_release_Axon_announces_positive_result_9-9-2019.pdf.

34. AXON Neuroscience, "Axon Announces Positive Results," emphasis added.

35. Alectos, "Alectos Therapeutics Announces Achievement of Phase I Clinical Milestone in Merck Alzheimer's collaboration," December 12, 2014, http://alectos.com/content/phase1-milestone-merck-alzheimers/.

36. Bin Zhang et al., "The Microtubule-Stabilizing Agent, Epothilone D, Reduces Axonal Dysfunction, Neurotoxicity, Cognitive Deficits, and Alzheimer-Like Pathology in an Interventional Study with Aged Tau Transgenic Mice," *Journal of Neuroscience* 32, no. 11 (2012): 3601–11.

37. ClinicalTrials.gov, identifier: NCT01492374.

38. Ludovic Collin et al., "Neuronal Uptake of Tau/PS422 Antibody and Reduced Progression of Tau Pathology in a Mouse Model of Alzheimer's Disease," *Brain* 137, no. 10 (2014): 2834–46.

39. Einar M. Sigurdsson, "Tau Immunotherapies for Alzheimer's Disease and Related Tauopathies: Progress and Potential Pitfalls," *Journal of Alzheimer's Disease* 64, no. S1

(2018): S555–S565.

第十三章　3 型糖尿病

1. 这个对糖尿病的比喻根据的是 Kim Chilman-Blair and John Taddeo, *What's Up with Ella?Medikidz Explain Type 1 Diabetes* (London: Medikidz Ltd., 2009).

2. 还有一种暂时性的糖尿病，称为"妊娠糖尿病"（gestational diabetes），会危害孕妇并增加她们日后得 2 型糖尿病的风险。

3. Sónia Correia et al., "Insulin Signaling, Glucose Metabolism and Mitochondria: Major Players in Alzheimer's Disease and Diabetes Interrelation," *Brain Research* 1441 (2012): 64–78.

4. Omar Ali, "Genetics of Type 2 Diabetes," *World Journal of Diabetes* 4, no. 4 (2013): 114–23.

5. Suzanne Craft, "The Role of Metabolic Disorders in Alzheimer Disease and Vascular Dementia: Two Roads Converged," *Archives of Neurology* 66, no. 3 (2009): 300–5.

6. Enrique J. Rivera et al., "Insulin and Insulin-Like Growth Factor Expression and Function Deteriorate with Progression of Alzheimer's Disease: Link to Brain Reductions in Acetylcholine," *Journal of Alzheimer's Disease* 8, no. 3 (2005): 247–68.

7. Andisheh Abedini et al., "Time-Resolved Studies Define the Nature of Toxic IAPP Intermediates, Providing Insight for Anti-Amyloidosis Therapeutics," *eLife* 5, (2016): 1–28.

8. Juliette Janson et al., "Increased Risk of Type 2 Diabetes in Alzheimer Disease," *Diabetes* 53, no. 2 (2004): 474–81.

9. Correia et al., "Insulin Signaling"；José Alejandro Luchsinger, "Adiposity, Hyperinsulinemia, Diabetes and Alzheimer's Disease: An Epidemiological Perspective," *European Journal of Pharmacology* 585, no. 1 (2008): 119–29.

10. Dongfeng Cao, Hailin Lu, Terry L. Lewis, and Ling Li, "Intake of Sucrose-Sweetened Water Induces Insulin Resistance and Exacerbates Memory Deficits and Amyloidosis in a Transgenic Mouse Model of Alzheimer Disease," *Journal of Biological Chemistry* 282, no. 50 (2007): 36275–82.

11. Z. Arvanitakis et al., "Diabetes Is Related to Cerebral Infarction But Not to AD Pathology in Older Persons," *Neurology* 67, no. 11 (2006): 1960–65.

12. City of Rochester, "History of Rochester," City of Rochester, accessed March 27, 2020, http://www.rochestermn.gov/about-the-city/history-of-rochester.

13. City of Rochester, "History of Rochester."

14. National Weather Service, "Rochester Tornado August 21 1883," accessed March 31, 2020, https://www.weather.gov/arx/aug211883.

15. National Weather Service, "Rochester Tornado."

16. Matthew Dacy, "What's in a Name? The Story of 'Mayo Clinic,'" Mayo Clinic,

February 9, 2009, https://sharing.mayoclinic.org/2009/02/09/whats-in-a-name-the-story-of-mayo-clinic/.

17. C. L. Leibson et al., "Risk of Dementia Among Persons with Diabetes Mellitus: A Population-Based Cohort Study," *American Journal of Epidemiology* 145, no. 4 (1997): 301–8.

18. Leibson et al., "Risk of Dementia."

19. Erasmus University Medical Center, "The Rotterdam Study," Erasmus University Rotterdam, accessed March 27, 2020, http://www.epib.nl/research/ergo.htm.

20. A. Ott et al., "Diabetes Mellitus and the Risk of Dementia: The Rotterdam Study," *Neurology* 53, no. 9 (1999): 1937–42.

21. Toshiharu Ninomiya, "Japanese Legacy Cohort Studies: The Hisayama Study," *Journal of Epidemiology* 28, no. 11 (2018): 444–51.

22. Hirotsugu Ueshima, "Hisayama Study," University of Minnesota, accessed April 3, 2020, http://www.epi.umn.edu/cvdepi/study-synopsis/hisayama-study/.

23. Ueshima, "Hisayama Study."

24. T. Yoshitake et al., "Incidence and Risk Factors of Vascular Dementia and Alzheimer's Disease in a Defined Elderly Japanese Population: The Hisayama Study," *Neurology* 45, no. 6 (1995): 1161–68.

25. Miia Kivipelto et al., "Obesity and Vascular Risk Factors at Midlife and the Risk of Dementia and Alzheimer Disease," *Archives of Neurology* 62, no. 10 (2005): 1556–60; Luchsinger, "Adiposity, Hyperinsulinemia, Diabetes and Alzheimer's Disease."

26. Gisele Wolf-Klein et al., "Are Alzheimer Patients Healthier?" *Journal of the American Geriatrics Society* 36, no. 3 (1988): 219–24.

第十四章　酮——大脑的燃料

1. Eric Kossoff et al., *The Ketogenic and Modified Atkins Diets: Treatments for Epilepsy and Other Disorders* (New York: Demos Medical Publishing, 2016), 19.

2. Hippocrates, "On the Sacred Disease," Classics Archive, accessed March 30, 2020, http://classics.mit.edu/Hippocrates/sacred.html.

3. John Freeman et al., "The Ketogenic Diet: From Molecular Mechanisms to Clinical Effects," *Epilepsy Research* 68 (2006): 145–80; Mark Greener, "Food for Thought: The Ketogenic Diet for Epilepsy," *Progress in Neurology and Psychiatry* 18, no. 3 (2014): 6–9.

4. Alton Goldbloom, "Some Observations on the Starvation Treatment of Epilepsy," *Canadian Medical Association Journal* 12, no. 8 (1922): 539–40.

5. James W. Wheless, "History of the Ketogenic Diet," *Epilepsia* 49 (2008): 3–5.

6. Wheless, "History of the Ketogenic Diet."

7. Stephen C. Cunnane et al., "Can Ketones Help Rescue Brain Fuel Supply in Later Life? Implications for Cognitive Health During Aging and the Treatment of Alzheimer's Disease," *Frontiers in Molecular Neuroscience* 9 (2016): 1–21.

8. S. Hoyer, R. Nitsch, and K. Oesterreich, "Predominant Abnormality in Cerebral Glucose Utilization in Late-Onset Dementia of the Alzheimer Type: A Cross-Sectional Comparison Against Advanced Late-Onset and Incipient Early-Onset Cases," *Journal of Neural Transmission—Parkinson's Disease and Dementia Section* 3, no. 1 (1991): 1–14; Stephen Cunnane et al., "Brain Fuel Metabolism, Aging, and Alzheimer's Disease," *Nutrition* 27, no. 1 (2011): 3–20.

9. Samuel T. Henderson et al., "Study of the Ketogenic Agent AC-1202 in Mild to Moderate Alzheimer's Disease: A Randomized, Double-Blind, Placebo-Controlled, Multicenter Trial," *Nutrition & Metabolism* 6, no. 31 (2009): 1–25.

10. Cunnane et al., "Brain Fuel Metabolism" ; Kaushik Shah, Shanal DeSilva, and Thomas Abbruscato, "The Role of Glucose Transporters in Brain Disease: Diabetes and Alzheimer's Disease," *International Journal of Molecular Sciences* 13 (2012): 12629–55.

11. Michael Schöll et al., "Glucose Metabolism and PIB Binding in Carriers of a His163Tyr Presenilin 1 Mutation," *Neurobiology of Aging* 32, no. 8 (2011): 1388–99.

12. Eric M. Reiman et al., "Functional Brain Abnormalities in Young Adults at Genetic Risk for Late-Onset Alzheimer's Dementia," *Proceedings of the National Academy of Sciences of the United States of America* 101, no. 1 (2004): 284–89.

13. G. Stennis Watson and Suzanne Craft, "Modulation of Memory by Insulin and Glucose: Neuropsychological Observations in Alzheimer's Disease," *European Journal of Pharmacology* 490, no. 1 (2004): 97–113; Sandra I. Sünram-Lea, Jonathan K. Foster, Paula Durlach, and Catalina Perez, "The Effect of Retrograde and Anterograde Glucose Administration on Memory Performance in Healthy Young Adults," *Behavioural Brain Research* 134, no. 1 (2002): 505–16; Carol A. Manning, Michael E. Ragozzino, and Paul E. Gold, "Glucose Enhancement of Memory in Patients with Probable Senile Dementia of the Alzheimer's Type," *Neurobiology of Aging* 14, no. 6 (1993): 523–28.

14. Michael Vitek et al., "Advanced Glycation End Products Contribute to Amyloidosis in Alzheimer Disease," *Proceedings of the National Academy of Sciences of the United States of America* 91, no. 11 (1994): 4766–70; M. Dolores Ledesma, Pedro Bonay, Camilo Colaço, and Jesús Avila, "Analysis of Microtubule-Associated Protein Tau Glycation in Paired Helical Filaments," *Journal of Biological Chemistry* 269, no. 34 (1994): 21614–19.

15. Freeman et al., "Ketogenic Diet."

16. William R. Leonard, J. Josh Snodgrass, and Marcia L. Robertson, "Evolutionary Perspectives on Fat Ingestion and Metabolism in Humans," in *Fat Detection: Taste, Texture, and Post Ingestive Effects*, ed. Jean-Pierre Montmayeur and Johannes le Coutre (Boca Raton, FL: CRC Press, 2010), 3–18.

17. Loren Cordain, Michael R. Eades, and Mary D. Eades, "Hyperinsulinemic Diseases of Civilization: More Than Just Syndrome X," *Comparative Biochemistry and*

Physiology, Part A 136, no. 1 (2003): 95–112.

18. Cunnane et al., "Can Ketones Help?"

19. Mary Newport, *Alzheimer's Disease: What If There Was a Cure? The Story of Ketones* (Laguna Beach, CA: Basic Health Publications, Inc., 2013).

20. ClinicalTrials.gov, identifier: NCT01883648.

21. José Enrique de la Rubia Ortí et al., "Improvement of Main Cognitive Functions in Patients with Alzheimer's Disease After Treatment with Coconut Oil Enriched Mediterranean Diet: A Pilot Study," *Journal of Alzheimer's Disease* 65, no. 2 (2018): 577–87.

22. Andreas Eenfeldt, "20 and 50 Grams of Carbs—How Much Food Is That?" *Diet Doctor*, February 14, 2020, https://www.dietdoctor.com/low-carb/20-50-how-much.

23. Robert Krikorian et al., "Dietary Ketosis Enhances Memory in Mild Cognitive Impairment," *Neurobiology of Aging* 33, no. 2 (2012): 425.e19–25.e27.

24. Samuel T. Henderson et al., "Study of the Ketogenic Agent AC-1202 in Mild to Moderate Alzheimer's Disease: A Randomized, Double-Blind, Placebo-Controlled, Multicenter Trial," *Nutrition & Metabolism* 6, no. 31 (2009): 1–25.

25. Mark A. Reger et al., "Effects of β-Hydroxybutyrate on Cognition in Memory-Impaired Adults," *Neurobiology of Aging* 25, no. 3 (2004): 311–14.

26. Clinicaltrials.gov, identifier: NCT00660088.

27. Henderson et al., "Ketogenic Agent AC-1202."

28. Henderson et al., "Ketogenic Agent AC-1202," 22.

29. U.S. Food and Drug Administration, "Frequently Asked Questions About Medical Foods," May 2016, https://www.fda.gov/downloads/food/guidance-regulation/guida ncedocumentsregulatoryinformation/ucm500094.pdf.

30. U.S. Food and Drug Administration, "FDA Warning Letter to Accera, Inc," *Casewatch*, December 26, 2013, https://quackwatch.org/cases/fdawarning/prod/fda-warning-letters-about-products-2013/accera/.

31. U.S. Food and Drug Administration, "FDA Warning Letter."

32. Esther Landhuis, "Medical Foods—Fallback Option for Elusive AD Drug Status?" Alzforum, October 14, 2009, https://www.alzforum.org/news/research-news/ medical-foods-fallback-option-elusive-ad-drug-status.

33. Landhuis, "Medical Foods—Fallback Option?"

34. Steven Douglas Maynard and Jeff Gelblum, "Retrospective Case Studies of the Efficacy of Caprylic Triglyceride in Mild-to-Moderate Alzheimer's Disease," *Neuropsychiatric Disease and Treatment* 9 (2013): 1629–35.

35. U.S. Food and Drug Administration, "FDA Warning Letter."

36. Clinicaltrials.gov, identifier: NCT01741194.

37. Accera, "Accera Announces Results of Its First Phase 3 Study in Mild-to-Moderate Alzheimer's Disease," Cerecin, February 28, 2017, http://www.cerecin.com/ newsroom/accera-announces-results-of-its-first-phase-3-study.html.

38. Cerecin, "Accera Closes New Investment Led by Asia's Leading Agribusiness Group, Wilmar, and Rebrands as Cerecin," October 4, 2018, http://www.cerecin.com/newsroom/accera-closes-new-investment-led-by-asia-leading-agribusiness-group.html.

39. Cerecin, "Accera Closes New Investment."

40. Cerecin, "Accera Closes New Investment."

第十五章　用胰岛素治病

1. 我对这个病例做了美化处理，基本细节来自 Katherine Tuttle, "A 60-Year-Old Man with Type 2 Diabetes, Hypertension, Dyslipidemia, and Albuminuria," *Advanced Studies in Medicine* 5, no. 1A (2005): S34–S35.

2. Kristina Schoonjans and Johan Auwerx, "Thiazolidinediones: An Update," *The Lancet* 355, no. 9208 (2000): 1008–10.

3. Neil J. Elgee, Robert H. Williams, and Norman D. Lee, "Distribution and Degradation Studies with Insulin-I131," *Journal of Clinical Investigation* 33, no. 9 (1954): 1252–60.

4. Richard U. Margolis and Norman Altszuler, "Insulin in the Cerebrospinal Fluid," *Nature* 215, no. 5108 (1967): 1375–76.

5. Sarah M. Gray, Rick I. Meijer, and Eugene J. Barrett, "Insulin Regulates Brain Function, But How Does It Get There?" *Diabetes* 63, no. 12 (2014): 3992–97.

6. Susana Cardoso et al., "Insulin Is a Two-Edged Knife on the Brain," *Journal of Alzheimer's Disease* 18, no. 3 (2009): 483–507.

7. M. Salkovic-Petrisic and S. Hoyer, "Central Insulin Resistance as a Trigger for Sporadic Alzheimer-Like Pathology: An Experimental Approach," *Journal of Neural Transmission* Suppl 72 (2007): 217–33; Suzanne M. de la Monte et al., "Therapeutic Rescue of Neurodegeneration in Experimental Type 3 Diabetes: Relevance to Alzheimer's Disease," *Journal of Alzheimer's Disease* 10, no. 1 (2006): 89–109; Nataniel Lester-Coll et al., "Intracerebral Streptozotocin Model of Type 3 Diabetes: Relevance to Sporadic Alzheimer's Disease," *Journal of Alzheimer's Disease* 9, no. 1 (2006): 13–33.

8. Eric Steen et al., "Impaired Insulin and Insulin-Like Growth Factor Expression and Signaling Mechanisms in Alzheimer's Disease—Is This Type 3 Diabetes?" *Journal of Alzheimer's Disease* 7, no. 1 (2005): 63–80.

9. Enrique J. Rivera et al., "Insulin and Insulin-Like Growth Factor Expression and Function Deteriorate with Progression of Alzheimer's Disease: Link to Brain Reductions in Acetylcholine," *Journal of Alzheimer's Disease* 8, no. 3 (2005): 247–68.

10. Suzanne Craft et al., "Insulin Dose–Response Effects on Memory and Plasma Amyloid Precursor Protein in Alzheimer's Disease: Interactions with Apolipoprotein E Genotype," *Psychoneuroendocrinology* 28, no. 6 (2003): 809–22.

11. Ana I. Duarte, Paula I. Moreira, and Catarina R. Oliveira, "Insulin in Central

Nervous System: More Than Just a Peripheral Hormone," *Journal of Aging Research* (2012): 1–21; Karl Kaiyla et al., "Obesity Induced by a High-Fat Diet Is Associated with Reduced Brain Insulin Transport in Dogs," *Diabetes* 49, no. 9 (2000): 1525–33; William M. Pardridge, "Receptor-Mediated Peptide Transport Through the Blood-Brain Barrier," *Endocrine Reviews* 7, no. 3 (1986): 314–30.

12. Duarte et al., "Insulin in Central Nervous System," 1.

13. Fernanda G. De Felice et al., "Protection of Synapses Against Alzheimer's-Linked Toxins: Insulin Signaling Prevents the Pathogenic Binding of Abeta Oligomers," *Proceedings of the National Academy of Sciences of the United States of America* 106, no. 6 (2009): 1971–76.

14. Ward A. Pedersen et al., "Rosiglitazone Attenuates Learning and Memory Deficits in Tg2576 Alzheimer Mice," *Experimental Neurology* 199, no. 2 (2006): 265–73.

15. G. Stennis Watson et al., "Preserved Cognition in Patients with Early Alzheimer Disease and Amnestic Mild Cognitive Impairment During Treatment with Rosiglitazone: A Preliminary Study," *American Journal of Geriatric Psychiatry* 13, no. 11 (2005): 950–58.

16. Steven E. Nissen and Kathy Wolski, "Effect of Rosiglitazone on the Risk of Myocardial Infarction and Death from Cardiovascular Causes," *New England Journal of Medicine* 356, no. 24 (2007): 2457–71.

17. Sonal Singh, Yoon K. Loke, and Curt D. Furberg, "Long-Term Risk of Cardiovascular Events with Rosiglitazone: A Meta-Analysis," *JAMA* 298, no. 10 (2007): 1189–95; Steven E. Nissen and Kathy Wolski, "Rosiglitazone Revisited: An Updated Meta-Analysis of Risk for Myocardial Infarction and Cardiovascular Mortality," *Archives of Internal Medicine* 170, no. 14 (2010): 1191–201; Edoardo Mannucci et al., "Cardiac Safety Profile of Rosiglitazone: A Comprehensive Meta-Analysis of Randomized Clinical Trials," *International Journal of Cardiology* 143, no. 2 (2010): 135–40.

18. Tracy Staton, "GSK Settles Bulk of Avandia Suits for $460m," FiercePharma, July 14, 2010, https://www.fiercepharma.com/pharma/gsk-settles-bulk-of-avandia-suits-for-460m.

19. ClinicalTrials.gov, identifier: NCT00884533.

20. Sofia Tzimopoulou et al., "A Multi-Center Randomized Proof-of-Concept Clinical Trial Applying [^{18}F]FDG-PET for Evaluation of Metabolic Therapy with Rosiglitazone XR in Mild to Moderate Alzheimer's Disease," *Journal of Alzheimer's Disease* 22, no. 4 (2010): 1241–56.

21. M. E. Risner et al., "Efficacy of Rosiglitazone in a Genetically Defined Population with Mild-to-Moderate Alzheimer's Disease," *Pharmacogenomics Journal* 6, no. 4 (2006): 246–54.

22. Risner et al., "Efficacy of Rosiglitazone."

23. C. Harrington et al., "Rosiglitazone Does Not Improve Cognition or Global Function When Used as Adjunctive Therapy to AChE Inhibitors in Mildto-Moderate

Alzheimer's Disease: Two Phase 3 Studies," *Current Alzheimer Research* 8, no. 5 (2011): 592–606; Michael Gold et al., "Rosiglitazone Monotherapy in Mild-to-Moderate Alzheimer's Disease: Results from a Randomized, Double-Blind, Placebo-Controlled Phase III Study," *Dementia and Geriatric Cognitive Disorders* 30, no. 2 (2010): 131–46.

24. Nissen and Wolski, "Effect of Rosiglitazone"; Nissen and Wolski, "Rosiglitazone Revisited."

25. David S. Geldmacher et al., "A Randomized Pilot Clinical Trial of the Safety of Pioglitazone in Treatment of Patients with Alzheimer Disease," *Archives of Neurology* 68, no. 1 (2011): 45–50.

26. Nektaria Nicolakakis et al., "Complete Rescue of Cerebrovascular Function in Aged Alzheimer's Disease Transgenic Mice by Antioxidants and Pioglitazone, a Peroxisome Proliferator-Activated Receptor Gamma Agonist," *Journal of Neuroscience: The Official Journal of the Society for Neuroscience* 28, no. 37 (2008): 9287–96.

27. Tomohiko Sato et al., "Efficacy of PPAR-γ Agonist Pioglitazone in Mild Alzheimer Disease," *Neurobiology of Aging* 32, no. 9 (2011): 1626–33.

28. Haruo Hanyu et al., "Pioglitazone Improved Cognition in a Pilot Study on Patients with Alzheimer's Disease and Mild Cognitive Impairment with Diabetes Mellitus," *Journal of the American Geriatrics Society* 57, no. 1 (2009): 177–79.

29. Geldmacher et al., "A Randomized Pilot Clinical Trial."

30. ClinicalTrials.gov, identifier: NCT01931566.

31. Suzanne Craft et al., "Memory Improvement Following Induced Hyperinsulinemia in Alzheimer's Disease," *Neurobiology of Aging* 17, no. 1 (1996): 123–30; Suzanne Craft et al., "Insulin Dose–Response Effects."

32. Mark A. Reger et al., "Intranasal Insulin Administration Dose-Dependently Modulates Verbal Memory and Plasma Amyloid-β in Memory-Impaired Older Adults," *Journal of Alzheimer's Disease* 13, no. 3 (2008): 323–31.

33. Jan Born et al., "Sniffing Neuropeptides: A Transnasal Approach to the Human Brain," *Nature Neuroscience* 5, no. 6 (2002): 514–16.

34. Mark A. Reger et al., "Intranasal Insulin Improves Cognition and Modulates β-Amyloid in Early AD," *Neurology* 70, no. 6 (2008): 440–48.

35. Christian Benedict et al., "Intranasal Insulin Improves Memory in Humans," *Psychoneuroendocrinology* 29, no. 10 (2004): 1326–34.

36. Suzanne Craft et al., "Intranasal Insulin Therapy for Alzheimer Disease and Amnestic Mild Cognitive Impairment: A Pilot Clinical Trial," *Archives of Neurology* 69, no. 1 (2012): 29–38.

37. Amy Claxton et al., "Long-Acting Intranasal Insulin Detemir Improves Working Memory for Adults with Mild Cognitive Impairment or Early-Stage Alzheimer's Dementia," *Journal of Alzheimer's Disease* 44, no. 3 (2015): 897–906.

38. Suzanne Craft et al., "Effects of Regular and Long-Acting Insulin on Cognition and

Alzheimer's Disease Biomarkers: A Pilot Clinical Trial," *Journal of Alzheimer's Disease* 57, no. 4 (2017): 1325–34.

39．Claxton et al., "Long-Acting Intranasal Insulin," 904（强调为本书作者所加）。

40．Suzanne Craft et al., "Safety, Efficacy, and Feasibility of Intranasal Insulin for the Treatment of Mild Cognitive Impairment and Alzheimer Disease Dementia: A Randomized Clinical Trial," *JAMA Neurology*, online first, https://jamanetwork.com/journals/jamaneurology/article-abstract/2767376.

41．GLP-1 还能放缓肠胃运动，进而减少对营养物质的吸收、降低葡萄糖，并减少对胰岛素的需求。见 Patrick E. MacDonald et al., "The Multiple Actions of GLP-1 on the Process of Glucose-Stimulated Insulin Secretion," *Diabetes* 51 Suppl 3 (2002): S434–S442.

42．Paula L. McClean, Vadivel Parthsarathy, Emilie Faivre, and Christian Hölscher, "The Diabetes Drug Liraglutide Prevents Degenerative Processes in a Mouse Model of Alzheimer's Disease," *Journal of Neuroscience: The Official Journal of the Society for Neuroscience* 31, no. 17 (2011): 6587–94.

43．Henrik H. Hansen et al., "Long-Term Treatment with Liraglutide, a Glucagon-Like Peptide-1 (GLP-1) Receptor Agonist, Has No Effect on β-Amyloid Plaque Load in Two Transgenic APP/PS1 Mouse Models of Alzheimer's Disease," *Plos One* 11, no. 7 (2016): E0158205.

44．Michael Gejl et al., "In Alzheimer's Disease, Six-Month Treatment with GLP-1 Analogue Prevents Decline of Brain Glucose Metabolism: Randomized, Placebo-Controlled, Double-Blind Clinical Trial," *Frontiers in Aging Neuroscience* 8 (2016): 1–10.

45．ClinicalTrials.gov, identifier: NCT01843075.

46．Edy Kornelius et al., "DPP 4 Inhibitor Linagliptin Attenuates Aβ Induced Cytotoxicity Through Activation of AMPK in Neuronal Cells," *CNS Neuroscience & Therapeutics* 21, no. 7 (2015): 549–57; Jayasankar Kosaraju et al., "Saxagliptin: A Dipeptidyl Peptidase-4 Inhibitor Ameliorates Streptozotocin-Induced Alzheimer's Disease," *Neuropharmacology* 72 (2013): 291–300; Jayasankar Kosaraju et al., "Vildagliptin: An Anti-Diabetes Agent Ameliorates Cognitive Deficits and Pathology Observed in Streptozotocin-Induced Alzheimer's Disease," *Journal of Pharmacy and Pharmacology* 65, no. 12 (2013): 1773–84; Jayasankar Kosaraju, R. M. Damian Holsinger, Lixia Guo, and Kin Tam, "Linagliptin, a Dipeptidyl Peptidase-4 Inhibitor, Mitigates Cognitive Deficits and Pathology in the 3xTg-AD Mouse Model of Alzheimer's Disease," *Molecular Neurobiology* 54, no. 8 (2017): 6074–84.

47．Maria Rosaria Rizzo et al., "Dipeptidyl Peptidase-4 Inhibitors Have Protective Effect on Cognitive Impairment in Aged Diabetic Patients with Mild Cognitive Impairment," *Journals of Gerontology Series A: Biomedical Sciences and Medical Sciences* 69, no. 9 (2014): 1122–31; Ahmet Turan Isik, Pinar Soysal, Adnan Yay, and Cansu Usarel, "The Effects of Sitagliptin, a DPP-4 Inhibitor, on Cognitive Functions in

Elderly Diabetic Patients With or Without Alzheimer's Disease," *Diabetes Research and Clinical Practice* 123 (2017): 192–98.

48. Elizabeth Mietlicki-Baase, "Amylin-Mediated Control of Glycemia, Energy Balance, and Cognition," *Physiology & Behavior* 162 (2016): 130–40; Laura Hieronymus and Stacy Griffin, "Role of Amylin in Type 1 and Type 2 Diabetes," *The Diabetes Educator* 41, no. 1 (2015): 47S–56S.

49. Brittany L. Adler et al., "Neuroprotective Effects of the Amylin Analogue Pramlintide on Alzheimer's Disease Pathogenesis and Cognition," *Neurobiology of Aging* 35, no. 4 (2014): 793–801.

50. Kaleena Jackson et al., "Amylin Deposition in the Brain: A Second Amyloid in Alzheimer Disease?" *Annals of Neurology* 74, no. 4 (2013): 517–26.

51. Adler et al., "Neuroprotective Effects of the Amylin Analogue" ; H. Zhu et al., "Intraperitoneal Injection of the Pancreatic Peptide Amylin Potently Reduces Behavioral Impairment and Brain Amyloid Pathology in Murine Models of Alzheimer's Disease," *Molecular Psychiatry* 20, no. 2 (2014): 232–39.

52. Ripudaman S. Hundal et al., "Mechanism by Which Metformin Reduces Glucose Production in Type 2 Diabetes," *Diabetes* 49, no. 12 (2000): 2063–69.

53. Amit Gupta, Bharti Bisht, and Chinmoy Sankar Dey, "Peripheral Insulin-Sensitizer Drug Metformin Ameliorates Neuronal Insulin Resistance and Alzheimer's-Like Changes," *Neuropharmacology* 60, no. 6 (2011): 910–20; Eva Kickstein et al., "Biguanide Metformin Acts on Tau Phosphorylation Via mTOR/Protein Phosphatase 2A (PP2A) Signaling," *Proceedings of the National Academy of Sciences of the United States of America* 107, no. 50 (2010): 21830–35; Jing Wang et al., "Metformin Activates an Atypical PKC-CBP Pathway to Promote Neurogenesis and Enhance Spatial Memory Formation," *Cell Stem Cell* 11, no. 1 (2012): 23–35.

54. Yaomin Chen et al., "Antidiabetic Drug Metformin (Glucophage®) Increases Biogenesis of Alzheimer's Amyloid Peptides Via Up-Regulating *BACE1* Transcription," *Proceedings of the National Academy of Sciences of the United States of America* 106, no. 10 (2009): 3907–12; Erica Barini et al., "Metformin Promotes Tau Aggregation and Exacerbates Abnormal Behavior in a Mouse Model of Tauopathy," *Molecular Neurodegeneration* 11, no. 16 (2016):1–20; Nopporn Thangthaeng et al., "Metformin Impairs Spatial Memory and Visual Acuity in Old Male Mice," *Aging and Disease* 8, no. 1 (2017): 17–30.

55. Chih-Cheng Hsu, Mark L Wahlqvist, Meei-Shyuan Lee, and Hsin-Ni Tsai, "Incidence of Dementia Is Increased in Type 2 Diabetes and Reduced by the Use of Sulfonylureas and Metformin," *Journal of Alzheimer's Disease* 24, no. 3 (2011): 485–93.

56. Tze Pin Ng et al., "Long-Term Metformin Usage and Cognitive Function Among Older Adults with Diabetes," *Journal of Alzheimer's Disease* 41, no. 1 (2014): 61–68.

57. Patrick Imfeld, Michael Bodmer, Susan S. Jick, and Christoph R. Meier, "Metformin, Other Antidiabetic Drugs, and Risk of Alzheimer's Disease: A Population Based

Case–Control Study," *Journal of the American Geriatrics Society* 60, no. 5 (2012): 916–21.

58. Eileen M. Moore et al., "Increased Risk of Cognitive Impairment in Patients with Diabetes Is Associated with Metformin," *Diabetes Care* 36, no. 10 (2013): 2981–87.

59. Aaron M. Koenig et al., "Effects of the Insulin Sensitizer Metformin in Alzheimer Disease: Pilot Data from a Randomized Placebo-Controlled Crossover Study," *Alzheimer Disease and Associated Disorders* 31, no. 2 (2017): 107–13.

60. José A. Luchsinger et al., "Metformin in Amnestic Mild Cognitive Impairment: Results of a Pilot Randomized Placebo Controlled Clinical Trial," *Journal of Alzheimer's Disease* 51, no. 2 (2016): 501–14.

61. Luchsinger et al., "Metformin in Amnestic Mild Cognitive Impairment," 501（强调为本书作者所加）。

第十六章　脑子里的细菌

1. Geoffrey Cooper, *The Cell: A Molecular Approach* (Sunderland, MA: Sinauer Associates, 2000).

2. Cooper, *The Cell*.

3. Michael W. Gray, "Mitochondrial Evolution," *Cold Spring Harbor Perspectives in Biology* 4, no. 9 (2012): a011403.

4. Ana Navarro and Alberto Boveris, "The Mitochondrial Energy Transduction System and the Aging Process," *American Journal of Physiology: Cell Physiology* 292, no. 2 (2007): C670–C686.

5. Navarro and Boveris, "Mitochondrial Energy Transduction System."

6. Navarro and Boveris, "Mitochondrial Energy Transduction System."

7. Tamás Szabados et al., "A Chronic Alzheimer's Model Evoked by Mitochondrial Poison Sodium Azide for Pharmacological Investigations," *Behavioural Brain Research* 154, no. 1 (2004): 31–40.

8. S. Hoyer, "Brain Glucose and Energy Metabolism Abnormalities in Sporadic Alzheimer Disease. Causes and Consequences: An Update," *Experimental Gerontology* 35, no. 9 (2000): 1363–72.

9. Xinglong Wang et al., "Oxidative Stress and Mitochondrial Dysfunction in Alzheimer's Disease," *Biochimica et Biophysica Acta* 1842, no. 8 (2014): 1240–47; Carmelina Gemma, Jennifer Vila, Adam Bachstetter, and Paula Bickford, "Oxidative Stress and the Aging Brain: From Theory to Prevention," in *Brain Aging: Models, Methods, and Mechanisms*, ed. David Riddle (Boca Raton, FL: CRC Press/Taylor & Francis, 2007), 353–74.

10. Paula I. Moreira et al., "Mitochondrial Dysfunction Is a Trigger of Alzheimer's Disease Pathophysiology," *Biochimica et Biophysica Acta* 1802, no. 1 (2010): 2–10;

Wang et al., "Oxidative Stress and Mitochondrial Dysfunction."

11. Moreira et al., "Mitochondrial Dysfunction" ; Wang et al., "Oxidative Stress and Mitochondrial Dysfunction."

12. J. Wang et al., "Increased Oxidative Damage in Nuclear and Mitochondrial DNA in Alzheimer's Disease," *Journal of Neurochemistry* 93, no. 4 (2005): 953–62; David L. Marcus et al., "Increased Peroxidation and Reduced Antioxidant Enzyme Activity in Alzheimer's Disease," *Experimental Neurology* 150, no. 1 (1998): 40–44.

13. Russell H. Swerdlow, Jeffrey M. Burns, and Shaharyar M. Khan, "The Alzheimer's Disease Mitochondrial Cascade Hypothesis: Progress and Perspectives," *Biochimica et Biophysica Acta* 1842, no. 8 (2014): 1219–31.

14. Russell H. Swerdlow, Jeffrey M. Burns, and Shaharyar M. Khan, "The Alzheimer's Disease Mitochondrial Cascade Hypothesis," *Journal of Alzheimer's Disease* 20 Suppl 2 (2010): S265–S279.

15. Swerdlow et al., "Alzheimer's Disease Mitochondrial Cascade Hypothesis."

16. Friderun Ankel-Simons and Jim Cummins, "Misconceptions About Mitochondria and Mammalian Fertilization: Implications for Theories on Human Evolution," *Proceedings of the National Academy of Sciences of the United States of America* 93, no. 24 (1996): 13859–63.

17. David C. Chan and Eric A. Schon, "Eliminating Mitochondrial DNA from Sperm," *Developmental Cell* 22, no. 3 (2012): 469–70.

18. Wang et al., "Oxidative Stress and Mitochondrial Dysfunction" ; Pinar E. Coskun et al., "Systemic Mitochondrial Dysfunction and the Etiology of Alzheimer's Disease and Down Syndrome Dementia," *Journal of Alzheimer's Disease* 20 Suppl 2 (2010): S293–S310; Michelangelo Mancuso, Daniele Orsucci, Gabiele Siciliano, and Luigi Murri, "Mitochondria, Mitochondrial DNA, and Alzheimer's Disease. What Comes First?" *Current Alzheimer Research* 5, no. 5 (2008): 457–68.

19. Coskun et al., "Systemic Mitochondrial Dysfunction" ; Mancuso et al., "Mitochondria, Mitochondrial DNA, and Alzheimer's Disease."

20. Sebastián Cervantes et al., "Genetic Variation in *APOE* Cluster Region and Alzheimer's Disease Risk," *Neurobiology of Aging* 32, no. 11 (2011): 2107.e7–2107e17.

21. Caroline Van Cauwenberghe, Christine Van Broeckhoven, and Kristel Sleegers, "The Genetic Landscape of Alzheimer Disease: Clinical Implications and Perspectives," *Genetics in Medicine* 18, no. 5 (2016): 421–30.

22. Mark T. W. Ebbert et al., "Population-Based Analysis of Alzheimer's Disease Risk Alleles Implicates Genetic Interactions," *Biological Psychiatry* 75, no. 9 (2014): 732–37.

23. Allen D. Roses et al., "A TOMM40 Variable-Length Polymorphism Predicts the Age of Late-Onset Alzheimer's Disease," *Pharmacogenomics Journal* 10, no. 5 (2010): 375–84.

24. Nils Wiedemann, Ann E. Frazier, and Nikolaus Pfanner, "The Protein Import Machinery of Mitochondria," *Journal of Biological Chemistry* 279, no. 15 (2004): 14473–76.

25. 罗塞斯的研究对象全是欧洲裔。

26. Roses et al., "A TOMM40 Variable-Length Polymorphism"; Tom Fagan, "Las Vegas: AD, Risk, ApoE—Tomm40 No Tomfoolery," Alzforum, November 15, 2009, https://www.alzforum.org/news/conference-coverage/las-vegas-ad-risk-apoe-tomm40-no-tomfoolery.

27. Rita J. Guerreiro and John Hardy, "TOMM40 Association with Alzheimer Disease: Tales of APOE and Linkage Disequilibrium," *Archives of Neurology* 69, no. 10 (2012): 1243–44.

28. Gyungah Jun et al., "Comprehensive Search for Alzheimer Disease Susceptibility Loci in the *APOE* Region," *Archives of Neurology* 69, no. 10 (2012): 1270–79.

29. Su Hee Chu et al., "*TOMM40* Poly-T Repeat Lengths, Age of Onset and Psychosis Risk in Alzheimer Disease," *Neurobiology of Aging* 32, no. 12 (2011): 2328.e1–2328. e9; Cervantes et al., "Genetic Variation in *APOE*."

30. Madolyn Bowman Rogers, "Large Study Questions Tomm40's Effect on AD Age of Onset," Alzforum, August 15, 2011, https://www.alzforum.org/news/research-news/large-study-questions-tomm40s-effect-ad-age-onset.

31. Sterling C. Johnson et al., "The Effect of *TOMM40* Poly-T Length on Gray Matter Volume and Cognition in Middle-Aged Persons with *APOE* Ɛ3/Ɛ3 Genotype," *Alzheimer's & Dementia: The Journal of the Alzheimer's Association* 7, no. 4 (2011): 456–65; Richard J. Caselli et al., "TOMM40, ApoE, and Age of Onset of Alzheimer's Disease," *Alzheimer's and Dementia* 6, no. 4 (2010): S202.

32. Carlos Cruchaga et al., "Association and Expression Analyses with Single-Nucleotide Polymorphisms in *TOMM40* in Alzheimer Disease," *Archives of Neurology* 68, no. 8 (2011): 1013–19; Rogers, "Large Study Questions Tomm40's Effect."

33. Sangeeta Ghosh et al., "The Thiazolidinedione Pioglitazone Alters Mitochondrial Function in Human Neuron-Like Cells," *Molecular Pharmacology* 71, no. 6 (2007): 1695–702; Jay C. Strum et al., "Rosiglitazone Induces Mitochondrial Biogenesis in Mouse Brain," *Journal of Alzheimer's Disease* 11, no. 1 (2007): 45–51; Leanne Wilson-Fritch et al., "Mitochondrial Remodeling in Adipose Tissue Associated with Obesity and Treatment with Rosiglitazone," *Journal of Clinical Investigation* 114, no. 9 (2004): 1281–89.

34. Takeda Pharmaceutical Company, "Takeda and Zinfandel Pharmaceuticals Discontinue TOMMORROW Trial Following Planned Futility Analysis," January 25, 2018, https://www.takeda.com/newsroom/newsreleases/2018/takeda-tommorrow-trial/.

第十七章　好好吃蔬菜（还有浆果）

1. Isabella Irrcher et al., "Regulation of Mitochondrial Biogenesis in Muscle by Endurance Exercise," *Sports Medicine* 33, no. 11 (2003): 783–93.

2. E. Lezi, Jeffrey M. Burns, and Russell H. Swerdlow, "Effect of High-Intensity Exercise on Aged Mouse Brain Mitochondria, Neurogenesis, and Inflammation," *Neurobiology of Aging* 35, no. 11 (2014): 2574–83; Aaron M. Gusdon et al., "Exercise Increases Mitochondrial Complex I Activity and DRP1 Expression in the Brains of Aged Mice," *Experimental Gerontology* 90 (2017): 1–13.

3. Shaharyar Khan, Rafal Smigrodzki, and Russell Swerdlow, "Cell and Animal Models of mtDNA Biology: Progress and Prospects," *American Journal of Physiology* 292, no. 2 (2007): C664.

4. William C. Orr and Rajindar S. Sohal, "Extension of Life-Span by Overexpression of Superoxide Dismutase and Catalase in *Drosophila melanogaster*," *Science* 263, no. 5150 (1994): 1128–30; Jingtao Sun and John Tower, "FLP Recombinase-Mediated Induction of Cu/Zn-Superoxide Dismutase Transgene Expression Can Extend the Life Span of Adult *Drosophila melanogaster* Flies," *Molecular and Cellular Biology* 19, no. 1 (1999): 216–28; Jingtao Sun et al., "Induced Overexpression of Mitochondrial Mn-Superoxide Dismutase Extends the Life Span of Adult *Drosophila melanogaster*," *Genetics* 161, no. 2 (2002): 661–72.

5. William C. Orr and Rajindar S. Sohal, "The Effects of Catalase Gene Overexpression on Life Span and Resistance to Oxidative Stress in Transgenic *Drosophila melanogaster*," *Archives of Biochemistry and Biophysics* 297, no. 1 (1992): 35–41; William C. Orr and Rajindar S. Sohal, "Effects of Cu-Zn Superoxide Dismutase Overexpression on Life Span and Resistance to Oxidative Stress in Transgenic *Drosophila melanogaster*," *Archives of Biochemistry and Biophysics* 301, no. 1 (1993): 34–40; William C. Orr, Robin J. Mockett, Judith J. Benes, and Rajindar S. Sohal, "Effects of Overexpression of Copper-Zinc and Manganese Superoxide Dismutases, Catalase, and Thioredoxin Reductase Genes on Longevity in *Drosophila melanogaster*," *Journal of Biological Chemistry* 278, no. 29 (2003): 26418–22; Robin J. Mockett et al., "Overexpression of Mn-Containing Superoxide Dismutase in Transgenic *Drosophila melanogaster*," *Archives of Biochemistry and Biophysics* 371, no. 2 (1999): 260–9.

6. Peter P. Zandi et al., "Reduced Risk of Alzheimer Disease in Users of Antioxidant Vitamin Supplements: The Cache County Study," *Archives of Neurology* 61, no. 1 (2004): 82–88.

7. Jose A. Luchsinger, Ming-Xin Tang, Steven Shea, and Richard Mayeux, "Antioxidant Vitamin Intake and Risk of Alzheimer Disease," *Archives of Neurology* 60, no. 2 (2003): 203–8.

8. Shelly L. Gray et al., "Antioxidant Vitamin Supplement Use and Risk of Dementia or Alzheimer's Disease in Older Adults." *Journal of the American Geriatrics Society* 56, no.

2 (2008): 291–95.

9. Jae Hee Kang et al., "A Randomized Trial of Vitamin E Supplementation and Cognitive Function in Women," *Archives of Internal Medicine* 166, no. 22 (2006): 2462–68.

10. Richard J. Kryscio et al., "Association of Antioxidant Supplement Use and Dementia in the Prevention of Alzheimer's Disease by Vitamin E and Selenium Trial (PREADViSE)," *JAMA Neurology* 74, no. 5 (2017): 567–73.

11. Mary Sano et al., "A Controlled Trial of Selegiline, Alpha-Tocopherol, or Both as Treatment for Alzheimer's Disease," *New England Journal of Medicine* 336, no. 17 (1997): 1216–22; Maurice W. Dysken et al., "Effect of Vitamin E and Memantine on Functional Decline in Alzheimer Disease: The TEAMAD VA Cooperative Randomized Trial," *JAMA* 311, no. 1 (2014): 33–44; Ronald C. Petersen et al., "Vitamin E and Donepezil for the Treatment of Mild Cognitive Impairment," *New England Journal of Medicine* 352, no. 23 (2005): 2379–88; Douglas R. Galasko et al., "Antioxidants for Alzheimer Disease: A Randomized Clinical Trial with Cerebrospinal Fluid Biomarker Measures," *Archives of Neurology* 69, no. 7 (2012): 836–41.

12. Martha Clare Morris et al., "Dietary Intake of Antioxidant Nutrients and the Risk of Incident Alzheimer Disease in a Biracial Community Study," *JAMA* 287, no. 24 (2002): 3230–7.

13. Marianne J. Engelhart et al., "Dietary Intake of Antioxidants and Risk of Alzheimer Disease," *JAMA* 287, no. 24 (2002): 3223–29.

14. Engelhart et al., "Dietary Intake of Antioxidants."

15. Claudine Manach et al., "Polyphenols: Food Sources and Bioavailability," *American Journal of Clinical Nutrition* 79, no. 5 (2004): 727–47.

16. Manach et al., "Polyphenols."

17. James A. Joseph et al., "Reversals of Age-Related Declines in Neuronal Signal Transduction, Cognitive, and Motor Behavioral Deficits with Blueberry, Spinach, or Strawberry Dietary Supplementation," *Journal of Neuroscience: The Official Journal of the Society for Neuroscience* 19, no. 18 (1999): 8114–21; Barbara Shukitt-Hale, Vivian Cheng, and James A. Joseph, "Effects of Blackberries on Motor and Cognitive Function in Aged Rats," *Nutritional Neuroscience* 12, no. 3 (2009): 135–40.

18. James A. Joseph et al., "Blueberry Supplementation Enhances Signaling and Prevents Behavioral Deficits in an Alzheimer Disease Model," *Nutritional Neuroscience* 6, no. 3 (2003): 153–62.

19. Nurses' Health Study, "History," accessed April 1, 2020, https://www.nurseshealthstudy.org/about-nhs/history.

20. Nurses' Health Study, "History."

21. Elizabeth E. Devore, Jae Hee Kang, Monique M. B. Breteler, and Francine Grodstein, "Dietary Intakes of Berries and Flavonoids in Relation to Cognitive Decline," *Annals*

of Neurology 72, no. 1 (2012): 135–43.

22. Jae H. Kang, Alberto Ascherio, and Francine Grodstein, "Fruit and Vegetable Consumption and Cognitive Decline in Aging Women," *Annals of Neurology* 57, no. 5 (2005): 713–20.

23. Martha Clare Morris et al., "Associations of Vegetable and Fruit Consumption with Age-Related Cognitive Change," *Neurology* 67, no. 8 (2006): 1370–6.

24. Jean M. Orgogozo et al., "Wine Consumption and Dementia in the Elderly: A Prospective Community Study in the Bordeaux Area," *Revue Neurologique* 153, no. 3 (1997): 185–92.

25. Yasutake Tomata et al., "Green Tea Consumption and the Risk of Incident Dementia in Elderly Japanese: The Ohsaki Cohort 2006 Study," *American Journal of Geriatric Psychiatry* 24, no. 10 (2016): 881–89.

26. Martha Clare Morris et al., "MIND Diet Slows Cognitive Decline with Aging," *Alzheimers Dement* 11, no. 9 (2015): 1015–22; Martha Clare Morris et al., "MIND Diet Associated with Reduced Incidence of Alzheimer's Disease," *Alzheimers Dement* 11, no. 9 (2015): 1007–14.

27. Morris et al., "MIND Diet Slows Cognitive Decline" ; Morris et al., "MIND Diet Associated with Reduced Incidence of Alzheimer's Disease."

28. Robert Krikorian et al., "Blueberry Supplementation Improves Memory in Older Adults," *Journal of Agricultural and Food Chemistry* 58, no. 7 (2010): 3996–4000.

29. Anne Nilsson et al., "Effects of a Mixed Berry Beverage on Cognitive Functions and Cardiometabolic Risk Markers; A Randomized Cross-Over Study in Healthy Older Adults," *PLoS One* 12, no. 11 (2017): e0188173.

30. Robert Krikorian et al., "Concord Grape Juice Supplementation Improves Memory Function in Older Adults with Mild Cognitive Impairment," *British Journal of Nutrition* 103, no. 5 (2010): 730–4.

31. Robert Krikorian et al., "Concord Grape Juice Supplementation and Neurocognitive Function in Human Aging," *Journal of Agricultural and Food Chemistry* 60, no. 23 (2012): 5736–42.

32. Manach et al., "Polyphenols."

33. Manach et al., "Polyphenols."

34. Manach et al., "Polyphenols."

35. M. Serafini, A. Ghiselli, and A. Ferro-Luzzi, "In Vivo Antioxidant Effect of Green and Black Tea in Man," *European Journal of Clinical Nutrition* 50 (1996): 28–32.

36. Orgogozo et al., "Wine Consumption and Dementia."

第十八章　血液、心脏和大脑

1. Michael Lemonick, "Secrets of the Lost Tomb," *Time*, June 24, 2001, http://content.

time.com/time/magazine/article/0,9171,134211,00.html.

2. Lemonick, "Secrets of the Lost Tomb."

3. Stephanie Fitzgerald, *Ramses II: Egyptian Pharaoh, Warrior, and Builder* (Mankato, MN: Compass Point Books, 2009).

4. Donald Stein, Simón Brailowsky, and Bruno Will, *Brain Repair* (Oxford: Oxford University Press, 1995).

5. Magdi M. Saba, Hector O. Ventura, Mohamed Saleh, and Mandeep R. Mehra, "Ancient Egyptian Medicine and the Concept of Heart Failure," *Journal of Cardiac Failure* 12, no. 6 (2006): 416–21.

6. Ahmed Okasha, "Mental Health in the Middle East: An Egyptian Perspective," *Clinical Psychology Review* 19, no. 8 (1999): 917–33.

7. Gustavo C. Román, "Vascular Dementia: Distinguishing Characteristics, Treatment, and Prevention," *Journal of the American Geriatrics Society* 51, no. 5 (2003): S296–S304.

8. Román, "Vascular Dementia" ; Alzheimer's Association, "Vascular Dementia," August 2019, https://www.alz.org/media/Documents/alzheimers-dementia-vascular-dementia-ts.pdf.

9. Ken Nagata et al., "Clinical Diagnosis of Vascular Dementia," *Journal of the Neurological Sciences* 257, no. 1 (2007): 44–48.

10. Anouk G. W. van Norden et al., "Dementia: Alzheimer Pathology and Vascular Factors: From Mutually Exclusive to Interaction," *Biochimica et Biophysica Acta* 1822, no. 3 (2012): 340–9.

11. Konrad Maurer, Stephan Volk, and Hector Gerbaldo, "Auguste D and Alzheimer's Disease," *The Lancet* 349 (1997): 1546–49; Hans-Jürgen Möller and Manuel B. Graeber, "The Case Described by Alois Alzheimer in 1911," *European Archives of Psychiatry and Clinical Neuroscience* 248, no. 3 (1998): 111–22.

12. Ingemar Björkhem and Steve Meaney, "Brain Cholesterol: Long Secret Life Behind a Barrier," *Arteriosclerosis, Thrombosis, and Vascular Biology* 24, no. 5 (2004): 806–15.

13. Björkhem and Meaney, "Brain Cholesterol."

14. Chia-Chan Liu, Takahisa Kanekiyo, Huaxi Xu, and Guojun Bu, "Apolipoprotein E and Alzheimer Disease: Risk, Mechanisms, and Therapy," *Nature Reviews Neurology* 9, no. 2 (2013): 106–18.

15. Lorenzo M. Refolo et al., "Hypercholesterolemia Accelerates the Alzheimer's Amyloid Pathology in a Transgenic Mouse Model," *Neurobiology of Disease* 7, no. 4 (2000): 321–31.

16. Refolo et al., "Hypercholesterolemia" ; Lorenzo M. Refolo et al., "A Cholesterol-Lowering Drug Reduces β-Amyloid Pathology in a Transgenic Mouse Model of Alzheimer's Disease," *Neurobiology of Disease* 8, no. 5 (2001): 890–9.

17. Miia Kivipelto et al., "Midlife Vascular Risk Factors and Alzheimer's Disease in Later Life: Longitudinal, Population Based Study," *BMJ* 322, no. 7300 (2001): 1447–51.

18. Alina Solomon et al., "Midlife Serum Cholesterol and Increased Risk of Alzheimer's and Vascular Dementia Three Decades Later," *Dementia and Geriatric Cognitive Disorders* 28, no. 1 (2009): 75–80.

19. Zaldy Sy Tan et al., "Plasma Total Cholesterol Level as a Risk Factor for Alzheimer Disease: The Framingham Study," *Archives of Internal Medicine* 163, no. 9 (2003): 1053–57.

20. Christiane Reitz et al., "Association of Higher Levels of High-Density Lipoprotein Cholesterol in Elderly Individuals and Lower Risk of Late-Onset Alzheimer Disease," *Archives of Neurology* 67, no. 12 (2010): 1491–97.

21. L'ubica Cibi ková, "Statins and Their Influence on Brain Cholesterol," *Journal of Clinical Lipidology* 5, no. 5 (2011): 373–79.

22. Refolo et al., "Hypercholesterolemia."

23. Françoise Forette et al., "Prevention of Dementia in Randomised Double-Blind Placebo-Controlled Systolic Hypertension in Europe (Syst-Eur) Trial," *The Lancet* 352, no. 9137 (1998): 1347–51.

24. Lenore J. Launer et al., "Midlife Blood Pressure and Dementia: The Honolulu–Asia Aging Study," *Neurobiology of Aging* 21, no. 1 (2000): 49–55.

25. Jack C. de la Torre, "Vascular Risk Factors: A Ticking Time Bomb to Alzheimer's Disease," *American Journal of Alzheimer's Disease & Other Dementias* 28, no. 6 (2013): 551–59.

26. Berislav V. Zlokovic, "Neurovascular Pathways to Neurodegeneration in Alzheimer's Disease and Other Disorders," *Nature Reviews Neuroscience* 12, no. 12 (2011): 723–38.

27. de la Torre, "Vascular Risk Factors."

28. K. A. Johnson et al., "Preclinical Prediction of Alzheimer's Disease Using SPECT," *Neurology* 50, no. 6 (1998): 1563–71; Guido Rodriguez et al., "Hippocampal Perfusion in Mild Alzheimer's Disease," *Psychiatry Research* 100, no. 2 (2000): 65–74.

29. Hillary Dolan et al., "Atherosclerosis, Dementia, and Alzheimer Disease in the Baltimore Longitudinal Study of Aging Cohort," *Annals of Neurology* 68, no. 2 (2010): 231–40.

30. Weiying Dai et al., "Mild Cognitive Impairment and Alzheimer Disease: Patterns of Altered Cerebral Blood Flow at MR Imaging," *Radiology* 250, no. 3 (2009): 856–66; David C. Alsop et al., "Hippocampal Hyperperfusion in Alzheimer's Disease," *NeuroImage* 42, no. 4 (2008): 1267–74.

31. Dai et al., "Mild Cognitive Impairment."

32. Kivipelto, "Midlife Vascular Risk Factors."

33. Benjamin Wolozin et al., "Decreased Prevalence of Alzheimer Disease Associated with 3-hydroxy-3-methyglutaryl Coenzyme A Reductase Inhibitors," *Archives of Neurology* 57, no. 10 (2000): 1439–43.

34. H. Jick et al., "Statins and the Risk of Dementia," *The Lancet* 356, no. 9242 (2000):

1627–31.

35. Peter P. Zandi et al., "Do Statins Reduce Risk of Incident Dementia and Alzheimer Disease? The Cache County Study," *Archives of General Psychiatry* 62, no. 2 (2005): 217–24.

36. Zandi et al., "Do Statins Reduce Risk?"

37. Thomas D. Rea et al., "Statin Use and the Risk of Incident Dementia: The Cardiovascular Health Study," *Archives of Neurology* 62, no. 7 (2005): 1047–51; G. Li et al., "Statin Therapy and Risk of Dementia in the Elderly: A Community-Based Prospective Cohort Study," *Neurology* 63, no. 9 (2004): 1624–28.

38. 那项美国研究只收集了短时间内的数据，而那项英国研究倒是考虑了时间因素，但它对时间因素的考虑是逆向的，追踪的是研究对象在诊断出阿尔茨海默病之前的他汀使用。由于正式的阿尔茨海默病诊断往往要在认知症状出现后几年才能做出，医生可能当时就怀疑这些对象有认知障碍了，所以不愿意给他们开他汀。见 Li et al., "Statin Therapy"。

39. M. Sano et al., "A Randomized, Double-Blind, Placebo-Controlled Trial of Simvastatin to Treat Alzheimer Disease," *Neurology* 77, no. 6 (2011): 556–63.

40. Heart Protection Study Collaborative Group, "MRC/BHF Heart Protection Study of Cholesterol Lowering with Simvastatin in 20,536 High-Risk Individuals: A Randomised Placebo-Controlled Trial," *The Lancet* 360, no. 9326 (2002): 7–22; Stella Trompet et al., "Pravastatin and Cognitive Function in the Elderly: Results of the PROSPER Study," *Journal of Neurology* 257, no. 1 (2010): 85–90.

41. U.S. Food and Drug Administration, "FDA Drug Safety Communication: Important Safety Label Changes to Cholesterol-Lowering Statin Drugs," February 28, 2012, https://www.fda.gov/Drugs/DrugSafety/ucm293101.htm. 但是 FDA 的裁决也受到了一些人的质疑，见 Brian Ott et al., "Do Statins Impair Cognition? A Systematic Review and Meta-Analysis of Randomized Controlled Trials," *Journal of General Internal Medicine* 30, no. 3 (2015): 348–58.

42. U.S. Food and Drug Administration, "Drug Safety."

43. Ara S. Khachaturian et al., "Antihypertensive Medication Use and Incident Alzheimer Disease: The Cache County Study," *Archives of Neurology* 63, no. 5 (2006): 686–92.

44. B. A. in't Veld et al., "Antihypertensive Drugs and Incidence of Dementia: The Rotterdam Study," *Neurobiology of Aging* 22, no. 3 (2001): 407–12.

45. Whitney Wharton et al., "The Effects of Ramipril in Individuals at Risk for Alzheimer's Disease: Results of a Pilot Clinical Trial," *Journal of Alzheimer's Disease* 32, no. 1 (2012): 147–56.

46. T. Ohrui et al., "Effects of Brain-Penetrating ACE Inhibitors on Alzheimer Disease Progression," *Neurology* 63, no. 7 (2004): 1324–25.

47. 更多细节见 Clinicaltrials.gov.

第十九章 一个错失的机会

1. Christopher Rowland, "Pfizer Had Clues Its Blockbuster Drug Could Prevent Alzheimer's. Why Didn't It Tell the World?" *Washington Post*, June 4, 2019. Retrieved January 8, 2020, from https://www.washingtonpost.com /business/economy/pfizer-had-clues-its-blockbuster-drug-could-prevent-alzheimers-why-didnt-it-tell-the-world/2019/06/04/9092e08a-7a61-11e9-8bb7-0fc796cf2ec0_story.html.

2. Alex Philippidis, "Top 15 Best-Selling Drugs of 2018: Sales for Most Treatments Grow Year-Over-Year Despite Concerns over Rising Prices," *Genetic Engineering & Biotechnology News* 39, no. 4 (2019): 16–17. Enbrel is sold in the United States and Canada by Amgen, and elsewhere by Pfizer.

3. Rowland, "Pfizer Had Clues."

4. Rowland, "Pfizer Had Clues," comments.

5. Being Patient, "Pfizer Knew Its Drug Could Prevent Alzheimer's. They Did Nothing About It, Says *Post*," June 5, 2019, https://www.beingpatient.com/pfizer-coverup-enbrel-etanercept-alzheimers/.

6. Tsuyoshi Ishii, Seiji Haga, and Fujio Shimizu, "Identification of Components of Immunoglobulins in Senile Plaques by Means of Fluorescent Antibody Technique," *Acta Neuropathologica* 32, no. 2 (1975): 157–62.

7. Joseph Rogers et al., "Inflammation and Alzheimer's Disease Pathogenesis," *Neurobiology of Aging* 17, no. 5 (1996): 681–86.

8. Ehab E. Tuppo and Hugo R. Arias, "The Role of Inflammation in Alzheimer's Disease," *International Journal of Biochemistry and Cell Biology* 37, no. 2 (2005): 289–305.

9. Rogers et al., "Inflammation and Alzheimer's"; Tuppo and Arias, "The Role of Inflammation."

10. Tony Wyss-Coray and Joseph Rogers, "Inflammation in Alzheimer Disease—A Brief Review of the Basic Science and Clinical Literature," *Cold Spring Harbor Perspectives in Medicine* 2, no. 1 (2012): a006346; Frank L. Heppner, Richard M. Ransohoff, and Burkhard Becher, "Immune Attack: The Role of Inflammation in Alzheimer Disease," *Nature Reviews Neuroscience* 16, no. 6 (2015): 358–72.

11. Tuppo and Arias, "The Role of Inflammation."

12. Rogers et al., "Inflammation and Alzheimer's"; Heppner et al., "Immune Attack."

13. Rita Guerreiro et al., "TREM2 Variants in Alzheimer's Disease," *New England Journal of Medicine* 368, no. 2 (2013): 117–27.

14. Taylor R. Jay, Victoria E. von Saucken, and Gary E. Landreth, "TREM2 in Neurodegenerative Diseases," *Molecular Neurodegeneration* 12, no. 56 (2017): 1–33.

15. Yaming Wang et al., "TREM2 Lipid Sensing Sustains the Microglial Response in an Alzheimer's Disease Model," *Cell* 160, no. 6 (2015): 1061–71; Taylor R. Jay et al., "TREM2 Deficiency Eliminates TREM2+ Inflammatory Macrophages and

Ameliorates Pathology in Alzheimer's Disease Mouse Models," *Journal of Experimental Medicine* 212, no. 3 (2015): 287–95. 16. Jean-Charles Lambert et al., "Genome-Wide Association Study Identifies Variants at *CLU* and *CR1* Associated with Alzheimer's Disease," *Nature Genetics* 41, no. 10 (2009): 1094–99.

17. Helen Crehan et al., "Complement Receptor 1 (CR1) and Alzheimer's Disease," *Immunobiology* 217, no. 2 (2012): 244–50.

18. Supakanya Wongrakpanich, Amaraporn Wongrakpanich, Katie Melhado, and Janani Rangaswami, "A Comprehensive Review of Non-Steroidal Anti-Inflammatory Drug Use in the Elderly," *Aging and Disease* 9, no. 1 (2018): 143–50.

19. Wyss-Coray and Rogers, "Inflammation in Alzheimer Disease."

20. Bas A. in't Veld et al., "Nonsteroidal Antiinflammatory Drugs and the Risk of Alzheimer's Disease," *New England Journal of Medicine* 345, no. 21 (2001): 1515–21.

21. 这张 NSAIDs 清单不包含阿司匹林。

22. Peter P. Zandi et al., "Reduced Incidence of AD with NSAID But Not H2 Receptor Antagonists: The Cache County Study," *Neurology* 59, no. 6 (2002): 880–6.

23. S. A. Reines et al., "Rofecoxib: No Effect on Alzheimer's Disease in a 1-Year, Randomized, Blinded, Controlled Study," *Neurology* 62, no. 1 (2004): 66–71.

24. Patrizio Pasqualetti et al., "A Randomized Controlled Study on Effects of Ibuprofen on Cognitive Progression of Alzheimer's Disease," *Aging Clinical and Experimental Research* 21, no. 2 (2009): 102–10.

25. ADAPT Research Group, "Cardiovascular and Cerebrovascular Events in the Randomized, Controlled Alzheimer's Disease Anti-Inflammatory Prevention Trial (ADAPT)," *PLoS Clinical Trials* 1, no. 7 (2006).

26. ADAPT Research Group, "Cardiovascular and Cerebrovascular Events."

27. ADAPT Research Group, "Naproxen and Celecoxib Do Not Prevent AD in Early Results from a Randomized Controlled Trial," *Neurology* 68, no. 21 (2007): 1800–8.

28. John C. Breitner et al., "Extended Results of the Alzheimer's Disease Anti-Inflammatory Prevention Trial," *Alzheimer's & Dementia: The Journal of the Alzheimer's Association* 7, no. 4 (2011): 402–11.

29. Pierre-François Meyer et al., "INTREPAD: A Randomized Trial of Naproxen to Slow Progress of Presymptomatic Alzheimer Disease," *Neurology* 92, no. 18 (2019): e2070–e2080.

30. 这些受试者的年龄必须在 60 岁以上，如果他们的年纪和他们最年轻的病人亲戚发病时的年纪相差 15 岁以内，这个门槛就下调到 55 岁以上。

31. Meyer et al., "INTREPAD," e2079.

32. Pat McCaffrey, "Closing the Book on NSAIDs for Alzheimer's Prevention," Alzforum, April 12, 2019, https://www.alzforum.org/news/research-news/closing-book-nsaids-alzheimers-prevention.

33. McCaffrey, "Closing the Book."

34. Joseph Butchart et al., "Etanercept in Alzheimer Disease: A Randomized, Placebo-

Controlled, Double-Blind, Phase 2 Trial," *Neurology* 84, no. 21 (2015): 2161–68.

35. Richard Chou et al., "Treatment for Rheumatoid Arthritis and Risk of Alzheimer's Disease: A Nested Case-Control Analysis," *CNS Drugs* 30, no. 11 (2016): 1111–20.

36. ADAPT Research Group, "Naproxen and Celecoxib Do Not Prevent AD"; Paul T. Jantzen et al., "Microglial Activation and Beta-Amyloid Deposit Reduction Caused by a Nitric Oxide–Releasing Nonsteroidal Anti-Inflammatory Drug in Amyloid Precursor Protein Plus Presenilin-1 Transgenic Mice," *The Journal of Neuroscience: The Official Journal of the Society for Neuroscience* 22, no. 6 (2002): 2246–54.

37. Breitner et al., "Extended Results."

38. Green Valley, "Green Valley Announces NMPA Approval of Oligomannate for Mild to Moderate Alzheimer's Disease," November 2, 2019, https://www.greenvalleypharma.com/En/Index/pageView/catid/48/id/28.html.

39. Xinyi Wang et al., "Sodium Oligomannate Therapeutically Remodels Gut Microbiota and Suppresses Gut Bacterial Amino Acids-Shaped Neuroinflammation to Inhibit Alzheimer's Disease Progression," *Cell Research* 29, no. 10 (2019): 787–803.

40. Wang et al., "Sodium Oligomannate."

41. Jessica Shugart, "China Approves Seaweed Sugar as First New Alzheimer's Drug in 17 Years," Alzforum, November 7, 2019, https://www.alzforum.org/news/research-news/china-approves-seaweed-sugar-first-new-alzheimers -drug-17-years.

42. Shugart, "China Approves Seaweed Sugar."

43. Bloomberg, "Chinese Alzheimer's Drug Gets U.S. Approval for Stateside Trial," April 26, 2020, https://www.bloomberg.com/news/articles/2020-04-26/chinese-alzheimer-s-drug-gets-u-s-approval-for-stateside-trial.

第二十章 范式转换（？）

1. Thorlakur Jonsson et al., "A Mutation in APP Protects Against Alzheimer's Disease and Age-Related Cognitive Decline," *Nature* 487, no. 7409 (2012): 96–99; Ewen Callaway, "Gene Mutation Defends Against Alzheimer's Disease," *Nature* 487, no. 7406 (2012): 153.

2. Madolyn Bowman Rogers, "Protective APP Mutation Found—Supports Amyloid Hypothesis," Alzforum, July 13, 2012, https://www.alzforum.org /news/research-news/protective-app-mutation-found-supports-amyloid-hypothesis.

3. William F. Goure, Grant A. Krafft, Jasna Jerecic, and Franz Hefti, "Targeting the Proper Amyloid-Beta Neuronal Toxins: A Path Forward for Alzheimer's Disease Immunotherapeutics," *Alzheimer's Research & Therapy* 6, no. 42 (2014): 1–15; Kirsten Viola and William Klein, "Amyloid β Oligomers in Alzheimer's Disease Pathogenesis, Treatment, and Diagnosis," *Acta Neuropathologica: Pathology and Mechanisms of Neurological Disease* 129, no. 2 (2015): 183–206.

4. Goure et al., "Targeting the Proper Amyloid-Beta Neuronal Toxins."

5. William I. Rosenblum, "Why Alzheimer Trials Fail: Removing Soluble Oligomeric Beta Amyloid Is Essential, Inconsistent, and Difficult," *Neurobiology of Aging* 35, no. 5 (2014): 969–74.

6. James A. R. Nicoll et al., "Aβ Species Removal After Aβ42 Immunization," *Journal of Neuropathology and Experimental Neurology* 65, no. 11 (2006): 1040–48.

7. Ksenia V. Kastanenka et al., "Immunotherapy with Aducanumab Restores Calcium Homeostasis in Tg2576 Mice," *Journal of Neuroscience: The Official Journal of the Society for Neuroscience* 36, no. 50 (2016): 12549–58.

8. James Ferrero et al., "First-in-Human, Double-Blind, Placebo-Controlled, Single-Dose Escalation Study of Aducanumab (BIIB037) in Mild-to-Moderate Alzheimer's Disease," *Alzheimer's & Dementia: Translational Research & Clinical Interventions* 2, no. 3 (2016): 169–76.

9. Jeff Sevigny et al., "The Antibody Aducanumab Reduces Aβ Plaques in Alzheimer's Disease," *Nature* 537, no. 7618 (2016): 50–56; Gabrielle Strobel, "Biogen Antibody Buoyed by Phase 1 Data and Hungry Investors," Alzforum, March 25, 2015, https://www.alzforum.org/news/conference-coverage/biogen-antibody-buoyed-phase-1-data-and-hungry-investors.

10. Strobel, "Biogen Antibody Buoyed."

11. Sevigny et al., "The Antibody Aducanumab," 54（強調為本書作者所加）。

12. Sevigny et al., "The Antibody Aducanumab."

13. Biogen, "Biogen and Eisai to Discontinue Phase 3 Engage and Emerge Trials of Aducanumab in Alzheimer's Disease," March 21, 2019, http://investors.biogen.com/news-releases/news-release-details/biogen-and-eisai-discontinue-phase-3-engage-and-emerge-trials.

14. Madolyn Bowman Rogers, " 'Reports of My Death Are Greatly Exaggerated.' Signed, Aducanumab," Alzforum, October 24, 2019, https://www.alzforum.org/news/research-news/reports-my-death-are-greatly-exaggerated-signed-aducanumab.

15. ClinicalTrials.gov, identifier: NCT04241068.

16. Kazuma Murakami, "Conformation-Specific Antibodies to Target Amyloid β Oligomers and Their Application to Immunotherapy for Alzheimer's Disease," *Bioscience, Biotechnology, and Biochemistry* 78, no. 8 (2014): 1293–305; Heinz Hillen et al., "Generation and Therapeutic Efficacy of Highly Oligomer-Specific β-Amyloid Antibodies," *Journal of Neuroscience* 30, no. 31 (2010): 10369–79; P. J. Shughrue et al., "Anti-ADDL Antibodies Differentially Block Oligomer Binding to Hippocampal Neurons," *Neurobiology of Aging* 31, no. 2 (2010): 189–202.

17. Eric Karran, Marc Mercken, and Bart De Strooper, "The Amyloid Cascade Hypothesis for Alzheimer's Disease: An Appraisal for the Development of Therapeutics," *Nature Reviews Drug Discovery* 10, no. 9 (2011): 698–712.

18. Clifford R. Jack et al., "Serial PIB and MRI in Normal, Mild Cognitive Impairment and Alzheimer's Disease: Implications for Sequence of Pathological Events in

Alzheimer's Disease," *Brain* 132, no. 5 (2009): 1355–65; Sylvain E. Lesné et al., "Brain Amyloid-β Oligomers in Ageing and Alzheimer's Disease," *Brain* 136, no. 5 (2013): 1383–98; Alaina Baker-Nigh et al., "Neuronal Amyloid-β Accumulation Within Cholinergic Basal Forebrain in Ageing and Alzheimer's Disease," *Brain* 138, no. 6 (2015): 1722–37.

19. Karran et al., "Amyloid Cascade Hypothesis."

20. Kenneth S. Kosik and Francisco Lopera, "Genetic Testing Must Recognize Impact of Bad News on Recipient," *Nature* 454, no. 7201 (2008): 159.

21. Ken Alltucker, "Solving the Alzheimer's Mystery. Part Three: The Questions," Azcentral, February 21, 2015, http://www.azcentral.com/story/news/local/best-reads/2015/02/22/alzheimers-research-colombia-questions-part-three/23787199/.

22. Howard Mackey et al., "Exploratory Analyses of Cognitive Effects of Crenezumab in a Mild Alzheimer's Disease Subpopulation of a Randomized, Double-Blind, Placebo-Controlled, Parallel-Group Phase 2 Study (ABBY)," *Alzheimer's & Dementia* 12, no. 7 (2016): P610.

23. Susanne Ostrowitzki et al., "Mechanism of Amyloid Removal in Patients with Alzheimer Disease Treated with Gantenerumab," *Archives of Neurology* 69, no. 2 (2012): 198–207.

24. Alzforum, "Gantenerumab." Last updated May 7, 2020, https://www.alzforum.org/therapeutics/gantenerumab.

25. Johannes Streffer et al., "Pharmacodynamics of the Oral BACE Inhibitor JNJ-54861911 in Early Alzheimer's Disease," *Alzheimer's & Dementia: The Journal of the Alzheimer's Association* 12, no. 7 (2016): P199–P200; Hiroko Shimizu et al., "Pharmacocokinetic and Pharmacodynamic Study (54861911alz1006) with a BACE Inhibitor, JNJ-54861911, in Healthy Elderly Japanese Subjects," *Alzheimer's & Dementia* 12, no. 7(2016) P612; Masayoshi Takahashi et al., "A Pharmacodynamic Study (54861911alz1008) with a BACE Inhibitor, JNJ-54861911 in Japanese Asymptomatic Subjects at Risk for Alzheimer's Dementia," *Alzheimer's & Dementia* 12, no. 7 (2016): P608; Maarten Timmers et al., "Profiling the Dynamics of CSF and Plasma Aβ Reduction After Treatment with JNJ-54861911, a Potent Oral BACE Inhibitor," *Alzheimer's & Dementia: Translational Research & Clinical Interventions* 2, no. 3 (2016): 202–12.

26. Tamara Bhandari, "Investigational Drugs Didn't Slow Memory Loss, Cognitive Decline in Rare, Inherited Alzheimer's, Initial Analysis Indicates," Washington University School of Medicine, St. Louis, February 10, 2020, https://medicine.wustl.edu/news/alzheimers-diantu-trial-initial-results/.

27. Gabrielle Strobel, "In DIAN-TU, Gantenerumab Brings Down Tau. By a Lot. Open Extension Planned," Alzforum, April 20, 2020, https://www.alzforum.org/news/conference-coverage/dian-tu-gantenerumab-brings-down-tau-lot-open-extension-planned.

28．Strobel, "In DIAN-TU."

29．Diane B. Howieson, "Cognitive Skills and the Aging Brain: What to Expect," *Cerebrum: Dana Foundation*, December 1, 2015, https://www.dana.org/article/cognitive-skills-and-the-aging-brain-what-to-expect/.

30．M. Kerry O'Banion, Paul D. Coleman, and Linda M. Callahan, "Regional Neuronal Loss in Aging and Alzheimer's Disease: A Brief Review," *Seminars in Neuroscience* 6, no. 5 (1994): 307–14; Jorge Azpurua and Benjamin A. Eaton, "Neuronal Epigenetics and the Aging Synapse," *Frontiers in Cellular Neuroscience* 9 (2015): article 208; Anders M. Fjell et al., "What Is Normal in Normal Aging? Effects of Aging, Amyloid and Alzheimer's Disease on the Cerebral Cortex and the Hippocampus," *Progress in Neurobiology* 117 (2014): 20–40.

31．Bruno Dubois et al., "Research Criteria for the Diagnosis of Alzheimer's Disease: Revising the NINCDS–ADRDA Criteria," *Lancet Neurology* 6, no. 8 (2007): 734–46.

32．Reisa A. Sperling et al., "The A4 Study: Stopping AD Before Symptoms Begin?" *Science Translational Medicine* 6, no. 228 (2014): 228fs13.

33．M. X. Tang et al., "Incidence of AD in African-Americans, Caribbean Hispanics, and Caucasians in Northern Manhattan," *Neurology* 56, no. 1 (2001): 49–56; Marita Golden, "African Americans Are More Likely Than Whites to Develop Alzheimer's. Why?" *Washington Post*, June 1, 2017, https://www.washingtonpost.com/lifestyle/magazine/why-are-african-americans-so-much-more-likely-than-whites-to-develop-alzheimers/2017/05/31/9bfbcccc-3132-11e7-8674-437ddb6e813e_story.html.

34．Bengt Winblad et al., "Safety, Tolerability, and Antibody Response of Active Aβ Immunotherapy with CAD106 in Patients with Alzheimer's Disease: Randomised, Double-Blind, Placebo-Controlled, First-in-Human Study," *The Lancet Neurology* 11, no. 7 (2012): 597–604; Martin R. Farlow et al., "Long-Term Treatment with Active Aβ Immunotherapy with CAD106 in Mild Alzheimer's Disease." *Alzheimer's Research & Therapy* 7, no. 1 (2015): 1–13.

35．Mike Ufer et al., "Results from a First-in-Human Study with the BACE Inhibitor CNP520," *Alzheimer's & Dementia* 12, no. 7 (2016): P200; ClinicalTrials.gov, Identifier: NCT02576639.

36．Novartis, "Novartis, Amgen and Banner Alzheimer's Institute Discontinue Clinical Program with BACE Inhibitor CNP520 for Alzheimer's Prevention," July 11, 2019, https://www.novartis.com/news/media-releases/novartis-amgen-and-banner-alzheimers-institute-discontinue-clinical-program-bace-inhibitor-cnp520-alzheimers-prevention.

第二十一章　充实的一生

1．David A. Snowdon et al., "Linguistic Ability in Early Life and Cognitive Function and Alzheimer's Disease in Late Life: Findings from the Nun Study," *JAMA* 275, no. 7 (1996): 530.

2. Robert Katzman et al., "Clinical, Pathological, and Neurochemical Changes in Dementia: A Subgroup with Preserved Mental Status and Numerous Neocortical Plaques," *Annals of Neurology* 23, no. 2 (1988): 138–44.

3. Laura Fratiglioni and Hui-Xin Wang, "Brain Reserve Hypothesis in Dementia," *Journal of Alzheimer's Disease* 12, no. 1 (2007): 11–22.

4. Yaakov Stern, "What Is Cognitive Reserve? Theory and Research Application of the Reserve Concept," *Journal of the International Neuropsychological Society* 8, no. 3 (2002): 448–60.

5. Stern, "What Is Cognitive Reserve?" Some use the term *brain reserve* to specify this innate capacity.

6. Gerd Kempermann, Daniela Gast, and Fred H. Gage, "Neuroplasticity in Old Age: Sustained Fivefold Induction of Hippocampal Neurogenesis by Long Term Environmental Enrichment," *Annals of Neurology* 52, no. 2 (2002): 135–43; Arne Buschler and Denise Manahan-Vaughan, "Brief Environmental Enrichment Elicits Metaplasticity of Hippocampal Synaptic Potentiation *in Vivo*," *Frontiers in Behavioral Neuroscience* 6, no. 85 (2012): 1–10.

7. Jennifer R. Cracchiolo et al., "Enhanced Cognitive Activity—Over and Above Social or Physical Activity—Is Required to Protect Alzheimer's Mice Against Cognitive Impairment, Reduce Aβ Deposition, and Increase Synaptic Immunoreactivity," *Neurobiology of Learning and Memory* 88, no. 3 (2007): 277–94; Gary W. Arendash et al., "Environmental Enrichment Improves Cognition in Aged Alzheimer's Transgenic Mice Despite Stable Beta-Amyloid Deposition," *Neuroreport* 15, no. 11 (2004): 1751–54.

8. Fratiglioni and Wang, "Brain Reserve Hypothesis"; Xiangfei Meng and Carl D'Arcy, "Education and Dementia in the Context of the Cognitive Reserve Hypothesis: A Systematic Review with Meta-Analyses and Qualitative Analyses," *PLoS One* 7, no. 6 (2012): e38268.

9. Yaakov Stern et al., "Influence of Education and Occupation on the Incidence of Alzheimer's Disease," *JAMA* 271, no. 13 (1994): 1004–10; Fratiglioni and Wang, "Brain Reserve Hypothesis."

10. Margaret Gatz et al., "Education and the Risk of Alzheimer's Disease: Findings from the Study of Dementia in Swedish Twins," *The Journals of Gerontology: Psychological Sciences* 56B, no. 5 (2001): P292–P300.

11. Fratiglioni and Wang, "Brain Reserve Hypothesis."

12. Christine Sattler, Pablo Toro, Peter Schönknecht, and Johannes Schröder, "Cognitive Activity, Education and Socioeconomic Status as Preventive Factors for Mild Cognitive Impairment and Alzheimer's Disease," *Psychiatry Research* 196, no. 1 (2012): 90–95; Joe Verghese et al., "Leisure Activities and the Risk of Dementia in

the Elderly," *New England Journal of Medicine* 348, no. 25 (2003): 2508–16.

13. R. S. Wilson et al., "Cognitive Activity and Incident AD in a Population-Based Sample of Older Persons," *Neurology* 59, no. 12 (2002): 1910–14.

14. Eleanor A. Maguire et al., "Navigation-Related Structural Change in the Hippocampi of Taxi Drivers," *Proceedings of the National Academy of Sciences of the United States of America* 97, no. 8 (2000): 4398–403.

15. Bogdan Draganski et al., "Neuroplasticity: Changes in Grey Matter Induced by Training," *Nature* 427, no. 6972 (2004): 311–12.

16. Michelle E. Kelly et al., "The Impact of Cognitive Training and Mental Stimulation on Cognitive and Everyday Functioning of Healthy Older Adults: A Systematic Review and Meta-Analysis," *Ageing Research Reviews* 15, no. 1 (2014): 28–43; Javier Olazarán et al., "Nonpharmacological Therapies in Alzheimer's Disease: A Systematic Review of Efficacy," *Dementia and Geriatric Cognitive Disorders* 30, no. 2 (2010): 161–78; Alex Bahar-Fuchs, Linda Clare, and Bob Woods, "Cognitive Training and Cognitive Rehabilitation for Mild to Moderate Alzheimer's Disease and Vascular Dementia," *Cochrane Database of Systematic Reviews*, no. 6 (2013): CD003260; J. D. Huntley et al., "Do Cognitive Interventions Improve General Cognition in Dementia? A Meta-Analysis and Meta-Regression," *BMJ Open* 5, no. 4 (2015), e005247; Bob Woods, Elisa Aguirre, Aimee E. Spector, and Martin Orrell, "Cognitive Stimulation to Improve Cognitive Functioning in People with Dementia," *Cochrane Database of Systematic Reviews*, no. 2 (2012): CD005562.

17. Chandramallika Basak, Walter R. Boot, Michelle W. Voss, and Arthur F. Kramer, "Can Training in a Real-Time Strategy Video Game Attenuate Cognitive Decline in Older Adults?" *Psychology and Aging* 23, no. 4 (2008): 765–77; Verena C. Buschert et al., "Effects of a Newly Developed Cognitive Intervention in Amnestic Mild Cognitive Impairment and Mild Alzheimer's Disease: A Pilot Study," *Journal of Alzheimer's Disease* 25, no. 4 (2011): 679–94; Cássio Bottino et al., "Cognitive Rehabilitation Combined with Drug Treatment in Alzheimer's Disease Patients: A Pilot Study," *Clinical Rehabilitation* 19, no. 8 (2005): 861–69; Deborah Cahn-Weiner, Paul F. Malloy, George W. Rebok, and Brian R. Ott, "Results of a Randomized Placebo-Controlled Study of Memory Training for Mildly Impaired Alzheimer's Disease Patients," *Applied Neuropsychology* 10, no. 4 (2003): 215–23.

18. Olazarán et al., "Nonpharmacological Therapies."

19. Huntley et al., "Do Cognitive Interventions Improve General Cognition?"; Olazarán et al., "Nonpharmacological Therapies."

20. Aaron Kandola, Joshua Hendrikse, Paul J. Lucassen, and Murat Yucel, "Aerobic Exercise as a Tool to Improve Hippocampal Plasticity and Function in Humans: Practical Implications for Mental Health Treatment," *Frontiers in Human Neuroscience* 10 (2016): article 373; Karlie A. Intlekofer and Carl W Cotman, "Exercise Counteracts Declining Hippocampal Function in Aging and Alzheimer's Disease,"

Neurobiology of Disease 57, no. C (2013): 47–55; Peter Rasmussen et al., "Evidence for a Release of Brain Derived Neurotrophic Factor from the Brain During Exercise," *Experimental Physiology* 94, no. 10 (2009): 1062–69; Kirk I. Erickson et al., "Exercise Training Increases Size of Hippocampus and Improves Memory," *Proceedings of the National Academy of Sciences of the United States of America* 108, no. 7 (2011): 3017–22; Zaldy S. Tan et al., "Physical Activity, Brain Volume, and Dementia Risk: The Framingham Study," *Journals of Gerontology Series A: Biomedical Sciences and Medical Sciences* 72, no. 6 (2017): 789–95.

21. Alejandro Santos-Lozano et al., "Physical Activity and Alzheimer Disease: A Protective Association," *Mayo Clinic Proceedings* 91, no. 8 (2016): 999–1020.

22. Santos-Lozano et al., "Physical Activity."

23. Francis Langlois et al., "Benefits of Physical Exercise Training on Cognition and Quality of Life in Frail Older Adults," *The Journals of Gerontology Series B: Psychological Sciences and Social Sciences* 68, no. 3 (2012): 400–4; Anthea Vreugdenhil, John Cannell, Andrew Davies, and George Razay, "A Community Based Exercise Programme to Improve Functional Ability in People with Alzheimer's Disease: A Randomized Controlled Trial," *Scandinavian Journal of Caring Sciences* 26, no. 1 (2012): 12–19.

24. Olivia C. Küster et al., "Cognitive Change Is More Positively Associated with an Active Lifestyle Than with Training Interventions in Older Adults at Risk of Dementia: A Controlled Interventional Clinical Trial," *BMC Psychiatry* 16, no. 315 (2016):1–12; Kristine Hoffmann et al., "Moderate-to-High Intensity Physical Exercise in Patients with Alzheimer's Disease: A Randomized Controlled Trial," *Journal of Alzheimer's Disease* 50, no. 2 (2016): 443–53.

25. Patricia Heyn, Beatriz C. Abreu, and Kenneth J. Ottenbacher, "The Effects of Exercise Training on Elderly Persons with Cognitive Impairment and Dementia: A Meta-Analysis," *Archives of Physical Medicine and Rehabilitation* 85, no. 10 (2004): 1694–704.

26. Andreas Ströhle et al., "Drug and Exercise Treatment of Alzheimer Disease and Mild Cognitive Impairment: A Systematic Review and Meta-Analysis of Effects on Cognition in Randomized Controlled Trials," *The American Journal of Geriatric Psychiatry* 23, no. 12 (2015): 1234–49.

27. Jeremy Young, Maaike Angevaren, Jennifer Rusted, and Naji Tabet, "Aerobic Exercise to Improve Cognitive Function in Older People Without Known Cognitive Impairment," *Cochrane Database of Systematic Reviews*, no. 4 (2015): CD005381.

28. Carla M. Yuede et al., "Effects of Voluntary and Forced Exercise on Plaque Deposition, Hippocampal Volume, and Behavior in the Tg2576 Mouse Model of Alzheimer's Disease," *Neurobiology of Disease* 35, no. 3 (2009): 426–32.

29. Linda Teri et al., "Exercise Plus Behavioral Management in Patients with Alzheimer Disease: A Randomized Controlled Trial," *JAMA* 290, no. 15 (2003): 2015–22.

30. Teri et al., "Exercise Plus Behavioral Management."

31. Buschler and Manahan-Vaughan, "Brief Environmental Enrichment."

32. Vanessa Doulames, Sangmook Lee, and Thomas B. Shea, "Environmental Enrichment and Social Interaction Improve Cognitive Function and Decrease Reactive Oxidative Species in Normal Adult Mice," *International Journal of Neuroscience* 124, no. 5 (2014): 369–76.

33. Shari S. Bassuk, Thomas A. Glass, and Lisa F. Berkman, "Social Disengagement and Incident Cognitive Decline in Community-Dwelling Elderly Persons," *Annals of Internal Medicine* 131, no. 3 (1999): 165–73; L. L. Barnes et al., "Social Resources and Cognitive Decline in a Population of Older African Americans and Whites," *Neurology* 63, no. 12 (2004): 2322–26.

34. Laura Fratiglioni et al., "Influence of Social Network on Occurrence of Dementia: A Community-Based Longitudinal Study," *The Lancet* 355, no. 9212 (2000): 1315–19.

35. David A. Bennett et al., "The Effect of Social Networks on the Relation Between Alzheimer's Disease Pathology and Level of Cognitive Function in Old People: A Longitudinal Cohort Study," *Lancet Neurology* 5, no. 5 (2006): 406–12.

36. Hui-Xin Wang, Anita Karp, Bengt Winblad, and Laura Fratiglioni, "Late-Life Engagement in Social and Leisure Activities Is Associated with a Decreased Risk of Dementia: A Longitudinal Study from the Kungsholmen Project," *American Journal of Epidemiology* 155, no. 12 (2002): 1081–87; Jisca S. Kuiper et al., "Social Relationships and Risk of Dementia: A Systematic Review and Meta-Analysis of Longitudinal Cohort Studies," *Ageing Research Reviews* 22 (2015): 39–57.

37. Barnes et al., "Social Resources and Cognitive Decline."

38. Kristine Yaffe and Tina Hoang, "Nonpharmacologic Treatment and Prevention Strategies for Dementia," *Continuum* 19, no. 2 (2013): 372–81.

39. Bennett et al., "Effect of Social Networks."

40. Kuiper et al., "Social Relationships."

41. Bassuk et al., "Social Disengagement"; Barnes et al., "Social Resources and Cognitive Decline."

42. 只除了有一项研究指出，三个月的感情联络和同伴支持提高了受试者的认知测试分数，见 Kaisu H. Pitkala et al., "Effects of Socially Stimulating Group Intervention on Lonely, Older People's Cognition: A Randomized, Controlled Trial," *American Journal of Geriatric Psychiatry: The Official Journal of the American Association for Geriatric Psychiatry* 19, no. 7 (2011): 654–63.

43. James A. Mortimer et al., "Changes in Brain Volume and Cognition in a Randomized Trial of Exercise and Social Interaction in a Community-Based Sample of Non-Demented Chinese Elders." *Journal of Alzheimer's Disease* 30, no. 4 (2012): 763.

44. Fratiglioni and Wang, "Brain Reserve Hypothesis"; Bassuk et al., "Social Disengagement"; Küster et al., "Cognitive Change."

45. Heather A. Lindstrom et al., "The Relationships Between Television Viewing in

Midlife and the Development of Alzheimer's Disease in a Case-Control Study," *Brain and Cognition* 58, no. 2 (2005): 157–65.

后 记

1. Calvin Moh et al., "Cell Cycle Deregulation in the Neurons of Alzheimer's Disease," *Results and Problems in Cell Differentiation* 53 (2011): 565–76.
2. Moh et al., "Cell Cycle Deregulation."
3. Kie Honjo, Robert van Reekum, and Nicolaas P. L. G. Verhoeff, "Alzheimer's Disease and Infection: Do Infectious Agents Contribute to Progression of Alzheimer's Disease?" *Alzheimer's & Dementia: The Journal of the Alzheimer's Association* 5, no. 4 (2009): 348–60; Francis Mawanda and Robert Wallace, "Can Infections Cause Alzheimer's Disease?" *Epidemiologic Reviews* 35, no. 1 (2013): 161–80. 4. Michael Beekes, Achim Thomzig, Walter Schulz-Schaeffer, and Reinhard Burger, "Is There a Risk of Prion-Like Disease Transmission by Alzheimer or Parkinson-Associated Protein Particles?" *Acta Neuropathologica* 128, no. 4 (2014): 463–76.
5. Centers for Disease Control and Prevention, "Creutzfeldt-Jakob Disease, Classic (CJD)," May 8, 2019, https://www.cdc.gov/prions/cjd/occurrence-transmission.html.
6. Stanley B. Prusiner, *Madness and Memory: The Discovery of Prions—A New Biological Principle of Disease* (New Haven, CT: Yale University Press, 2014); Atsushi Aoyagi et al., "Aβ and Tau Prion-Like Activities Decline with Longevity in the Alzheimer's Disease Human Brain," *Science Translational Medicine* 11, no. 490 (2019): eaat8462.
7. Anant K. Paravastu et al., "Seeded Growth of Beta-Amyloid Fibrils from Alzheimer's Brain-Derived Fibrils Produces a Distinct Fibril Structure," *Proceedings of the National Academy of Sciences of the United States of America* 106, no. 18 (2009): 7443–48.
8. Jan Stöhr et al., "Purified and Synthetic Alzheimer's Amyloid Beta (Aβ) Prions," *Proceedings of the National Academy of Sciences of the United States of America* 109, no. 27 (2012): 11025–30; R. Morales et al., "*De Novo* Induction of Amyloid-β Deposition *in Vivo*," *Molecular Psychiatry* 17, no. 12 (2012): 1347–53; Yvonne S. Eisele et al., "Peripherally Applied Aβ-Containing Inoculates Induce Cerebral β-Amyloidosis," *Science* 330, no. 6006 (2010): 980–82. 提取物有的来自人类，也有的来自小鼠。
9. Zane Jaunmuktane et al., "Evidence for Human Transmission of Amyloid-β Pathology and Cerebral Amyloid Angiopathy," *Nature* 525, no. 7568 (2015): 247–50.
10. Editorial, "Alzheimergate? When Miscommunication Met Sensationalism," *The Lancet* 386, no. 9999 (2015): 1109.
11. Dominic M. Walsh and Dennis J. Selkoe, "A Critical Appraisal of the Pathogenic Protein Spread Hypothesis of Neurodegeneration," *Nature Reviews Neuroscience* 17, no. 4 (2016): 251–60.
12. Beekes et al, "Is There a Risk of Prion-Like Disease Transmission?"
13. David J. Irwin et al., "Evaluation of Potential Infectivity of Alzheimer and Parkinson

Disease Proteins in Recipients of Cadaver-Derived Human Growth Hormone," *JAMA Neurology* 70, no. 4 (2013): 462–68.

14. Jaap Goudsmit et al., "Evidence For and Against the Transmissibility of Alzheimer Disease," *Neurology* 30, no. 9 (1980): 945–50; Paul Brown et al., "Human Spongiform Encephalopathy: The National Institutes of Health Series of 300 Cases of Experimentally Transmitted Disease," *Annals of Neurology* 35, no. 5 (1994): 513–29.

参考文献

Abedini, Andisheh, Annette Plesner, Ping Cao, Zachary Ridgway, Jinghua Zhang, Ling-Hsien Tu, Chris T. Middleton, et al. "Time-Resolved Studies Define the Nature of Toxic IAPP Intermediates, Providing Insight for Anti-Amyloidosis Therapeutics." *eLife* 5 (2016): 1–28.

Accera. "Accera Announces Results of Its First Phase 3 Study in Mild-to-Moderate Alzheimer's Disease." Cerecin. February 28, 2017. http://www.cerecin.com/newsroom/accera-announces-results-of-its-first-phase-3-study.html.

ADAPT Research Group. "Cardiovascular and Cerebrovascular Events in the Randomized, Controlled Alzheimer's Disease Anti-Inflammatory Prevention Trial (ADAPT)." *PLoS Clinical Trials* 1, no. 7 (2006): e33.

———. "Naproxen and Celecoxib Do Not Prevent AD in Early Results from a Randomized Controlled Trial." *Neurology* 68, no. 21 (2007): 1800–8.

Adler, Brittany L., Mark Yarchoan, Hae Min Hwang, Natalia Louneva, Jeffrey A. Blair, Russell Palm, Mark A. Smith, et al. "Neuroprotective Effects of the Amylin Analogue Pramlintide on Alzheimer's Disease Pathogenesis and Cognition." *Neurobiology of Aging* 35, no. 4 (2014): 793–801.

Agnvall, Elizabeth. "New Science Sheds Light on the Cause of Alzheimer's Disease." AARP. January 24, 2012. http://www.aarp.org/health/conditionstreatments/info-05-2010/alzheimers_disease.html.

Ahlijanian, Michael K., Nestor X. Barrezueta, Robert D. Williams, Amy Jakowski, Kim P. Kowsz, Sheryl McCarthy, Timothy Coskran, et al. "Hyperphosphorylated Tau and Neurofilament and Cytoskeletal Disruptions in Mice Overexpressing Human P25, an Activator of cdk5." *Proceedings of the National Academy of Sciences of the United States of America* 97, no. 6 (2000): 2910–15.

Ainsworth, Claire. "Sex Redefined: The Idea of 2 Sexes Is Overly Simplistic." *Scientific American*, October 22, 2018. https://www.scientificamerican.com/article/sex-redefined-the-idea-of-2-sexes-is-overly-simplistic1/.

Aisen, Paul S., Serge Gauthier, Steven H. Ferris, Daniel Saumier, Denis Haine, Denis Garceau, Anh Duong, et al. "Tramiprosate in Mild-to-Moderate Alzheimer's Disease—A Randomized, Double-Blind, Placebo-Controlled, Multi-Centre Study (the Alphase Study)." *Archives of Medical Science* 7, no. 1 (2011): 102–11.

Akoury, Elias, Marcus Pickhardt, Michal Gajda, Jacek Biernat, Eckhard Mandelkow, and Markus Zweckstetter. "Mechanistic Basis of Phenothiazine☐ Driven Inhibition of Tau Aggregation." *Angewandte Chemie International Edition* 52, no. 12 (2013): 3511–15.

Alectos. "Alectos Therapeutics Announces Achievement of Phase I Clinical Milestone in Merck Alzheimer's Collaboration." December 12, 2014. http://alectos.com/content/phase1-milestone-merck-alzheimers/.

Ali, Omar. "Genetics of Type 2 Diabetes." *World Journal of Diabetes* 4, no. 4 (2013): 114–23.

Allon Therapeutics. "Allon Announces PSP Clinical Trial Results." CISION. December 18, 2012. http://www.prnewswire.com/news-releases/allon-announces-psp-clinical-trial-results-183980141.html.

———. "Allon's Phase II Clinical Trial Shows Statistically Significant Efficacy on Human Cognition and Memory." BioSpace. February 27, 2008. https://www.biospace.com/article/releases/allon-therapeutics-inc-s-phase-ii-clinical-trial-shows-statistically-significant-efficacy-on-human-cognition-and-memory-/.

Alltucker, Ken. "Solving the Alzheimer's Mystery. Part Three: The Questions." Azcentral. February 21, 2015. http://www.azcentral.com/story/news/local/best-reads/2015/02/22/alzheimers-research-colombia-questions-part-three/23787199/.

Alsop, David C., Melynda Casement, Cedric de Bazelaire, Tamara Fong, and Daniel Z. Press. "Hippocampal Hyperperfusion in Alzheimer's Disease." *NeuroImage* 42, no. 4 (2008): 1267–74.

Altmann, Andre, Lu Tian, Victor W. Henderson, and Michael D. Greicius. "Sex Modifies the APOE-Related Risk of Developing Alzheimer Disease." *Annals of Neurology* 75, no. 4 (2014): 563–73.

Alzforum. "Gantenerumab." Last updated May 7, 2020. https://www.alzforum.org/therapeutics/gantenerumab.

———. "LY2886721." Alzforum. Accessed March 26, 2020. http://www.alzforum.org/therapeutics/ly2886721.

———. "Tau P301S (Line PS19)." Alzforum. Last updated April 13, 2018. http://www.alzforum.org/research-models/tau-p301s-line-ps19.

Alzheimer's Association. "2018 Alzheimer's Disease Facts and Figures." *Alzheimers Dement* 14, no. 3 (2018): 367–429.

———. "2019 Alzheimer's Disease Facts and Figures." *Alzheimers Dement* 15, no. 3 (2019): 321–87.

———. "IRS Information Returns: Form 990. Year Ended June 30, 2019." December 18, 2019. https://www.alz.org/media/Documents/form-990-fy-2019.pdf.

———. "Vascular Dementia." August 2019. https://www.alz.org/media/Documents/alzheimers-dementia-vascular-dementia-ts.pdf.

Anderson, Porter. "Dale Schenk: Alzheimer's Researcher." CNN. December 11, 2001. http://www.cnn.com/2001/CAREER/jobenvy/07/23/dale.schenk/.

Ankel-Simons, Friderun, and Jim Cummins. "Misconceptions About Mitochondria and Mammalian Fertilization: Implications for Theories on Human Evolution." *Proceedings of the National Academy of Sciences of the United States of America* 93, no. 24 (1996): 13859–63.

Aoyagi, Atsushi, Carlo Condello, Jan Stöhr, Weizhou Yue, Brianna M. Rivera, Joanne C. Lee, Amanda L. Woerman, et al. "Aβ and Tau Prion-Like Activities Decline with Longevity in the Alzheimer's Disease Human Brain." *Science Translational Medicine* 11, no. 490 (2019), eaat8462.

Arendash, Gary W., Marcos F. Garcia, David A. Costa, Jennifer R. Cracchiolo, Inge M. Wefes, and H. Potter. "Environmental Enrichment Improves Cognition in Aged Alzheimer's Transgenic Mice Despite Stable Beta-Amyloid Deposition." *Neuroreport* 15, no. 11 (2004): 1751–54.

Arias, Elizabeth. "United States Life Tables, 2011." *National Vital Statistics Reports* 64, no. 11 (2015): 1–62.

Arvanitakis, Z., J. A. Schneider, R. S. Wilson, Y. Li, S. E. Arnold, Z. Wang, and D. A. Bennett. "Diabetes Is Related to Cerebral Infarction But Not to AD Pathology in Older Persons." *Neurology* 67, no. 11 (2006): 1960–65.

AXON Neuroscience. "Axon Announces Positive Results from Phase II ADAMANT Trial for AADvac1 in Alzheimer's Disease." CISION. September 9, 2019. http://www.axon-neuroscience.eu/docs/press_release_Axon_announces_positive_result_9-9-2019.pdf.

———. "AXON Neuroscience's Vaccine to Halt Alzheimer's Finishes Phase 1 Clinical Trial." Businesswire. July 8, 2015. http://www.businesswire.com/news/home/20150708005060/en/AXON-euroscience%E2%80%99s-Vaccine-Halt-Alzheimer%E2%80%99s-Finishes-Phase.

Azpurua, Jorge, and Benjamin A. Eaton. "Neuronal Epigenetics and the Aging Synapse." *Frontiers in Cellular Neuroscience* 9 (2015): article 208.

Bahar-Fuchs, Alex, Linda Clare, and Bob Woods. "Cognitive Training and Cognitive Rehabilitation for Mild to Moderate Alzheimer's Disease and Vascular Dementia." *Cochrane Database of Systematic Reviews*, no. 6 (2013): CD003260.

Baker-Nigh, Alaina, Shahrooz Vahedi, Elena Goetz Davis, Sandra Weintraub, Eileen H. Bigio, William L. Klein, and Changiz Geula. "Neuronal Amyloid-β Accumulation Within Cholinergic Basal Forebrain in Ageing and Alzheimer's Disease." *Brain* 138, no. 6 (2015): 1722–37.

Ballatore, Carlo, Virginia M. Y. Lee, and John Q. Trojanowski. "Tau-Mediated Neurodegeneration in Alzheimer's Disease and Related Disorders." *Nature Reviews Neuroscience* 8, no. 9 (2007): 663–72.

Bard, Frédérique, Catherine Cannon, Robin Barbour, Burke Rae-Lyn, Dora Games, Henry Grajeda, Teresa Guido, et al. "Peripherally Administered Antibodies Against Amyloid β-Peptide Enter the Central Nervous System and Reduce Pathology in a Mouse Model of Alzheimer Disease." *Nature Medicine* 6, no. 8 (2000): 916–19.

Barini, Erica, Odetta Antico, Yingjun Zhao, Francesco Asta, Valter Tucci, Tiziano Catelani, Roberto Marotta, et al. "Metformin Promotes Tau Aggregation and Exacerbates Abnormal Behavior in a Mouse Model of Tauopathy." *Molecular Neurodegeneration* 11, no. 16 (2016): 1–20.

Barnes, L. L., C. F. Mendes de Leon, R. S. Wilson, J. L. Bienias, and D. A. Evans. "Social Resources and Cognitive Decline in a Population of Older African Americans and Whites." *Neurology* 63, no. 12 (2004): 2322–26.

Basak, Chandramallika, Walter R. Boot, Michelle W. Voss, and Arthur F. Kramer. "Can Training in a Real-Time Strategy Video Game Attenuate Cognitive Decline in Older Adults?" *Psychology and Aging* 23, no. 4 (2008): 765–77.

Bassuk, Shari S., Thomas A. Glass, and Lisa F. Berkman. "Social Disengagement and Incident Cognitive Decline in Community-Dwelling Elderly Persons." *Annals of Internal Medicine* 131, no. 3 (1999): 165–73. Bateman, Randall J., Eric R. Siemers, Kwasi G. Mawuenyega, Guolin Wen, Karen R. Browning, Wendy C. Sigurdson, Kevin E. Yarasheski, et al. "A γ-Secretase Inhibitor Decreases Amyloid-β Production in the Central Nervous System." *Annals of Neurology* 66, no. 1 (2009): 48–54.

Bayer, Anthony J., R. Bullock, R. W. Jones, David Wilkinson, K. R. Paterson, L. Jenkins, S. B. Millais, and S. Donoghue. "Evaluation of the Safety and Immunogenicity of Synthetic Abeta42 (AN1792) in Patients with AD." *Neurology* 64, no. 1 (2005): 94–101.

Beach, Thomas. "The History of Alzheimer's Disease: Three Debates." *Journal of the History of Medicine and Allied Sciences* 42, no. 3 (1987): 327–49.

Beekes, Michael, Achim Thomzig, Walter Schulz-Schaeffer, and Reinhard Burger. "Is There a Risk of Prion-Like Disease Transmission by Alzheimer- or Parkinson- Associated Protein Particles?" *Acta Neuropathologica* 128, no. 4 (2014): 463–76.

Being Patient. "Pfizer Knew Its Drug Could Prevent Alzheimer's. They Did Nothing About It, Says Post." June 5, 2019. https://www.beingpatient.com/pfizer-cover-up-enbrel-etanercept-alzheimers/.

Belluck, Pam. "Alzheimer's Stalks a Colombian Family." New York Times. June 1, 2010. https://www.nytimes.com/2010/06/02/health/02alzheimers.html.

———. "Eli Lilly's Experimental Alzheimer's Drug Fails in Large Trial." New York Times. November 23, 2016. https://www.nytimes.com/2016/11/23/health/elilillys-experimental-alzheimers-drug-failed-in-large-trial.html.

Belvedere, Matthew J. "Eli Lilly Shares Tank After Alzheimer's Drug Fails in Late-Stage Trial." CNBC. November 23, 2016. https://www.cnbc.com/2016/11/23/eli-lilly-shares-tank-after-alzheimers-drug-fails-in-late-stage-trial.html.

Benedict, Christian, Manfred Hallschmid, Astrid Hatke, Bernd Schultes, Horst L. Fehm, Jan Born, and Werner Kern. "Intranasal Insulin Improves Memory in Humans." *Psychoneuroendocrinology* 29, no. 10 (2004): 1326–34.

Benilova, Iryna, Eric Karran, and Bart De Strooper. "The Toxic Aβ Oligomer and Alzheimer's Disease: An Emperor in Need of Clothes." *Nature Neuroscience* 15, no. 3 (2012): 349–57.

Bennett, David A., Julie A. Schneider, Yuxiao Tang, Steven E. Arnold, and Robert S. Wilson. "The Effect of Social Networks on the Relation Between Alzheimer's Disease Pathology and Level of Cognitive Function in Old People: A Longitudinal Cohort Study." *Lancet Neurology* 5, no. 5 (2006): 406–12.

Berrios, Germán Elías. "Alzheimer's Disease: A Conceptual History." *International Journal of Geriatric Psychiatry* 5, no. 6 (1990): 355–65.

Bhandari, Tamara. "Investigational Drugs Didn't Slow Memory Loss, Cognitive Decline in Rare, Inherited Alzheimer's, Initial Analysis Indicates." Washington University School of Medicine, St. Louis. February 10, 2020. https://medicine.wustl.edu/news/alzheimers-diantu-trial-initial-results/.

Biogen. "Biogen and Eisai to Discontinue Phase 3 Engage and Emerge Trials of Aducanumab in Alzheimer's Disease." March 21, 2019. http://investors.biogen.com/news-releases/news-release-details/biogen-and-eisai-discontinue-phase-3-engage-and-emerge-trials.

Bird, Thomas D. "Alzheimer Disease Overview." In *GeneReviews®*, ed. Margaret P. Adam, Holly H. Ardinger, Roberta A. Pagon, and Stephanie E. Wallace. Seattle: University of Washington, 2018

Bird, Thomas D., Ellen Nemens, D. Nochlin, S. M. Sumi, Ellen Wijsman, and Gerald D. Schellenberg. "Familial Alzheimer's Disease in Germans from Russia: A Model of Genetic Heterogeneity in Alzheimer's Disease." In *Heterogeneity of Alzheimer's Disease*, ed. Francois Boller, F. Forette, Zaven S. Khachaturian, Michel Poncet, and Yves Christen, 118–29. Berlin and Heidelberg: Springer Berlin Heidelberg, 1992.

Björkhem, Ingemar, and Steve Meaney. "Brain Cholesterol: Long Secret Life Behind a Barrier." *Arteriosclerosis, Thrombosis, and Vascular Biology* 24, no. 5 (2004): 806–15.

Black, Ronald S., Reisa A. Sperling, Beth Safirstein, Ruth N. Motter, Allan Pallay, Alice Nichols, and Michael Grundman. "A Single Ascending Dose Study of Bapineuzumab in Patients with Alzheimer Disease." *Alzheimer Disease and Associated Disorders* 24, no. 2 (2010): 198–203.

Blessed, Garry, Bernard E. Tomlinson, and Martin Roth. "The Association Between Quantitative Measures of Dementia and of Senile Change in the Cerebral Grey Matter of Elderly Subjects." *British Journal of Psychiatry: The Journal of Mental Science* 114, no. 512 (1968): 797–811.

Bondy, Stephen C. "Prolonged Exposure to Low Levels of Aluminum Leads to Changes Associated with Brain Aging and Neurodegeneration." *Toxicology* 315 (2014): 1–7.

Born, Jan, Tanja Lange, Werner Kern, Gerard P. McGregor, Ulrich Bickel, and Horst L. Fehm. "Sniffing Neuropeptides: A Transnasal Approach to the Human Brain." *Nature Neuroscience* 5, no. 6 (2002): 514–16.

Bottino, Cássio, Isabel A. M. Carvalho, Ana Maria M. A. Alvarez, Renata Avila, Patrícia R. Zukauskas, Sonia E. Z. Bustamante, Flávia C. Andrade, et al. "Cognitive Rehabilitation Combined with Drug Treatment in Alzheimer's Disease Patients: A Pilot Study." *Clinical Rehabilitation* 19, no. 8 (2005): 861–69.

Boxer, Adam L., Anthony E. Lang, Murray Grossman, David S. Knopman, Bruce L. Miller, Lon S. Schneider, Rachelle S. Doody, et al. "Davunetide in Patients with Progressive Supranuclear Palsy: A Randomised, Double-Blind, Placebo-Controlled Phase 2/3 Trial." *Lancet Neurology* 13, no. 7 (2014): 676–85.

Boyd, W. D., J. Graham-White, G. Blackwood, I. Glen, and J. McQueen. "Clinical Effects of Choline in Alzheimer Senile Dementia." *The Lancet* 310, no. 8040 (1977): 711.

Brackey, Jolene. *Creating Moments of Joy for the Person with Alzheimer's or Dementia.* West Lafayette, IN: Purdue University Press, 2007.

Breitner, John C., Laura D. Baker, Thomas J. Montine, Curtis L. Meinert, Constantine G.

Lyketsos, Karen H. Ashe, Jason Brandt, et al. "Extended Results of the Alzheimer's Disease Anti-Inflammatory Prevention Trial." *Alzheimer's & Dementia: The Journal of the Alzheimer's Association* 7, no. 4 (2011): 402–11.

Brown, Paul, C. J. Gibbs, Pamela Rodgers-Johnson, David M. Asher, Michael P. Sulima, Alfred Bacote, Lev G. Goldfarb, and D. Carleton Gajdusek. "Human Spongiform Encephalopathy: The National Institutes of Health Series of 300 Cases of Experimentally Transmitted Disease." *Annals of Neurology* 35, no. 5 (1994): 513–29.

Buschert, Verena C., Uwe Friese, Stefan J. Teipel, Philine Schneider, Wibke Merensky, Dan Rujescu, Hans-Jürgen Möller, et al.. "Effects of a Newly Developed Cognitive Intervention in Amnestic Mild Cognitive Impairment and Mild Alzheimer's Disease: A Pilot Study." *Journal of Alzheimer's Disease* 25, no. 4 (2011): 679–94.

Buschler, Arne, and Denise Manahan-Vaughan. "Brief Environmental Enrichment Elicits Metaplasticity of Hippocampal Synaptic Potentiation in Vivo." *Frontiers in Behavioral Neuroscience* 6, no. 85 (2012): 1–10.

Butchart, Joseph, Laura Brook, Vivienne Hopkins, Jessica Teeling, Ursula Püntener, David Culliford, Richard Sharples, et al. "Etanercept in Alzheimer Disease: A Randomized, Placebo-Controlled, Double-Blind, Phase 2 Trial." *Neurology* 84, no. 21 (2015): 2161–68.

Cahn-Weiner, Deborah, Paul F. Malloy, George W. Rebok, and Brian R. Ott. "Results of a Randomized Placebo-Controlled Study of Memory Training for Mildly Impaired Alzheimer's Disease Patients." *Applied Neuropsychology* 10, no. 4 (2003): 215–23.

Callaway, Ewen. "Gene Mutation Defends Against Alzheimer's Disease." *Nature* 487, no. 7406 (2012): 153.

Cao, Dongfeng, Hailin Lu, Terry L. Lewis, and Ling Li. "Intake of Sucrose-Sweetened Water Induces Insulin Resistance and Exacerbates Memory Deficits and Amyloidosis in a Transgenic Mouse Model of Alzheimer Disease." *Journal of Biological Chemistry* 282, no. 50 (2007): 36275–82.

Cardoso, Susana, Só Correia, Renato X. Santos, Cristina Carvalho, Maria S. Santos, Catarina R. Oliveira, George Perry, et al. "Insulin Is a Two-Edged Knife on the Brain." *Journal of Alzheimer's Disease* 18, no. 3 (2009): 483–507.

Caselli, Richard J., Ann Saunders, Michael Lutz, Matthew Huentelman, Eric Reiman, and Allen Roses. "TOMM40, ApoE, and Age of Onset of Alzheimer's Disease." *Alzheimer's and Dementia* 6, no. 4 (2010): S202.

Centers for Disease Control and Prevention. "Creutzfeldt-Jakob Disease, Classic (CJD)." May 8, 2019. https://www.cdc.gov/prions/cjd/occurrence-transmission.html.

Cerecin. "Accera Closes New Investment Led by Asia's Leading Agribusiness Group, Wilmar, and Rebrands as Cerecin." October 4, 2018. http://www.cerecin.com/newsroom/accera-closes-new-investment-led-by-asia-leading-agribusiness-group.html.

Cerf, Emilie, Adelin Gustot, Erik Goormaghtigh, Jean-Marie Ruysschaert, and Vincent Raussens. "High Ability of Apolipoprotein E4 to Stabilize Amyloid-β Peptide Oligomers, the Pathological Entities Responsible for Alzheimer's Disease." *FASEB Journal: Official Publication of the Federation of American Societies for Experimental*

Biology 25, no. 5 (2011): 1585–95.

Cervantes, Sebastián, Lluís Samaranch, Jos Vidal-Taboada, Isabel Lamet, María Jesús Bullido, Ana Frank-García, Francisco Coria, et al. "Genetic Variation in APOE Cluster Region and Alzheimer's Disease Risk." *Neurobiology of Aging* 32, no. 11 (2011): 2107.e7–2107.e17.

Chan, David C., and Eric A. Schon. "Eliminating Mitochondrial DNA from Sperm." *Developmental Cell* 22, no. 3 (2012): 469–70.

Chan, Kit Yee, Wei Wang, Jing Jing Wu, Li Liu, Evropi Theodoratou, Josip Car, Lefkos Middleton, et al. "Epidemiology of Alzheimer's Disease and Other Forms of Dementia in China, 1990–2010: A Systematic Review and Analysis." *The Lancet* 381, no. 9882 (2013): 2016–23.

Chen, Yaomin, Kun Zhou, Ruishan Wang, Yun Liu, Young-Don Kwak, Tao Ma, Robert C. Thompson, et al. "Antidiabetic Drug Metformin (Glucophage®) Increases Biogenesis of Alzheimer's Amyloid Peptides via Up-Regulating BACE1 Transcription." *Proceedings of the National Academy of Sciences of the United States of America* 106, no. 10 (2009): 3907–12.

Chilman-Blair, Kim, and John Taddeo. *What's Up with Ella?Medikidz Explain Type 1 Diabetes.* London: Medikidz Ltd., 2009.

Chou, Richard, Michael Kane, Sanjay Ghimire, Shiva Gautam, and Jiang Gui. "Treatment for Rheumatoid Arthritis and Risk of Alzheimer's Disease: A Nested Case-Control Analysis." *CNS Drugs* 30, no. 11 (2016): 1111–20.

Chu, Su Hee, Kathryn Roeder, Robert E. Ferrell, Bernie Devlin, Mary Demichele-Sweet, M. I. Kamboh, Oscar L. Lopez, and Robert A. Sweet. "*TOMM40* Poly-T Repeat Lengths, Age of Onset and Psychosis Risk in Alzheimer Disease." *Neurobiology of Aging* 32, no. 12 (2011): 2328.e1–2328.e9.

Cibičková, L'ubica. "Statins and Their Influence on Brain Cholesterol." *Journal of Clinical Lipidology* 5, no. 5 (2011): 373–79.

Citron, Martin, Tilman Oltersdorf, Christian Haass, Lisa McConlogue, Albert Y. Hung, Peter Seubert, Carmen Vigo-Pelfrey, Ivan Lieberburg, and Dennis J. Selkoe. "Mutation of the β-Amyloid Precursor Protein in Familial Alzheimer's Disease Increases β-Protein Production." *Nature* 360, no. 6405 (1992): 672–74.

City of Rochester. "History of Rochester." Accessed March 27, 2020. http://www.rochestermn.gov/about-the-city/history-of-rochester.

Claxton, Amy, Laura Baker, Angela Hanson, Brenna Cholerton, Emily Trittschuh, Amy Morgan, Maureen Callaghan, et al. "Long-Acting Intranasal Insulin Detemir Improves Working Memory for Adults with Mild Cognitive Impairment or Early-Stage Alzheimer's Dementia." *Journal of Alzheimer's Disease* 44, no. 3 (2015): 897–906.

Cleary, James, Dominic Walsh, J. J. Hofmeister, G. M. Shankar, M. A. Kuskowski, D. J. Selkoe, and K. H. Ashe. "Natural Oligomers of the Amyloid-β Protein Specifically Disrupt Cognitive Function." *Nature Neuroscience* 8, no. 1 (2004): 79–84.

Cohen, Edith L., and Richard J. Wurtman. "Brain Acetylcholine: Control by Dietary Choline." *Science* 191, no. 4227 (1976): 561–62.

——. "Brain Acetylcholine: Increase After Systemic Choline Administration." *Life Sciences* 16, no. 7 (1975): 1095–102.

Collin, Ludovic, Bernd Bohrmann, Ulrich Göpfert, Krisztina Oroszlan-Szovik, Laurence Ozmen, and Fiona Grüninger. "Neuronal Uptake of Tau/PS422 Antibody and Reduced Progression of Tau Pathology in a Mouse Model of Alzheimer's Disease." *Brain* 137, no. 10 (2014): 2834–46.

Congdon, Erin E., Jessica W. Wu, Natura Myeku, Yvette H. Figueroa, Mathieu Herman, Paul S. Marinec, Jason E. Gestwicki, et al. "Methylthioninium Chloride (Methylene Blue) Induces Autophagy and Attenuates Tauopathy in Vitro and in Vivo." *Autophagy* 8, no. 4 (2012): 609–22.

Cooper, Geoffrey. *The Cell: A Molecular Approach.* Sunderland, MA: Sinauer Associates, 2000.

Cordain, Loren, Michael R. Eades, and Mary D. Eades. "Hyperinsulinemic Diseases of Civilization: More Than Just Syndrome X." *Comparative Biochemistry and Physiology, Part A* 136, no. 1 (2003): 95–112.

Corder, E. H., A. M. Saunders, N. J. Risch, W. J. Strittmatter, D. E. Schmechel, P. C. Gaskell, J. B. Rimmler, et al. "Protective Effect of Apolipoprotein E Type 2 Allele for Late Onset Alzheimer Disease." *Nature Genetics* 7, no. 2 (1994): 180–4.

Corder, E. H., A. M. Saunders, W. J. Strittmatter, D. E. Schmechel, P. C. Gaskell, G. W. Small, A. D. Roses, J. L. Haines, and M. A. Petricak-Vance. "Gene Dose of Apolipoprotein E Type 4 Allele and the Risk of Alzheimer's Disease in Late Onset Families." *Science* 261, no. 5123 (1993): 921–23.

Coric, Vladimir, Christopher H. van Dyck, Stephen Salloway, Niels Andreasen, Mark Brody, Ralph W. Richter, Hilkka Soininen, et al. "Safety and Tolerability of the γ-Secretase Inhibitor Avagacestat in a Phase 2 Study of Mild to Moderate Alzheimer Disease." *Archives of Neurology* 69, no. 11 (2012): 1430–40.

Corneveaux, Jason J., Amanda J. Myers, April N. Allen, Jeremy J. Pruzin, Manuel Ramirez, Anzhelika Engel, Michael A. Nalls, et al. "Association of CR1, CLU and PICALM with Alzheimer's Disease in a Cohort of Clinically Characterized and Neuropathologically Verified Individuals." *Human Molecular Genetics* 19, no. 16 (2010): 3295–301.

Correia, Só, Renato X. Santos, Cristina Carvalho, Susana Cardoso, Emanuel Candeias, Maria S. Santos, Catarina R. Oliveira, and Paula I. Moreira. "Insulin Signaling, Glucose Metabolism and Mitochondria: Major Players in Alzheimer's Disease and Diabetes Interrelation." *Brain Research* 1441 (2012): 64–78.

Coskun, Pinar E., Joanne Wyrembak, Olga Derbereva, Goar Melkonian, Eric Doran, Ira T. Lott, Elizabeth Head, Carl W. Cotman, and Douglas C. Wallace. "Systemic Mitochondrial Dysfunction and the Etiology of Alzheimer's Disease and Down Syndrome Dementia." *Journal of Alzheimer's Disease* 20 Suppl 2 (2010): S293–S310.

Cracchiolo, Jennifer R., Takashi Mori, Stanley J. Nazian, Jun Tan, Huntington Potter, and Gary W. Arendash. "Enhanced Cognitive Activity—Over and Above Social or Physical Activity—Is Required to Protect Alzheimer's Mice Against Cognitive Impairment, Reduce Aβ Deposition, and Increase Synaptic Immunoreactivity." *Neurobiology of Learning and Memory* 88, no. 3 (2007): 277–94.

Craft, Suzanne. "The Role of Metabolic Disorders in Alzheimer Disease and Vascular Dementia: Two Roads Converged." *Archives of Neurology* 66, no. 3 (2009): 300–5.

Craft, Suzanne, Sanjay Asthana, David G. Cook, Laura D. Baker, Monique Cherrier,

Kristina Purganan, Colby Wait, et al. "Insulin Dose–Response Effects on Memory and Plasma Amyloid Precursor Protein in Alzheimer's Disease: Interactions with Apolipoprotein E Genotype." *Psychoneuroendocrinology* 28, no. 6 (2003): 809–22.

Craft, Suzanne, Laura D. Baker, Thomas J. Montine, Satoshi Minoshima, G. Stennis Watson, Amy Claxton, Matthew Arbuckle, et al. "Intranasal Insulin Therapy for Alzheimer Disease and Amnestic Mild Cognitive Impairment: A Pilot Clinical Trial." *Archives of Neurology* 69, no. 1 (2012): 29–38.

Craft, Suzanne, Amy Claxton, Laura D. Baker, Angela J. Hanson, Brenna Cholerton, Emily H. Trittschuh, Deborah Dahl, et al. "Effects of Regular and Long-Acting Insulin on Cognition and Alzheimer's Disease Biomarkers: A Pilot Clinical Trial." *Journal of Alzheimer's Disease* 57, no. 4 (2017): 1325–34.

Craft, Suzanne, John Newcomer, Stephen Kanne, Samuel Dagogo-Jack, Philip Cryer, Yvette Sheline, Joan Luby, Agbani Dagogo-Jack, and Amy Alderson. "Memory Improvement Following Induced Hyperinsulinemia in Alzheimer's Disease." *Neurobiology of Aging* 17, no. 1 (1996): 123–30.

Crapper, D. R., S. S. Krishnan, and A. J. Dalton. "Brain Aluminum Distribution in Alzheimer's Disease and Experimental Neurofibrillary Degeneration." *Science* 180, no. 4085 (1973): 511–13.

Crehan, Helen, Patrick Holton, Selina Wray, Jennifer Pocock, Rita Guerreiro, and John Hardy. "Complement Receptor 1 (CR1) and Alzheimer's Disease." *Immunobiology* 217, no. 2 (2012): 244–50.

Crismon, M. Lynn. "Tacrine: First Drug Approved for Alzheimer's Disease." *Annals of Pharmacotherapy* 28, no. 6 (1994): 744–51.

Cruchaga, Carlos, Petra Nowotny, John Kauwe, Perry Ridge, Kevin Mayo, Sarah Bertelsen, Anthony Hinrichs, et al. "Association and Expression Analyses with Single-Nucleotide Polymorphisms in TOMM40 in Alzheimer Disease." *Archives of Neurology* 68, no. 8 (2011): 1013–19.

Cunnane, Stephen C., Alexandre Courchesne-Loyer, Camille Vandenberghe, Valérie St-Pierre, M. A. Fortier, Marie Hennebelle, Etienne Croteau, et al. "Can Ketones Help Rescue Brain Fuel Supply in Later Life? Implications for Cognitive Health During Aging and the Treatment of Alzheimer's Disease." *Frontiers in Molecular Neuroscience* 9 (2016): 1–21.

Cunnane, Stephen, Scott Nugent, Maggie Roy, Alexandre Courchesne-Loyer, Etienne Croteau, Sé Tremblay, Alex Castellano, et al. "Brain Fuel Metabolism, Aging, and Alzheimer's Disease." *Nutrition* 27, no. 1 (2011): 3–20.

Dacy, Matthew. "What's in a Name? The Story of 'Mayo Clinic.' " Mayo Clinic. February 9, 2009. https://sharing.mayoclinic.org/2009/02/09/whats-in-a-name-the-story-of-mayo-clinic/.

Dai, Weiying, Oscar L. Lopez, Owen T. Carmichael, James T. Becker, Lewis H. Kuller, and H. Michael Gach. "Mild Cognitive Impairment and Alzheimer Disease: Patterns of Altered Cerebral Blood Flow at MR Imaging." *Radiology* 250, no. 3 (2009): 856–66.

Davies, Peter, and A. J. Maloney. "Selective Loss of Central Cholinergic Neurons in Alzheimer's Disease." *The Lancet* 308, no. 8000 (1976): 1403.

De Felice, Fernanda G., Marcelo N. N. Vieira, Theresa R. Bomfim, Helena Decker,

Pauline T. Velasco, Mary P. Lambert, Kirsten L. Viola, et al. "Protection of Synaps-es Against Alzheimer's-Linked Toxins: Insulin Signaling Prevents the Pathogenic Binding of Abeta Oligomers." *Proceedings of the National Academy of Sciences of the United States of America* 106, no. 6 (2009): 1971–76.

de la Monte, Suzanne M., Ming Tong, Nataniel Lester-Coll, Michael Plater, and Jack R. Wands. "Therapeutic Rescue of Neurodegeneration in Experimental Type 3 Diabe-tes: Relevance to Alzheimer's Disease." *Journal of Alzheimer's Disease* 10, no. 1 (2006): 89–109.

de la Rubia Ortí, José Enrique, María Pilar García-Pardo, Eraci Drehmer, David San-cho Cantus, Mariano Julián Rochina, Maria Asunción Aguilar Calpe, and Iván Hu Yang. "Improvement of Main Cognitive Functions in Patients with Alzheimer's Disease After Treatment with Coconut Oil Enriched Mediterranean Diet: A Pilot Study." *Journal of Alzheimer's Disease* 65, no. 2 (2018): 577–87.

de la Torre, Jack C. "Vascular Risk Factors: A Ticking Time Bomb to Alzheimer's Dis-ease." *American Journal of Alzheimer's Disease & Other Dementias* 28, no. 6 (2013): 551–59.

Del Ser, Teodoro, Klaus C. Steinwachs, Hermann J. Gertz, María V. Andrés, Belén Gómez-Carrillo, Miguel Medina, Joan A. Vericat, et al. "Treatment of Alzheimer's Disease with the GSK-3 Inhibitor Tideglusib: A Pilot Study." *Journal of Alzheimer's Disease* 33, no. 1 (2013): 205–15.

De Strooper, Bart. "Lessons from a Failed γ-Secretase Alzheimer Trial." *Cell* 159, no. 4 (2014): 721–26.

De Strooper, Bart, and Wim Annaert. "Novel Research Horizons for Presenilins and γ-Secretases in Cell Biology and Disease." *Annual Review of Cell and Developmental Biology* 26 (2010): 235–60.

Demattos, Ronald B., Kelly R. Bales, David J. Cummins, Jean-Cosme Dodart, Steven M. Paul, and David M. Holtzman. "Peripheral Anti-Aβ Antibody Alters CNS and Plasma Aβ Clearance and Decreases Brain Aβ Burden in a Mouse Model of Alzhei-mer's Disease." *Proceedings of the National Academy of Sciences of the United States of America* 98, no. 15 (2001): 8850–5.

Devore, Elizabeth E., Jae Hee Kang, Monique M. B. Breteler, and Francine Grodstein. "Dietary Intakes of Berries and Flavonoids in Relation to Cognitive Decline." *An-nals of Neurology* 72, no. 1 (2012): 135–43.

Dingledine, Raymond, and Chris McBain. "Glutamate and Aspartate." In *Basic Neu-rochemistry: Molecular, Cellular and Medical Aspects*, ed. George Siegle, Bernard Agranoff, R. Wayne Albers, Stephen Fisher, and Michael Uhler. Philadelphia: Lip-pincott-Raven, 1999.

Divry, Paul. "Etude Histochimique Des Plaques Séniles." *Journal Belge de Neurologie et de Psychiatrie* 27 (1927): 643–57.

Dodart, Jean-Cosme, Kelly Bales, Kimberley Gannon, Stephen Greene, Ronald Demattos, Chantal Mathis, Cynthia DeLong, et al. "Immunization Reverses Mem-ory Deficits Without Reducing Brain Aβ Burden in Alzheimer's Disease Model." *Nature Neuroscience* 5, no. 5 (2002): 452–57.

Dolan, Hillary, Barbara Crain, Juan Troncoso, Susan M. Resnick, Alan B. Zonderman, and Richard J. Obrien. "Atherosclerosis, Dementia, and Alzheimer Disease in the

Baltimore Longitudinal Study of Aging Cohort." *Annals of Neurology* 68, no. 2 (2010): 231–40.

Doody, Rachelle S., Rema Raman, Martin Farlow, Takeshi Iwatsubo, Bruno Vellas, Steven Joffe, Karl Kieburtz, et al. "A Phase 3 Trial of Semagacestat for Treatment of Alzheimer's Disease." *The New England Journal of Medicine* 369, no. 4 (2013): 341–50.

Doody, Rachelle S., Ronald G. Thomas, Martin Farlow, Takeshi Iwatsubo, Bruno Vellas, Steven Joffe, Karl Kieburtz, et al. "Phase 3 Trials of Solanezumab for Mild-to-Moderate Alzheimer's Disease." *New England Journal of Medicine* 370, no. 4 (2014): 311–21.

Doulames, Vanessa, Sangmook Lee, and Thomas B. Shea. "Environmental Enrichment and Social Interaction Improve Cognitive Function and Decrease Reactive Oxidative Species in Normal Adult Mice." *International Journal of Neuroscience* 124, no. 5 (2014): 369–76.

Draganski, Bogdan, Christian Gaser, Volker Busch, Gerhard Schuierer, Ulrich Bogdahn, and Arne May. "Neuroplasticity: Changes in Grey Matter Induced by Training." *Nature* 427, no. 6972 (2004): 311–12.

Duarte, Ana I., Paula I. Moreira, and Catarina R. Oliveira. "Insulin in Central Nervous System: More Than Just a Peripheral Hormone." *Journal of Aging Research* 2012 (2012): 1–21.

Dubois, Bruno, Howard H. Feldman, Claudia Jacova, Steven T. Dekosky, Pascale Barberger-Gateau, Jeffrey Cummings, André Delacourte, et al. "Research Criteria for the Diagnosis of Alzheimer's Disease: Revising the NINCDS–ADRDA Criteria." *Lancet Neurology* 6, no. 8 (2007): 734–46.

Dumanchin, Cécile, Agnès Camuzat, Dominique Campion, Patrice Verpillat, Didier Hannequin, Bruno Dubois, Pascale Saugier-Veber, et al. "Segregation of a Missense Mutation in the Microtubule-Associated Protein Tau Gene with Familial Frontotemporal Dementia and Parkinsonism." *Human Molecular Genetics* 7, no. 11 (1998): 1825–29.

Dysken, Maurice W., Mary Sano, Sanjay Asthana, Julia E. Vertrees, Muralidhar Pallaki, Maria Llorente, Susan Love, et al. "Effect of Vitamin E and Memantine on Functional Decline in Alzheimer Disease: The TEAM-AD VA Cooperative Randomized Trial." *JAMA* 311, no. 1 (2014): 33–44.

Dysken, M. W., P. Fovall, C. M. Harris, J. M. Davis, and A. Noronha. "Lecithin Administration in Alzheimer Dementia." *Neurology* 32, no. 10 (1982): 1203–4.

Ebbert, Mark T. W., Perry G. Ridge, Andrew R. Wilson, Aaron R. Sharp, Matthew Bailey, Maria C. Norton, Joann T. Tschanz, et al. "Population-Based Analysis of Alzheimer's Disease Risk Alleles Implicates Genetic Interactions." *Biological Psychiatry* 75, no. 9 (2014): 732–37.

Editorial. "Alzheimergate? When Miscommunication Met Sensationalism." *The Lancet* 386, no. 9999 (2015): 1109.

Eenfeldt, Andreas. "20 and 50 Grams of Carbs—How Much Food Is That?" Diet Doctor. February 14, 2020. https://www.dietdoctor.com/low-carb/20-50-how-much.

Eisele, Yvonne S., Ulrike Obermüller, Götz Heilbronner, Frank Baumann, Stephan

A. Kaeser, Hartwig Wolburg, Lary C. Walker, et al. "Peripherally Applied Aβ-Containing Inoculates Induce Cerebral β-Amyloidosis." *Science* 330, no. 6006 (2010): 980–82.

Elder, Gregory A., Miguel A. Gama Sosa, and Rita De Gasperi. "Transgenic Mouse Models of Alzheimer's Disease." *Mount Sinai Journal of Medicine: A Journal of Translational and Personalized Medicine* 77, no. 1 (2010): 69–81.

Elgee, Neil J., Robert H. Williams, and Norman D. Lee. "Distribution and Degradation Studies with Insulin-I131." *Journal of Clinical Investigation* 33, no. 9 (1954): 1252–60.

Eli Lilly. "Lilly Announces Top-Line Results of Solanezumab Phase 3 Clinical Trial." November 23, 2016. https://investor.lilly.com/news-releases/news-release-details/lilly-announces-top-line-results-solanezumab-phase-3-clinical?ReleaseID=1000871.

———. "Lilly Halts Development of Semagacestat for Alzheimer's Disease Based on Preliminary Results of Phase III Clinical Trials." August 17, 2010. https://investor.lilly.com/news-releases/news-release-details/lilly-halts-development-semagacestat-alzheimers-disease-based?releaseid=499794.

———. "Lilly Reports Fourth-Quarter and Full-Year 2016 Results." January 31, 2017. https://investor.lilly.com/news-releases/news-release-details/lilly-reports-fourth-quarter-and-full-year-2016-results?ReleaseID=1009682.

———. "Update on Phase 3 Clinical Trials of Lanabecestat for Alzheimer's Disease." June 12, 2018. https://investor.lilly.com/news-releases/news-release-details/update-phase-3-clinical-trials-lanabecestat-alzheimers-disease.

Engelhart, Marianne J., Mirjam I. Geerlings, Annemieke Ruitenberg, John C. van Swieten, Albert Hofman, Jacqueline C. M. Witteman, and Monique M. B. Breteler. "Dietary Intake of Antioxidants and Risk of Alzheimer Disease." JAMA 287, no. 24 (2002): 3223–29.

Erasmus University Medical Center. "The Rotterdam Study." Erasmus University Rotterdam. Accessed March 27, 2020. http://www.epib.nl/research/ergo.htm.

Erickson, Kirk I., Michelle W. Voss, Ruchika Shaurya Prakash, Chandramallika Basak, Amanda Szabo, Laura Chaddock, Jennifer S. Kim, et al. "Exercise Training Increases Size of Hippocampus and Improves Memory." *Proceedings of the National Academy of Sciences of the United States of America* 108, no. 7 (2011): 3017–22.

Fagan, Tom. "In First Phase 3 Trial, the Tau Drug LMTM Did Not Work. Period." Alzforum. July 29, 2016. https://www.alzforum.org/news/conference-coverage/first-phase-3-trial-tau-drug-lmtm-did-not-work-period.

———. "Las Vegas: AD, Risk, ApoE—Tomm40 No Tomfoolery." Alzforum. November 15, 2009. https://www.alzforum.org/news/conference-coverage/las-vegas-ad-risk-apoe-tomm40-no-tomfoolery.

———. "Liver Tox Ends Janssen BACE Program." Alzforum. May 18, 2018. https://www.alzforum.org/news/research-news/liver-tox-ends-janssen-bace-program.

———. "Tau Inhibitor Fails Again—Subgroup Analysis Irks Clinicians at CTAD." Alzforum. December 16, 2016. https://www.alzforum.org/news/conference-coverage/tau-inhibitor-fails-again-subgroup-analysis-irks-clinicians-ctad.

Fagan, Tom, and Gabrielle Strobel. "Dale Schenk, 59, Pioneer of Alzheimer's Immunotherapy." Alzforum. October 3, 2016. https://www.alzforum.org/news/community-news/dale-schenk-59-pioneer-alzheimers-immunotherapy.

Farber, N. B., J. W. Newcomer, and J. W. Olney. "The Glutamate Synapse in Neuropsychiatric Disorders. Focus on Schizophrenia and Alzheimer's Disease." *Progress in Brain Research* 116 (1998): 421–37.

Farlow, Martin R., Niels Andreasen, Marie-Emmanuelle Riviere, Igor Vostiar, Alessandra Vitaliti, Judit Sovago, Angelika Caputo, Bengt Winblad, and Ana Graf. "Long-Term Treatment with Active Aβ Immunotherapy with CAD106 in Mild Alzheimer's Disease." *Alzheimer's Research & Therapy* 7, no. 1 (2015): 1–13.

Farlow, Martin, Steven E. Arnold, Christopher H. van Dyck, Paul S. Aisen, B. J. Snider, Anton P. Porsteinsson, Stuart Friedrich, et al. "Safety and Biomarker Effects of Solanezumab in Patients with Alzheimer's Disease." *Alzheimer's & Dementia: The Journal of the Alzheimer's Association* 8, no. 4 (2012): 261–71.

Farrer, Lindsay A., L. A. Cupples, Jonathan L. Haines, Bradley Hyman, Walter A. Kukull, Richard Mayeux, Richard H. Myers, et al. "Effects of Age, Sex, and Ethnicity on the Association Between Apolipoprotein E Genotype and Alzheimer Disease: A Meta-Analysis." *JAMA* 278, no. 16 (1997): 1349–56.

Fatouros, Chronis, Ghulam Jeelani Pir, Jacek Biernat, Sandhya Padmanabhan Koushika, Eckhard Mandelkow, Eva-Maria Mandelkow, Enrico Schmidt, and Ralf Baumeister. "Inhibition of Tau Aggregation in a Novel Caenorhabditis elegans Model of Tauopathy Mitigates Proteotoxicity." *Human Molecular Genetics* 21, no. 16 (2012): 3587–603.

Ferrer, Isidre, Mercé Boada Rovira, María Luisa Sánchez Guerra, María Jesús Rey, and Frederic Costa-Jussá. "Neuropathology and Pathogenesis of Encephalitis Following Amyloid β Immunization in Alzheimer's Disease." *Brain Pathology* 14, no. 1 (2004): 11–20.

Ferrero, James, Leslie Williams, Heather Stella, Kate Leitermann, Alvydas Mikulskis, John O'Gorman, and Jeff Sevigny. "First-in-Human, Double-Blind, Placebo-Controlled, Single-Dose Escalation Study of Aducanumab (BIIB037) in Mild-to-Moderate Alzheimer's Disease." *Alzheimer's & Dementia: Translational Research & Clinical Interventions* 2, no. 3 (2016): 169–76.

Filipcik, Peter, Martin Cente, Gabriela Krajciova, Ivo Vanicky, and Michal Novak. "Cortical and Hippocampal Neurons from Truncated Tau Transgenic Rat Express Multiple Markers of Neurodegeneration." *Cellular and Molecular Neurobiology* 29, no. 6 (2009): 895–900.

Fisher, Lawrence. "Athena Neurosciences Makes Itself Heard in Fight Against Alzheimer's." New York Times. February 15, 1995. https://www.nytimes.com/1995/02/15/business/business-technology-athena-neurosciences-makes-itself-heard-fight-against.html.

Fitzgerald, Stephanie. *Ramses II: Egyptian Pharaoh, Warrior, and Builder.* Mankato, MN: Compass Point, 2009.

Fjell, Anders M., Linda McEvoy, Dominic Holland, Anders M. Dale, Kristine B. Walhovd, and Alzheimer's Disease Neuroimaging Initative. "What Is Normal in Normal Aging? Effects of Aging, Amyloid and Alzheimer's Disease on the Cerebral Cortex and the Hippocampus." *Progress in Neurobiology* 117 (2014): 20–40.

Fleisher, Adam S., Rema Raman, Eric R. Siemers, Lida Becerra, Christopher M. Clark,

Robert A. Dean, Martin R. Farlow, et al. "Phase 2 Safety Trial Targeting Amyloid β Production with a γ-Secretase Inhibitor in Alzheimer Disease." *Archives of Neurology* 65, no. 8 (2008): 1031–38.

Forette, Françoise, Marie-Laure Seux, Jan A. Staessen, Lutgarde Thijs, Willem H. Birkenhäger, Marija-Ruta Babarskiene, Speranta Babeanu, et al. "Prevention of Dementia in Randomised Double-Blind Placebo-Controlled Systolic Hypertension in Europe (Syst-Eur) Trial." *The Lancet* 352, no. 9137 (1998): 1347–51.

Fox, Patrick. "From Senility to Alzheimer's Disease: The Rise of the Alzheimer's Disease Movement." *Milbank Quarterly* 67, no. 1 (1989): 58–102.

Fratiglioni, Laura, and Hui-Xin Wang. "Brain Reserve Hypothesis in Dementia." *Journal of Alzheimer's Disease* 12, no. 1 (2007): 11–22.

Fratiglioni, Laura, Hui-Xin Wang, Kjerstin Ericsson, Margaret Maytan, and Bengt Winblad. "Influence of Social Network on Occurrence of Dementia: A Community-Based Longitudinal Study." *The Lancet* 355, no. 9212 (2000): 1315–19.

Freeman, John, Pierangelo Veggiotti, Giovanni Lanzi, Anna Tagliabue, and Emilio Perucca. "The Ketogenic Diet: From Molecular Mechanisms to Clinical Effects." *Epilepsy Research* 68, (2006): 145–80.

Fuller, Solomon C. "Alzheimer's Disease (Senium Praecox) I: The Report of a Case and Review of Published Cases." *Journal of Nervous & Mental Disease* 39, no. 7 (1912): 440–55.

———. "Alzheimer's Disease (Senium Praecox) II: The Report of a Case and Review of Published Cases." *Journal of Nervous & Mental Disease* 39, no. 8 (1912): 536–57.

Galasko, Douglas R., Elaine Peskind, Christopher M. Clark, Joseph F. Quinn, John M. Ringman, Gregory A. Jicha, Carl Cotman, et al. "Antioxidants for Alzheimer Disease: A Randomized Clinical Trial with Cerebrospinal Fluid Biomarker Measures." *Archives of Neurology* 69, no. 7 (2012): 836–41.

Games, Dora, David Adams, Ree Alessandrini, Robin Barbour, Patricia Borthelette, Catherine Blackwell, Tony Carr, et al. "Alzheimer-Type Neuropathology in Transgenic Mice Overexpressing V717F β-Amyloid Precursor Protein." *Nature* 373, no. 6514 (1995): 523–27.

Gasparini, R., D. Panatto, P. L. Lai, and D. Amicizia. "The 'Urban Myth' of the Association Between Neurological Disorders and Vaccinations." *Journal of Preventive Medicine and Hygiene* 56, no. 1 (2015), E1–E8.

Gatz, Margaret, Pia Svedberg, Nancy L. Pedersen, James A. Mortimer, Stig Berg, and Boo Johansson. "Education and the Risk of Alzheimer's Disease: Findings from the Study of Dementia in Swedish Twins." *The Journals of Gerontology: Psychological Sciences* 56B, no. 5 (2001): P292–P300.

Gauthier, Serge, Howard H. Feldman, Lon S. Schneider, Gordon K. Wilcock, Giovanni B. Frisoni, Jiri H. Hardlund, Hans J. Moebius, et al. "Efficacy and Safety of Tau-Aggregation Inhibitor Therapy in Patients with Mild or Moderate Alzheimer's Disease: A Randomised, Controlled, Double-Blind, Parallel-Arm, Phase 3 Trial." *The Lancet* 388, no. 10062 (2016): 2873–84.

Gejl, Michael, Albert Gjedde, Lærke Egefjord, Arne Møller, Søren B. Hansen, Kim Vang, Anders Rodell, et al. "In Alzheimer's Disease, Six-Month Treatment with GLP-1 Analogue Prevents Decline of Brain Glucose Metabolism: Randomized,

Placebo-Controlled, Double-Blind Clinical Trial." *Frontiers in Aging Neuroscience* 8 (2016): 1–10.

Geldmacher, David S., Thomas Fritsch, Mckee J. McClendon, and Gary Landreth. "A Randomized Pilot Clinical Trial of the Safety of Pioglitazone in Treatment of Patients with Alzheimer Disease." *Archives of Neurology* 68, no. 1 (2011): 45–50.

Gemma, Carmelina, Jennifer Vila, Adam Bachstetter, and Paula Bickford. "Oxidative Stress and the Aging Brain: From Theory to Prevention." In *Brain Aging: Models, Methods, and Mechanisms*, ed. David Riddle, 353–74. Boca Raton, FL: CRC Press/ Taylor & Francis, 2007.

Gervais, Francine, Julie Paquette, Céline Morissette, Pascale Krzywkowski, Mathilde Yu, Mounia Azzi, Diane Lacombe, et al. "Targeting Soluble Aβ Peptide with Tramiprosate for the Treatment of Brain Amyloidosis." *Neurobiology of Aging* 28, no. 4 (2007): 537–47.

Ghosh, Sangeeta, Nishant Patel, Douglas Rahn, Jenna McAllister, Sina Sadeghi, Geoffrey Horwitz, Diana Berry, Kai Xuan Wang, and Russell H. Swerdlow. "The Thiazolidinedione Pioglitazone Alters Mitochondrial Function in Human Neuron-Like Cells." *Molecular Pharmacology* 71, no. 6 (2007): 1695–702.

Gilman, S., M. Koller, R. S. Black, L. Jenkins, S. G. Griffith, N. C. Fox, L. Eisner, et al. "Clinical Effects of Aβ Immunization (AN1792) in Patients with AD in an Interrupted Trial." *Neurology* 64, no. 9 (2005): 1553–62.

Giuffrida, Maria Laura, Filippo Caraci, Bruno Pignataro, Sebastiano Cataldo, Paolo De Bona, Valeria Bruno, Gemma Molinaro, et al. "Beta-Amyloid Monomers Are Neuroprotective." *Journal of Neuroscience* 29, no. 34 (2009): 10582–87.

Glenner, George G., and Caine W. Wong. "Alzheimer's Disease: Initial Report of the Purification and Characterization of a Novel Cerebrovascular Amyloid Protein." *Biochemical and Biophysical Research Communications* 120, no. 3 (1984): 885–90.

Goate, Alison, Marie-Christine Chartier-Harlin, Mike Mullan, Jeremy Brown, Fiona Crawford, Liana Fidani, Luis Giuffra, et al. "Segregation of a Missense Mutation in the Amyloid Precursor Protein Gene with Familial Alzheimer's Disease." *Nature* 349, no. 6311 (1991): 704–6.

Goedert, Michel. "Oskar Fischer and the Study of Dementia." *Brain* 132, no. 4 (2009): 1102–11.

Gold, Michael, Claire Alderton, Marina Zvartau-Hind, Sally Egginton, Ann M. Saunders, Michael Irizarry, Suzanne Craft, et al. "Rosiglitazone Monotherapy in Mild-to-Moderate Alzheimer's Disease: Results from a Randomized, Double-Blind, Placebo-Controlled Phase III Study." *Dementia and Geriatric Cognitive Disorders* 30, no. 2 (2010): 131–46.

Goldbloom, Alton. "Some Observations on the Starvation Treatment of Epilepsy." *Canadian Medical Association Journal* 12, no. 8 (1922): 539–40.

Golden, Marita. "African Americans Are More Likely Than Whites to Develop Alzheimer's. Why?" *Washington Post.* June 1, 2017. https://www.washingtonpost.com/lifestyle/magazine/why-are-african-americans-so-much-more-likely-than-whites-to-develop-alzheimers/2017/05/31/9bfbcccc-3132-11e7-8674-437ddb6e813e_story.html.

Gong, Cheng-Xin, and Khalid Iqbal. "Hyperphosphorylation of Microtubule-Associated Protein Tau: A Promising Therapeutic Target for Alzheimer Disease." *Current Medicinal Chemistry* 15, no. 23 (2008): 2321–28.

Goudsmit, Jaap, Chuck H. Morrow, David M. Asher, Richard T. Yanagihara, Colin L. Masters, Clarence J. Gibbs, and D. Carleton Gajdusek. "Evidence For and Against the Transmissibility of Alzheimer Disease." *Neurology* 30, no. 9 (1980): 945–50.

Goure, William F., Grant A. Krafft, Jasna Jerecic, and Franz Hefti. "Targeting the Proper Amyloid-Beta Neuronal Toxins: A Path Forward for Alzheimer's Disease Immunotherapeutics." *Alzheimer's Research & Therapy* 6, no. 42 (2014): 1–15.

Graeber, Manuel B. "Alois Alzheimer (1864–1915)." International Brain Research Organization. 2003. http://ibro.org/wp-content/uploads/2018/07/Alzheimer-Alois-2003.pdf.

Gray, Michael W. "Mitochondrial Evolution." *Cold Spring Harbor Perspectives in Biology* 4, no. 9 (2012): a011403.

Gray, Sarah M., Rick I. Meijer, and Eugene J. Barrett. "Insulin Regulates Brain Function, but How Does It Get There?" *Diabetes* 63, no. 12 (2014): 3992–97.

Gray, Shelly L., Melissa L. Anderson, Paul K. Crane, John C. S. Breitner, Wayne McCormick, James D. Bowen, Linda Teri, and Eric Larson. "Antioxidant Vitamin Supplement Use and Risk of Dementia or Alzheimer's Disease in Older Adults." *Journal of the American Geriatrics Society* 56, no. 2 (2008): 291–95.

Greenamyre, J. Timothy, William F. Maragos, Roger L. Albin, John B. Penney, and Anne B. Young. "Glutamate Transmission and Toxicity in Alzheimer's Disease." *Progress in Neuropsychopharmacology & Biological Psychiatry* 12, no. 4 (1988): 421–30.

Greener, Mark. "Food for Thought: The Ketogenic Diet for Epilepsy." *Progress in Neurology and Psychiatry* 18, no. 3 (2014): 6–9.

Green Valley. "Green Valley Announces NMPA Approval of Oligomannate for Mild to Moderate Alzheimer's Disease." November 2, 2019. https://www.greenvalley-pharma.com/En/Index/pageView/catid/48/id/28.html.

Growdon, John H. "Acetylcholine in AD: Expectations Meet Reality." In *Alzheimer: 100 Years and Beyond*, ed. Mathias Jucker, Konrad Beyreuther, Christian Haass, Roger M. Nitsch, and Yves Christen, 127–32. Heidelberg: Springer, 2006.

Grundke-Iqbal, Khalid Iqbal, Maureen Quinlan, Yunn-Chyn Tung, Masooma S. Zaidi, and Henryk M. Wisniewski. "Microtubule-Associated Protein Tau—A Component of Alzheimer Paired Helical Filaments." *Journal of Biological Chemistry* 261, no. 13 (1986): 6084–89.

Grundke-Iqbal, Khalid Iqbal, Yunn-Chyn Tung, Maureen Quinlan, Henryk M. Wisniewski, and Lester I. Binder. "Abnormal Phosphorylation of the Microtubule-Associated Protein τ (Tau) in Alzheimer Cytoskeletal Pathology." *Proceedings of the National Academy of Sciences of the United States of America* 83, no. 13 (1986): 4913–17.

Guénet, Jean-Louis, Annie Orth, and François Bonhomme. "Origins and Phylogenetic Relationships of the Laboratory Mouse." In *The Laboratory Mouse*, ed. Hans Hedrich, 3–20. Cambridge, MA: Academic Press, 2012.

Guerreiro, Rita J., and John Hardy. "TOMM40 Association with Alzheimer Disease: Tales of APOE and Linkage Disequilibrium." *Archives of Neurology* 69, no. 10 (2012): 1243–44.

Guerreiro, Rita, Aleksandra Wojtas, Jose Bras, Minerva Carrasquillo, Ekaterina Rogae-va, Elisa Majounie, Carlos Cruchaga, et al. "TREM2 Variants in Alzheimer's Disease." *New England Journal of Medicine* 368, no. 2 (2013): 117–27.

Gupta, Amit, Bharti Bisht, and Chinmoy Sankar Dey. "Peripheral Insulin-Sensitizer Drug Metformin Ameliorates Neuronal Insulin Resistance and Alzheimer's-Like Changes." *Neuropharmacology* 60, no. 6 (2011): 910–20.

Gusdon, Aaron M., Jason Callio, Giovanna DiStefano, Robert M. O'Doherty, Bret H. Goodpaster, Paul M. Coen, and Charleen T. Chu. "Exercise Increases Mitochondrial Complex I Activity and DRP1 Expression in the Brains of Aged Mice." *Experimental Gerontology* 90 (2017): 1–13.

Gusella, James F., Nancy S. Wexler, P. Michael Conneally, Susan L. Naylor, Mary Anne Anderson, Rudolph E. Tanzi, Paul C. Watkins, et al. "A Polymorphic DNA Marker Genetically Linked to Huntington's Disease." *Nature* 306, no. 5940 (1983): 234–38.

Hansen, Henrik H., Katrine Fabricius, Pernille Barkholt, Pernille Kongsbak- Wismann, Chantal Schlumberger, Jacob Jelsing, Dick Terwel, et al. "Long-Term Treatment with Liraglutide, a Glucagon-Like Peptide-1 (GLP-1) Receptor Agonist, Has No Effect on β-Amyloid Plaque Load in Two Transgenic APP/PS1 Mouse Models of Alzheimer's Disease." *PLoS One* 11, no. 7 (2016): E0158205.

Hansen, Lawrence A., Eliezer Masliah, Douglas Galasko, and Robert D. Terry. "Plaque-Only Alzheimer Disease Is Usually the Lewy Body Variant, and Vice Versa." *Journal of Neuropathology and Experimental Neurology* 52, no. 6 (1993): 648–54.

Hanyu, Haruo, Tomohiko Sato, Akihiro Kiuchi, Hirofumi Sakurai, and Toshihiko Iwamoto. "Pioglitazone Improved Cognition in a Pilot Study on Patients with Alzheimer's Disease and Mild Cognitive Impairment with Diabetes Mellitus." *Journal of the American Geriatrics Society* 57, no. 1 (2009): 177–79.

Hardy, John. "Alzheimer's Disease: The Amyloid Cascade Hypothesis: An Update and Reappraisal." *Journal of Alzheimer's Disease* 9, no. 3 (2006): 151–53.

Hardy, John, and David Allsop. "Amyloid Deposition as the Central Event in the Aetiology of Alzheimer's Disease." *Trends in Pharmacological Sciences* 12 (1991): 383–88.

Hardy, John A., and Gerald A. Higgins. "Alzheimer's Disease: The Amyloid Cascade Hypothesis." *Science* 256, no. 5054 (1992): 184–85.

Harrington, C., S. Sawchak, C. Chiang, J. Davies, C. Donovan, A. M. Saunders, M. Irizarry, et al. "Rosiglitazone Does Not Improve Cognition or Global Function When Used as Adjunctive Therapy to AChE Inhibitors in Mild-to-Moderate Alzheimer's Disease: Two Phase 3 Studies." *Current Alzheimer Research* 8, no. 5 (2011): 592–606.

Hashimoto, Tadafumi, Alberto Serrano-Pozo, Yukiko Hori, Kenneth W. Adams, Shuko Takeda, Adrian Olaf Banerji, Akinori Mitani, et al. "Apolipoprotein E, Especially Apolipoprotein E4, Increases the Oligomerization of Amyloid β Peptide." *Journal of Neuroscience* 32, no. 43 (2012): 15181–92.

Heart Protection Study Collaborative Group. "MRC/BHF Heart Protection Study of Cholesterol Lowering with Simvastatin in 20,536 High-Risk Individuals: A Randomised Placebo-Controlled Trial." *The Lancet* 360, no. 9326 (2002): 7–22.

Hefti, Franz, William F. Goure, Jasna Jerecic, Kent S. Iverson, Patricia A. Walicke, and

Grant A. Krafft. "The Case for Soluble Aβ Oligomers as a Drug Target in Alzheimer's Disease." *Trends in Pharmacological Sciences* 34, no. 5 (2013): 261–66.

Henderson, Samuel T., Janet L. Vogel, Linda J. Barr, Fiona Garvin, Julie J. Jones, and Lauren C. Costantini. "Study of the Ketogenic Agent AC-1202 in Mild to Moderate Alzheimer's Disease: A Randomized, Double-Blind, Placebo-Controlled, Multicenter Trial." *Nutrition & Metabolism* 6, no. 31 (2009): 1–25.

Heppner, Frank L., Richard M. Ransohoff, and Burkhard Becher. "Immune Attack: The Role of Inflammation in Alzheimer Disease." *Nature Reviews Neuroscience* 16, no. 6 (2015): 358–72.

Hey, John, Susan Abushakra, Aidan Power, Jeremy Yu, Mark Versavel, and Martin Tolar. "Phase 1 Development of ALZ-801, a Novel Beta Amyloid Anti-Aggregation Prodrug of Tramiprosate with Improved Drug Properties, Supporting Bridging to the Phase 3 Program." *Alzheimer's & Dementia: The Journal of the Alzheimer's Association* 12, no. 7 (2016): P613.

Heyn, Patricia, Beatriz C. Abreu, and Kenneth J. Ottenbacher. "The Effects of Exercise Training on Elderly Persons with Cognitive Impairment and Dementia: A Meta-Analysis." *Archives of Physical Medicine and Rehabilitation* 85, no. 10 (2004): 1694–704.

Hieronymus, Laura, and Stacy Griffin. "Role of Amylin in Type 1 and Type 2 Diabetes." *The Diabetes Educator* 41, no. 1 (2015): 47S–56S.

Hillen, Heinz, Stefan Barghorn, Andreas Striebinger, Boris Labkovsky, Reinhold Müller, Volker Nimmrich, Marc W Nolte, et al. "Generation and Therapeutic Efficacy of Highly Oligomer-Specific β-Amyloid Antibodies." *Journal of Neuroscience* 30, no. 31 (2010): 10369–79.

Hippocrates. "On the Sacred Disease." Classics Archive. Accessed March 30, 2020. http://classics.mit.edu/Hippocrates/sacred.html.

Hiscott, Rebecca. "At the Bench: John Hardy, PhD, on Unraveling the Genetics of Alzheimer's Disease and Attending the 'Oscars of Science.' " *Neurology Today* 16, no. 1 (2016): 21–22.

Hoffmann, Kristine, Nanna A. Sobol, Kristian S. Frederiksen, Nina Beyer, Asmus Vogel, Karsten Vestergaard, Hans Brændgaard, et al. "Moderate-to-High Intensity Physical Exercise in Patients with Alzheimer's Disease: A Randomized Controlled Trial." *Journal of Alzheimer's Disease* 50, no. 2 (2016): 443–53.

Hölttä, Mikko, Oskar Hansson, Ulf Andreasson, Joakim Hertze, Lennart Minthon, Katarina Nägga, Niels Andreasen, Henrik Zetterberg, and Kaj Blennow. "Evaluating Amyloid-β Oligomers in Cerebrospinal Fluid as a Biomarker for Alzheimer's Disease." PLoS One 8, no. 6 (2013): E66381.

Holtzman, David M., John C. Morris, and Alison M. Goate. "Alzheimer's Disease: The Challenge of the Second Century." *Science Translational Medicine* 3, no. 77 (2011): 77sr1.

Honig, Lawrence S., Bruno Vellas, Michael Woodward, Mercè Boada, Roger Bullock, Michael Borrie, Klaus Hager, et al. "Trial of Solanezumab for Mild Dementia Due to Alzheimer's Disease." *New England Journal of Medicine* 378, no. 4 (2018): 321–30.

Honjo, Kie, Robert van Reekum, and Nicolaas P. L. G. Verhoeff. "Alzheimer's Disease and Infection: Do Infectious Agents Contribute to Progression of Alzheimer's Disease?" *Alzheimer's & Dementia: The Journal of the Alzheimer's Association* 5, no. 4 (2009): 348–60.

Howieson, Diane B. "Cognitive Skills and the Aging Brain: What to Expect." *Cerebrum: Dana Foundation.* December 1, 2015. https://www.dana.org/article/cognitive-skills-and-the-aging-brain-what-to-expect/.

Hoyer, S. "Brain Glucose and Energy Metabolism Abnormalities in Sporadic Alzheimer Disease. Causes and Consequences: An Update." *Experimental Gerontology* 35, no. 9 (2000): 1363–72.

Hoyer, S., R. Nitsch, and K. Oesterreich. "Predominant Abnormality in Cerebral Glucose Utilization in Late-Onset Dementia of the Alzheimer Type: A Cross-Sectional Comparison Against Advanced Late-Onset and Incipient Early-Onset Cases." *Journal of Neural Transmission—Parkinson's Disease and Dementia Section* 3, no. 1 (1991): 1–14.

Hsu, Chih-Cheng, Mark L Wahlqvist, Meei-Shyuan Lee, and Hsin-Ni Tsai. "Incidence of Dementia Is Increased in Type 2 Diabetes and Reduced by the Use of Sulfonylureas and Metformin." *Journal of Alzheimer's Disease* 24, no. 3 (2011): 485–93.

Hundal, Ripudaman S., Martin Krssak, Sylvie Dufour, Didier Laurent, Vincent Lebon, Visvanathan Chandramouli, Silvio E. Inzucchi, et al. "Mechanism by Which Metformin Reduces Glucose Production in Type 2 Diabetes." *Diabetes* 49, no. 12 (2000): 2063–69.

Huntley, J. D., R. L. Gould, K. Liu, M. Smith, and R. J. Howard. "Do Cognitive Interventions Improve General Cognition in Dementia? A Meta-Analysis and Meta-Regression." *BMJ Open* 5, no. 4 (2015), e005247.

Hutton, Mike, Corinne L. Lendon, Patrizia Rizzu, Matt Baker, Susanne Froelich, Henry Houlden, Stuart Pickering-Brown, et al. "Association of Missense and 5'-Splice-Site Mutations in Tau with the Inherited Dementia FTDP-17." *Nature* 393, no. 6686 (1998): 702–5.

Imfeld, Patrick, Michael Bodmer, Susan S. Jick, and Christoph R. Meier. "Metformin, Other Antidiabetic Drugs, and Risk of Alzheimer's Disease: A Population-Based Case-Control Study." *Journal of the American Geriatrics Society* 60, no. 5 (2012): 916–21.

Intlekofer, Karlie A., and Carl W Cotman. "Exercise Counteracts Declining Hippocampal Function in Aging and Alzheimer's Disease." *Neurobiology of Disease* 57, no. C (2013): 47–55.

in't Veld, Bas A., Annemieke Ruitenberg, Albert Hofman, Lenore J. Launer, Cornelia M. van Duijn, Theo Stijnen, Monique M. B. Breteler, and Bruno H. C. Stricker. "Nonsteroidal Antiinflammatory Drugs and the Risk of Alzheimer's Disease." *New England Journal of Medicine* 345, no. 21 (2001): 1515–21.

in't Veld, B. A., A. Ruitenberg, A. Hofman, B. H. C. Stricker, and M. M. B. Breteler."Antihypertensive Drugs and Incidence of Dementia: The Rotterdam Study." *Neurobiology of Aging* 22, no. 3 (2001): 407–12.

Iqbal, Khalid, Fei Liu, Cheng-Xin Gong, and Inge Grundke-Iqbal. "Tau in Alzheimer Disease and Related Tauopathies." *Current Alzheimer Research* 7, no. 8 (2010): 656–64.

Irrcher, Isabella, Peter Adhihetty, Anna-Maria Joseph, Vladimir Ljubicic, and David Hood. "Regulation of Mitochondrial Biogenesis in Muscle by Endurance Exercise." *Sports Medicine* 33, no. 11 (2003): 783–93.

Irwin, David J., Joseph Y. Abrams, Lawrence B. Schonberger, Ellen Werber Leschek, James L. Mills, Virginia M. Y. Lee, and John Q. Trojanowski. "Evaluation of Potential Infectivity of Alzheimer and Parkinson Disease Proteins in Recipients of Cadaver-Derived Human Growth Hormone." *JAMA Neurology* 70, no. 4 (2013): 462–68.

Ishii, Tsuyoshi, Seiji Haga, and Fujio Shimizu. "Identification of Components of Immunoglobulins in Senile Plaques by Means of Fluorescent Antibody Technique." *Acta Neuropathologica* 32, no. 2 (1975): 157–62.

Isik, Ahmet Turan, Pinar Soysal, Adnan Yay, and Cansu Usarel. "The Effects of Sitagliptin, a DPP-4 Inhibitor, on Cognitive Functions in Elderly Diabetic Patients With or Without Alzheimer's Disease." *Diabetes Research and Clinical Practice* 123 (2017): 192–98.

Ittner, Lars M., and Jürgen Götz. "Amyloid-β and Tau—A Toxic Pas de Deux in Alzheimer's Disease." *Nature Reviews Neuroscience* 12, no. 2 (2011): 67–72.

Jack, Clifford R., Val J. Lowe, Stephen D. Weigand, Heather J. Wiste, Matthew L. Senjem, David S. Knopman, Maria M. Shiung, et al. "Serial PIB and MRI in Normal, Mild Cognitive Impairment and Alzheimer's Disease: Implications for Sequence of Pathological Events in Alzheimer's Disease." *Brain* 132, no. 5 (2009): 1355–65.

Jackson, Kaleena, Gustavo A. Barisone, Elva Diaz, Lee-Way Jin, Charles Decarli, and Florin Despa. "Amylin Deposition in the Brain: A Second Amyloid in Alzheimer Disease?" *Annals of Neurology* 74, no. 4 (2013): 517–26.

Janson, Juliette, Thomas Laedtke, Joseph E. Parisi, Peter O'Brien, Ronald C. Petersen, and Peter C. Butler. "Increased Risk of Type 2 Diabetes in Alzheimer Disease." *Diabetes* 53, no. 2 (2004): 474–81.

Jantzen, Paul T., Karen E. Connor, Giovanni Dicarlo, Gary L. Wenk, John L. Wallace, Amyn M. Rojiani, Domenico Coppola, Dave Morgan, and Marcia N. Gordon. "Microglial Activation and Beta-Amyloid Deposit Reduction Caused by a Nitric Oxide–Releasing Nonsteroidal Anti-Inflammatory Drug in Amyloid Precursor Protein Plus Presenilin-1 Transgenic Mice." *Journal of Neuroscience* 22, no. 6 (2002): 2246–54.

Janus, Christopher, Jacqueline Pearson, JoAnne McLaurin, Paul M. Mathews, Ying Jiang, Stephen D. Schmidt, M. Azhar Chishti, et al. "Aβ Peptide Immunization Reduces Behavioural Impairment and Plaques in a Model of Alzheimer's Disease." *Nature* 408, no. 6815 (2000): 979–82.

Jaunmuktane, Zane, Simon Mead, Matthew Ellis, Jonathan D. F. Wadsworth, Andrew J. Nicoll, Joanna Kenny, Francesca Launchbury, et al. "Evidence for Human Transmission of Amyloid-β Pathology and Cerebral Amyloid Angiopathy." *Nature* 525, no. 7568 (2015): 247–50.

Jay, Taylor R., Crystal M. Miller, Paul J. Cheng, Leah C. Graham, Shane Bemiller, Margaret L. Broihier, Guixiang Xu, et al. "TREM2 Deficiency Eliminates TREM2+Inflammatory Macrophages and Ameliorates Pathology in Alzheimer's Disease Mouse Models." *Journal of Experimental Medicine* 212, no. 3 (2015): 287–95.

Jay, Taylor R., Victoria E. von Saucken, and Gary E. Landreth. "TREM2 in Neurodegenerative Diseases." *Molecular Neurodegeneration* 12, no. 56 (2017): 1–33.

Jick, H., G. L. Zornberg, S. S. Jick, S. Seshadri, and D. A. Drachman. "Statins and the Risk of Dementia." *The Lancet* 356, no. 9242 (2000): 1627–31.

Johnson, K. A., K. Jones, B. L. Holman, J. A. Becker, P. A. Spiers, A. Satlin, and M. S. Albert. "Preclinical Prediction of Alzheimer's Disease Using SPECT." *Neurology* 50, no. 6 (1998): 1563–71.

Johnson, Sterling C., Asenath La Rue, Bruce P. Hermann, Guofan Xu, Rebecca L. Koscik, Erin M. Jonaitis, Barbara B. Bendlin, et al. "The Effect of TOMM40 Poly-T Length on Gray Matter Volume and Cognition in Middle-Aged Persons with APOE ε3/ε3 Genotype." *Alzheimer's & Dementia: The Journal of the Alzheimer's Association* 7, no. 4 (2011): 456–65.

Jonsson, Thorlakur, Jasvinder Atwal, Stacy Steinberg, Jon Snaedal, Palmi Jonsson, Sigurbjorn Bjornsson, Hreinn Stefansson, et al. "A Mutation in APP Protects Against Alzheimer's Disease and Age-Related Cognitive Decline." *Nature* 487, no. 7409 (2012): 96–99.

Joseph, James A., G. Arendash, M. Gordon, D. Diamond, B. Shukitt-Hale, D. Morgan, and N. A. Denisova. "Blueberry Supplementation Enhances Signaling and Prevents Behavioral Deficits in an Alzheimer Disease Model." *Nutritional Neuroscience* 6, no. 3 (2003): 153–62.

Joseph, James A., Barbara Shukitt-Hale, Natalia A. Denisova, Donna Bielinski, Antonio Martin, John J. McEwen, and Paula C. Bickford. "Reversals of Age-Related Declines in Neuronal Signal Transduction, Cognitive, and Motor Behavioral Deficits with Blueberry, Spinach, or Strawberry Dietary Supplementation." *Journal of Neuroscience* 19, no. 18 (1999): 8114–21.

Jucker, Mathias, Lary C. Walker, Lee J. Martin, Cheryl A. Kitt, Hynda K. Kleinman, Donald K. Ingram, Donald L. Price, et al. "Age-Associated Inclusions in Normal and Transgenic Mouse Brain." *Science* 255, no. 5050 (1992): 1443–45.

Jun, Gyungah, Badri N. Vardarajan, Jacqueline Buros, Chang-En Yu, Michele V. Hawk, Beth A. Dombroski, Paul K. Crane, et al. "Comprehensive Search for Alzheimer Disease Susceptibility Loci in the ApoE Region." *Archives of Neurology* 69, no. 10 (2012): 1270–79.

Kaiyla, Karl, Ronald Prigeon, Steven Kahn, Stephen Woods, and Michael Schwartz. "Obesity Induced by a High-Fat Diet Is Associated with Reduced Brain Insulin Transport in Dogs." *Diabetes* 49, no. 9 (2000): 1525–33.

Kandola, Aaron, Joshua Hendrikse, Paul J. Lucassen, and Murat Yucel. "Aerobic Exercise as a Tool to Improve Hippocampal Plasticity and Function in Humans: Practical Implications for Mental Health Treatment." *Frontiers in Human Neuroscience* 10 (2016): article 373.

Kanekiyo, Takahisa, Huaxi Xu, and Guojun Bu. "ApoE and Aβ in Alzheimer's Disease: Accidental Encounters or Partners?" *Neuron* 81, no. 4 (2014): 740–54.

Kang, Jae H., Alberto Ascherio, and Francine Grodstein. "Fruit and Vegetable Consumption and Cognitive Decline in Aging Women." *Annals of Neurology* 57, no. 5 (2005): 713–20.

Kang, Jae Hee, Nancy Cook, Joann Manson, Julie E. Buring, and Francine Grodstein. "A Randomized Trial of Vitamin E Supplementation and Cognitive Function in

Women." *Archives of Internal Medicine* 166, no. 22 (2006): 2462–68.

Kang, Jie, Hans-Georg Lemaire, Axel Unterbeck, J. Michael Salbaum, Colin L. Masters, Karl-Heinz Grzeschik, Gerd Multhaup, Konrad Beyreuther, and Benno Müller-Hill. "The Precursor of Alzheimer's Disease Amyloid A4 Protein Resembles a Cell-Surface Receptor." *Nature* 325, no. 6106 (1987): 733–36.

Karran, Eric, and John Hardy. "A Critique of the Drug Discovery and Phase 3 Clinical Programs Targeting the Amyloid Hypothesis for Alzheimer Disease." *Annuals of Neurology* 76, no. 2 (2014): 185–205.

Karran, Eric, Marc Mercken, and Bart De Strooper. "The Amyloid Cascade Hypothesis for Alzheimer's Disease: An Appraisal for the Development of Therapeutics." *Nature Reviews Drug Discovery* 10, no. 9 (2011): 698–712.

Kastanenka, Ksenia V., Thierry Bussiere, Naomi Shakerdge, Fang Qian, Paul H. Weinreb, Ken Rhodes, and Brian J. Bacskai. "Immunotherapy with Aducanumab Restores Calcium Homeostasis in Tg2576 Mice." *Journal of Neuroscience* 36, no. 50 (2016): 12549–58.

Katzman, Robert. "Editorial: The Prevalence and Malignancy of Alzheimer Disease. A Major Killer." *Archives of Neurology* 33, no. 4 (1976): 217–18.

Katzman, Robert, and Katherine Bick. *Alzheimer Disease: The Changing View*. San Diego: Academic Press, 2000.

Katzman, Robert, Robert Terry, Richard Deteresa, Theodore Brown, Peter Davies, Paula Fuld, Xiong Renbing, and Arthur Peck. "Clinical, Pathological, and Neurochemical Changes in Dementia: A Subgroup with Preserved Mental Status and Numerous Neocortical Plaques." *Annals of Neurology* 23, no. 2 (1988): 138–44.

Kaufmann, Petra, Anne R. Pariser, and Christopher Austin. "From Scientific Discovery to Treatments for Rare Diseases—The View from the National Center for Advancing Translational Sciences—Office of Rare Diseases Research." *Orphanet Journal of Rare Diseases* 13, no. 196 (2018): 1–8.

Kawabata, Shigeki, Gerald Higgins, and Jon Gordon. "Amyloid Plaques, Neurofibrillary Tangles and Neuronal Loss in Brains of Transgenic Mice Overexpressing a C-Terminal Fragment of Human Amyloid Precursor Protein." *Nature* 354, no. 6353 (1991): 476–78.

Kelly, Michelle E., David Loughrey, Brian A. Lawlor, Ian H. Robertson, Cathal Walsh, and Sabina Brennan. "The Impact of Cognitive Training and Mental Stimulation on Cognitive and Everyday Functioning of Healthy Older Adults: A Systematic Review and Meta-Analysis." *Ageing Research Reviews* 15, no. 1 (2014): 28–43.

Kempermann, Gerd, Daniela Gast, and Fred H. Gage. "Neuroplasticity in Old Age: Sustained Fivefold Induction of Hippocampal Neurogenesis by Long-Term Environmental Enrichment." *Annals of Neurology* 52, no. 2 (2002): 135–43.

Khachaturian, Ara S., Peter P. Zandi, Constantine G. Lyketsos, Kathleen M. Hayden, Ingmar Skoog, Maria C. Norton, Joann T. Tschanz, et al. "Antihypertensive Medication Use and Incident Alzheimer Disease: The Cache County Study." *Archives of Neurology* 63, no. 5 (2006): 686–92.

Khachaturian, Zaven S. "A Chapter in the Development on Alzheimer's Disease Research." In *Alzheimer: 100 Years and Beyond*, ed. Mathias Jucker, Konrad Beyreuther, Christian Haass, Roger M. Nitsch, and Yves Christen, 63–86. Heidelberg: Springer,

2006.

Khan, Shaharyar, Rafal Smigrodzki, and Russell Swerdlow. "Cell and Animal Models of mtDNA Biology: Progress and Prospects." *American Journal of Physiology* 292, no. 2 (2007): C658–C669.

Kickstein, Eva, Sybille Krauss, Paul Thornhill, Désirée Rutschow, Raphael Zeller, John Sharkey, Ritchie Williamson, et al. "Biguanide Metformin Acts on Tau Phosphorylation via mTOR/Protein Phosphatase 2A (PP2A) Signaling." *Proceedings of the National Academy of Sciences of the United States of America* 107, no. 50 (2010): 21830–5.

Kim, Jungsu, Jacob M. Basak, and David M. Holtzman. "The Role of Apolipoprotein E in Alzheimer's Disease." *Neuron* 63, no. 3 (2009): 287–303.

Kivipelto, Miia, Eeva-Liisa Helkala, Mikko P. Laakso, Tuomo Hanninen, Merja Hallikainen, Kari Alhainen, Hilkka Soininen, Jaakko Tuomilehto, and Aulikki Nissien. "Midlife Vascular Risk Factors and Alzheimer's Disease in Later Life: Longitudinal, Population Based Study." *BMJ* 322, no. 7300 (2001): 1447–51.

Kivipelto, Miia, Tiia Ngandu, Laura Fratiglioni, Matti Viitanen, Ingemar Kåreholt, Bengt Winblad, Eeva-Liisa Helkala, et al. "Obesity and Vascular Risk Factors at Midlife and the Risk of Dementia and Alzheimer Disease." *Archives of Neurology* 62, no. 10 (2005): 1556–60.

Klatzo, Igor, Henryk Wisniewski, and Eugene Streicher. "Experimental Production of Neurofibrillary Degeneration. I. Light Microscopic Observations." *Journal of Neuropathology and Experimental Neurology* 24 (1965): 187–99.

Klein, William L. "Synaptotoxic Amyloid-β Oligomers: A Molecular Basis for the Cause, Diagnosis, and Treatment of Alzheimer's Disease?" *Journal of Alzheimer's Disease* 33 Suppl 1 (2013): S49–S65.

Klünemann, Hans H., Wolfgang Fronhöfer, Herbert Wurster, Wolfgang Fischer, Bernd Ibach, and Helmfried E. Klein. "Alzheimer's Second Patient: Johann F. and His Family." *Annals of Neurology* 52, no. 4 (2002): 520–3.

Knapton, Sarah. "First Drug to Slow Alzheimer's Disease Unveiled in Landmark Breakthrough." The Telegraph. July 22, 2015. https://www.telegraph.co.uk/news/health/news/11755380/First-drug-to-slow-Alzheimers-Disease-unveiled-in-landmark-breakthrough.html.

Koch, Fred C. *The Volga Germans: In Russia and the Americas, from 1763 to the Present.* University Park: Pennsylvania State University Press, 1977.

Koenig, Aaron M., Dawn Mechanic-Hamilton, Sharon X. Xie, Martha F. Combs, Anne R. Cappola, Long Xie, John A. Detre, David A. Wolk, and Steven E. Arnold. "Effects of the Insulin Sensitizer Metformin in Alzheimer Disease: Pilot Data from a Randomized Placebo-Controlled Crossover Study." *Alzheimer Disease and Associated Disorders* 31, no. 2 (2017): 107–13.

Kolarova, Michala, Francisco García-Sierra, Ales Bartos, Jan Ricny, and Daniela Ripova. "Structure and Pathology of Tau Protein in Alzheimer Disease." *International Journal of Alzheimer's Disease* (2012): article 731526.

Kolata, Gina. "Landmark in Alzheimer Research: Breeding Mice with the Disease." New York Times. February 9, 1995. https://www.nytimes.com/1995/02/09/us/landmark-in-alzheimer-research-breeding-mice-with-the-disease.html.

Kontsekova, Eva, Norbert Zilka, Branislav Kovacech, Petr Novak, and Michal Novak. "First-in-Man Tau Vaccine Targeting Structural Determinants Essential for Pathological Tau-Tau Interaction Reduces Tau Oligomerisation and Neurofibrillary Degeneration in an Alzheimer's Disease Model." *Alzheimer's Research & Therapy* 6, no. 44 (2014): 1–12.

Kornelius, Edy, Chih-Li Lin, Hsiu-Han Chang, Hsin-Hua Li, Wen-Nung Huang, Yi-Sun Yang, Ying-Li Lu, Chiung-Huei Peng, and Chien-Ning Huang. "DPP-4 Inhibitor Linagliptin Attenuates Aβ-Induced Cytotoxicity Through Activation of AMPK in Neuronal Cells." *CNS Neuroscience & Therapeutics* 21, no. 7 (2015): 549–57.

Kosaraju, Jayasankar, R. M. Damian Holsinger, Lixia Guo, and Kin Tam. "Linagliptin, a Dipeptidyl Peptidase-4 Inhibitor, Mitigates Cognitive Deficits and Pathology in the 3xTg-AD Mouse Model of Alzheimer's Disease." *Molecular Neurobiology* 54, no. 8 (2017): 6074–84.

Kosaraju, Jayasankar, Rizwan Basha Khatwal, Anil Dubala, Chinni Santhi Vardhan, M. N. S. Kumar, and Basavan Duraiswamy. "Saxagliptin: A Dipeptidyl Peptidase-4 Inhibitor Ameliorates Streptozotocin-Induced Alzheimer's Disease." *Neuropharmacology* 72 (2013): 291–300.

Kosaraju, Jayasankar, Vishakantha Murthy, Rizwan Basha Khatwal, Anil Dubala, Santhivardhan Chinni, Satish Kumar Muthureddy Nataraj, and Duraiswamy Basavan. "Vildagliptin: An Anti-Diabetes Agent Ameliorates Cognitive Deficits and Pathology Observed in Streptozotocin-Induced Alzheimer's Disease." *Journal of Pharmacy and Pharmacology* 65, no. 12 (2013): 1773–84.

Kosik, Kenneth S., and Francisco Lopera. "Genetic Testing Must Recognize Impact of Bad News on Recipient." *Nature* 454, no. 7201 (2008): 158–59.

Kossoff, Eric, Zahava Turner, Sarah Doerrer, Mackenzie Cervenka, and Bobbie Henry. *The Ketogenic and Modified Atkins Diets: Treatments for Epilepsy and Other Disorders.* New York: Demos Medical Publishing, 2016.

Kowall, Neil W., M. Flint Beal, Jorge Busciglio, Lawrence K. Duffy, and Bruce A. Yankner. "An in Vivo Model for the Neurodegenerative Effects of Beta Amyloid and Protection by Substance P." *Proceedings of the National Academy of Sciences of the United States of America* 88, no. 16 (1991): 7247–51.

Krebs, Albin. "Rita Hayworth, Movie Legend, Dies." *New York Times.* May 16, 1987. https://www.nytimes.com/1987/05/16/obituaries/rita-hayworth-movie-legend-dies.html.

Krikorian, Robert, Erin L. Boespflug, David E. Fleck, Amanda L. Stein, Jolynne D. Wightman, Marcelle D. Shidler, and Sara Sadat-Hossieny. "Concord Grape Juice Supplementation and Neurocognitive Function in Human Aging." *Journal of Agricultural and Food Chemistry* 60, no. 23 (2012): 5736–42.

Krikorian, Robert, Tiffany A. Nash, Marcelle D. Shidler, Barbara Shukitt-Hale, and James A. Joseph. "Concord Grape Juice Supplementation Improves Memory Function in Older Adults with Mild Cognitive Impairment." *British Journal of Nutrition* 103, no. 5 (2010): 730–4.

Krikorian, Robert, Marcelle D. Shidler, Krista Dangelo, Sarah C. Couch, Stephen C. Benoit, and Deborah J. Clegg. "Dietary Ketosis Enhances Memory in Mild Cognitive Impairment." *Neurobiology of Aging* 33, no. 2 (2012): 425.e19–425.e27.

Krikorian, Robert, Marcelle D. Shidler, Tiffany A. Nash, Wilhelmina Kalt, Melinda Vinqvist-Tymchuk, Barbara Shukitt-Hale, and James A. Joseph. "Blueberry Supplementation Improves Memory in Older Adults." *Journal of Agricultural and Food Chemistry* 58, no. 7 (2010): 3996–4000.

Kryscio, Richard J., Erin L. Abner, Allison Caban-Holt, Mark Lovell, Phyllis Goodman, Amy K. Darke, Monica Yee, John Crowley, and Frederick A. Schmitt. "Association of Antioxidant Supplement Use and Dementia in the Prevention of Alzheimer's Disease by Vitamin E and Selenium Trial (PREADViSE)." *JAMA Neurology* 74, no. 5 (2017): 567–73.

Kuhn, Thomas. The Structure of Scientific Revolutions. 4th ed. Chicago and London: University of Chicago Press, 2012.

Kuiper, Jisca S., Marij Zuidersma, Richard C. Oude Voshaar, Sytse U. Zuidema, Edwin R. van den Heuvel, Ronald P. Stolk, and Nynke Smidt. "Social Relationships and Risk of Dementia: A Systematic Review and Meta-Analysis of Longitudinal Cohort Studies." *Ageing Research Reviews* 22 (2015): 39–57.

Kumar, Devendra, Ankit Ganeshpurkar, Dileep Kumar, Gyan Modi, Sanjeev Kumar Gupta, and Sushil Kumar Singh. "Secretase Inhibitors for the Treatment of Alzheimer's Disease: Long Road Ahead." *European Journal of Medicinal Chemistry* 148 (2018): 436–52.

Kuperstein, Inna, Kerensa Broersen, Iryna Benilova, Jef Rozenski, Wim Jonckheere, Maja Debulpaep, Annelies Vandersteen, et al. "Neurotoxicity of Alzheimer's Disease Aβ Peptides Is Induced by Small Changes in the Aβ42 to Aβ40 Ratio." *EMBO Journal* 29, no. 19 (2010): 3408–20.

Küster, Olivia C., Patrick Fissler, Daria Laptinskaya, Franka Thurm, Andrea Scharpf, Alexander Woll, Stephan Kolassa, et al. "Cognitive Change Is More Positively Associated with an Active Lifestyle Than with Training Interventions in Older Adults at Risk of Dementia: A Controlled Interventional Clinical Trial." *BMC Psychiatry* 16, no. 315 (2016):1–12.

Lambert, Jean-Charles, Simon Heath, Gael Even, Dominique Campion, Kristel Sleegers, Mikko Hiltunen, Onofre Combarros, et al. "Genome-Wide Association Study Identifies Variants at CLU and CR1 Associated with Alzheimer's Disease." *Nature Genetics* 41, no. 10 (2009): 1094–99.

Landhuis, Esther. "Medical Foods—Fallback Option for Elusive AD Drug Status?" Alzforum. October 14, 2009. https://www.alzforum.org/news/research-news/medical-foods-fallback-option-elusive-ad-drug-status.

Landsberg, Judith, Brendan McDonald, Geoff Grime, and Frank Watt. "Microanalysis of Senile Plaques Using Nuclear Microscopy." *Journal of Geriatric Psychiatry and Neurology* 6, no. 2 (1993): 97–104.

Langlois, Francis, Thien Tuong Minh Vu, Kathleen Chassé, Gilles Dupuis, Marie-Jeanne Kergoat, and Louis Bherer. "Benefits of Physical Exercise Training on Cognition and Quality of Life in Frail Older Adults." *The Journals of Gerontology. Series B: Psychological Sciences and Social Sciences* 68, no. 3 (2012): 400–4.

Lathia, Justin D., Mark P. Mattson, and Aiwu Cheng. "Notch: From Neural Development to Neurological Disorders." *Journal of Neurochemistry* 107, no. 6 (2008): 1471–81.

Launer, Lenore J., G. W. Ross, Helen Petrovitch, Kamal Masaki, Dan Foley, Lon R. White, and Richard J. Havlik. "Midlife Blood Pressure and Dementia: The Honolu-lu–Asia Aging Study." *Neurobiology of Aging* 21, no. 1 (2000): 49–55.

Ledesma, M. Dolores, Pedro Bonay, Camilo Colaço, and Jesús Avila. "Analysis of Mi-crotubule-Associated Protein Tau Glycation in Paired Helical Filaments." *Journal of Biological Chemistry* 269, no. 34 (1994): 21614–19.

Leibson, C. L., W. A. Rocca, V. A. Hanson, R. Cha, E. Kokmen, P. C. O'Brien, and P. J. Palumbo. "Risk of Dementia Among Persons with Diabetes Mellitus: A Popu-lation-Based Cohort Study." *American Journal of Epidemiology* 145, no. 4 (1997): 301–8.

Lemonick, Michael. "Secrets of the Lost Tomb." *Time*. June 24, 2001. http://content.time.com/time/magazine/article/0,9171,134211,00.html.

Leonard, William R., J. Josh Snodgrass, and Marcia L. Robertson. "Evolutionary Per-spectives on Fat Ingestion and Metabolism in Humans." In *Fat Detection: Taste, Tex-ture, and Post Ingestive Effects*, ed. Jean-Pierre Montmayeur and Johannes le Coutre, 3–18. Boca Raton: CRC Press, 2010.

Lerner, Barron H. "Rita Hayworth's Misdiagnosed Struggle." *Los Angeles Times*. No-vember 20, 2006. https://www.latimes.com/archives/la-xpm-2006-nov-20-he-myturn20-story.html.

Lesné, Sylvain E., Mathew A. Sherman, Marianne Grant, Michael Kuskowski, Julie A. Schneider, David A. Bennett, and Karen H. Ashe. "Brain Amyloid-β Oligomers in Ageing and Alzheimer's Disease." *Brain* 136, no. 5 (2013): 1383–98.

Lester-Coll, Nataniel, Enrique J. Rivera, Stephanie J. Soscia, Kathryn Doiron, Jack R. Wands, and Suzanne M. de la Monte. "Intracerebral Streptozotocin Model of Type 3 Diabetes: Relevance to Sporadic Alzheimer's Disease." *Journal of Alzheimer's Dis-ease* 9, no. 1 (2006): 13–33.

Levy-Lahad, Ephrat, Wilma Wasco, Parvoneh Poorkaj, Donna M. Romano, Junko Os-hima, Warren H. Pettingell, Chang-En Yu, et al. "Candidate Gene for the Chromo-some 1 Familial Alzheimer's Disease Locus." *Science* 269, no. 5226 (1995): 973–77.

Lezi, E., Jeffrey M Burns, and Russell H Swerdlow. "Effect of High-Intensity Exercise on Aged Mouse Brain Mitochondria, Neurogenesis, and Inflammation." *Neurobiol-ogy of Aging* 35, no. 11 (2014): 2574–83.

Li, G., R. Higdon, W. A. Kukull, E. Peskind, K. Van Valen Moore, D. Tsuang, G. van Belle, et al. "Statin Therapy and Risk of Dementia in the Elderly: A Community-Based Prospective Cohort Study." *Neurology* 63, no. 9 (2004): 1624–28.

Lidsky, Theodore. "Is the Aluminum Hypothesis Dead?" *Journal of Occupational and Environmental Medicine* 56 (2014): S73–S79.

Linder, Carol C., and Muriel T. Davisson. "Historical Foundations." In *The Laboratory Mouse*, ed. Hans Hedrich, 21–35. Cambridge, MA: Academic Press, 2012.

Lindstrom, Heather A., Thomas Fritsch, Grace Petot, Kathleen A. Smyth, Chien H. Chen, Sara M. Debanne, Alan J. Lerner, and Robert P. Friedland. "The Relation-ships Between Television Viewing in Midlife and the Development of Alzheimer's Disease in a Case-Control Study." *Brain and Cognition* 58, no. 2 (2005): 157–65.

Liu, Chia-Chan, Takahisa Kanekiyo, Huaxi Xu, and Guojun Bu. "Apolipoprotein E and Alzheimer Disease: Risk, Mechanisms and Therapy." *Nature Reviews Neurology*

9, no. 2 (2013): 106–18.

Liu, Mengying, Chen Bian, Jiqiang Zhang, and Feng Wen. "Apolipoprotein E Gene Polymorphism and Alzheimer's Disease in Chinese Population: A Meta-Analysis." *Scientific Reports* 4, no. 4383 (2014): 1–7.

Lock, Margaret. *The Alzheimer Conundrum: Entanglements of Dementia and Aging.* Princeton, NJ: Princeton University Press, 2013.

Lovestone, Simon, Mercè Boada, Bruno Dubois, Michael Hüll, Juha O. Rinne, Hans-Jürgen Huppertz, Miguel Calero, et al. "A Phase II Trial of Tideglusib in Alzheimer's Disease." *Journal of Alzheimer's Disease* 45, no. 1 (2015): 75–88.

Luchsinger, José Alejandro. "Adiposity, Hyperinsulinemia, Diabetes and Alzheimer's Disease: An Epidemiological Perspective." *European Journal of Pharmacology* 585, no. 1 (2008): 119–29.

Luchsinger, José A., Thania Perez, Helena Chang, Pankaj Mehta, Jason Steffener, Gnanavalli Pradabhan, Masanori Ichise, et al. "Metformin in Amnestic Mild Cognitive Impairment: Results of a Pilot Randomized Placebo Controlled Clinical Trial." *Journal of Alzheimer's Disease* 51, no. 2 (2016): 501–14.

Luchsinger, Jose A., Ming-Xin Tang, Steven Shea, and Richard Mayeux. "Antioxidant Vitamin Intake and Risk of Alzheimer Disease." *Archives of Neurology* 60, no. 2 (2003): 203–8.

MacDonald, Patrick E., Wasim El-Kholy, Michael J. Riedel, Anne Marie F. Salapatek, Peter E. Light, and Michael B. Wheeler. "The Multiple Actions of GLP-1 on the Process of Glucose-Stimulated Insulin Secretion." *Diabetes* 51 Suppl 3 (2002): S434–S442.

Mackey, Howard, William Cho, Michael Ward, Yuan Fang, Shehnaaz Suliman, Carole Ho, and Robert Paul. "Exploratory Analyses of Cognitive Effects of Crenezumab in a Mild Alzheimer's Disease Subpopulation of a Randomized, Double-Blind, Placebo-Controlled, Parallel-Group Phase 2 Study (ABBY)." *Alzheimer's & Dementia* 12, no. 7 (2016): P610.

Maguire, Eleanor A., David G. Gadian, Ingrid S. Johnsrude, Catriona D. Good, John Ashburner, Richard S. Frackowiak, and Christopher D. Frith. "Navigation-Related Structural Change in the Hippocampi of Taxi Drivers." *Proceedings of the National Academy of Sciences of the United States of America* 97, no. 8 (2000): 4398–403.

Manach, Claudine, Augustin Scalbert, Christine Morand, Christian Rémésy, and Liliana Jiménez. "Polyphenols: Food Sources and Bioavailability." *American Journal of Clinical Nutrition* 79, no. 5 (2004): 727–47.

Mancuso, Michelangelo, Daniele Orsucci, Gabriele Siciliano, and Luigi Murri. "Mitochondria, Mitochondrial DNA and Alzheimer's Disease. What Comes First?" *Current Alzheimer Research* 5, no. 5 (2008): 457–68.

Mandler, Markus, Walter Schmidt, and Frank Mattner. "Development of AFFITOPE Alzheimer Vaccines: Results of Phase I Studies with AD01 and AD02." *Alzheimer's & Dementia* 7, no. 4 (2011): S793.

Manning, Carol A., Michael E. Ragozzino, and Paul E. Gold. "Glucose Enhancement of Memory in Patients with Probable Senile Dementia of the Alzheimer's Type." *Neurobiology of Aging* 14, no. 6 (1993): 523–28.

Mannucci, Edoardo, Matteo Monami, Mauro Di Bari, Caterina Lamanna, Francesca

Gori, Gian Franco Gensini, and Niccolò Marchionni. "Cardiac Safety Profile of Rosiglitazone: A Comprehensive Meta-Analysis of Randomized Clinical Trials." *International Journal of Cardiology* 143, no. 2 (2010): 135–40.

Marcus, David L., Christopher Thomas, Charles Rodriguez, Katherine Simberkoff, Jir S. Tsai, James A. Strafaci, and Michael L. Freedman. "Increased Peroxidation and Reduced Antioxidant Enzyme Activity in Alzheimer's Disease." *Experimental Neurology* 150, no. 1 (1998): 40–44.

Margolis, Richard U., and Norman Altszuler. "Insulin in the Cerebrospinal Fluid." *Nature* 215, no. 5108 (1967): 1375–76.

Marotte, Bertrand. "Neurochem Plummets as Clinical Trial Flops." *The Globe and Mail.* Last modified April 30, 2018. https://www.theglobeandmail.com/report-on-business/neurochem-plummets-as-clinical-trial-flops/article4098414/.

Maurer, Konrad, and Ulrike Maurer. *Alzheimer: The Life of a Physician and the Career of a Disease.* Translated by Neil Levi and Alistair Burns. New York: Columbia University Press, 2003.

Maurer, Konrad, Stephan Volk, and Hector Gerbaldo. "Auguste D and Alzheimer's Disease." *The Lancet* 349 (1997): 1546–49.

Mawanda, Francis, and Robert Wallace. "Can Infections Cause Alzheimer's Disease?" *Epidemiologic Reviews* 35, no. 1 (2013): 161–80.

May, Patrick C., Robert A. Dean, Stephen L. Lowe, Ferenc Martenyi, Scott M. Sheehan, Leonard N. Boggs, Scott A. Monk, et al. "Robust Central Reduction of Amyloid-β in Humans with an Orally Available, Non-Peptidic β-Secretase Inhibitor." *Journal of Neuroscience* 31, no. 46 (2011): 16507–16.

May, Patrick C., Brian A. Willis, Stephen L. Lowe, Robert A. Dean, Scott A. Monk, Patrick J. Cocke, James E. Audia, et al. "The Potent BACE1 Inhibitor LY2886721 Elicits Robust Central Aβ Pharmacodynamic Responses in Mice, Dogs, and Humans." *Journal of Neuroscience* 35, no. 3 (2015): 1199–210.

Maynard, Steven Douglas, and Jeff Gelblum. "Retrospective Case Studies of the Efficacy of Caprylic Triglyceride in Mild-to-Moderate Alzheimer's Disease." *Neuropsychiatric Disease and Treatment* 9 (2013): 1629–35.

McCaffrey, Pat. "Boston: Neuroprotective Peptide Inches Forward in Clinic." Alzforum. May 6, 2008. https://www.alzforum.org/news/conference-coverage/boston-neuroprotective-peptide-inches-forward-clinic.

——. "Closing the Book on NSAIDs for Alzheimer's Prevention." Alzforum. April 12, 2019. https://www.alzforum.org/news/research-news/closing-book-nsaids-alzheimers-prevention.

McClean, Paula L., Vadivel Parthsarathy, Emilie Faivre, and Christian Hölscher. "The Diabetes Drug Liraglutide Prevents Degenerative Processes in a Mouse Model of Alzheimer's Disease." *Journal of Neuroscience* 31, no. 17 (2011): 6587–94.

McNeill, Leila. "The History of Breeding Mice for Science Begins with a Woman in a Barn." *Smithsonian Magazine.* March 20, 2018. https://www.smithsonianmag.com/science-nature/history-breeding-mice-science-leads-back-woman-barn-180968441/.

Meng, Xiangfei, and Carl D'Arcy. "Education and Dementia in the Context of the Cognitive Reserve Hypothesis: A Systematic Review with Meta-Analyses and Qualitative Analyses." *PLoS One* 7, no. 6 (2012): e38268.

Meyer, Pierre-François, Jennifer Tremblay-Mercier, Jeannie Leoutsakos, Cécile Madjar, Marie-Élyse Lafaille-Maignan, Melissa Savard, Pedro Rosa-Neto, et al. "INTREPAD: A Randomized Trial of Naproxen to Slow Progress of Presymptomatic Alzheimer Disease." *Neurology* 92, no. 18 (2019): e2070–e2080.

Mietlicki-Baase, Elizabeth. "Amylin-Mediated Control of Glycemia, Energy Balance, and Cognition." *Physiology & Behavior* 162 (2016): 130–40.

Mockett, Robin J., William C. Orr, Jennifer J. Rahmandar, Judith J. Benes, Svetlana N. Radyuk, Vladimir I. Klichko, and Rajindar S. Sohal. "Overexpression of Mn-Containing Superoxide Dismutase in Transgenic Drosophila melanogaster." *Archives of Biochemistry and Biophysics* 371, no. 2 (1999): 260–9.

Moh, Calvin, Jacek Z. Kubiak, Vladan P. Bajic, Xiongwei Zhu, Mark A. Smith, and Hyoung-Gon Lee. "Cell Cycle Deregulation in the Neurons of Alzheimer's Disease." *Results and Problems in Cell Differentiation* 53 (2011): 565–76.

Möller, Hans-Jürgen, and Manuel B. Graeber. "The Case Described by Alois Alzheimer in 1911." *European Archives of Psychiatry and Clinical Neuroscience* 248, no. 3 (1998): 111–22.

Moore, Eileen M., Alastair G. Mander, David Ames, Mark A. Kotowicz, Ross P. Carne, Henry Brodaty, Michael Woodward, et al. "Increased Risk of Cognitive Impairment in Patients with Diabetes Is Associated with Metformin." *Diabetes Care* 36, no. 10 (2013): 2981–87.

Morales, R., C. Duran-Aniotz, J. Castilla, L. D. Estrada, and C. Soto. "De Novo Induction of Amyloid-β Deposition in Vivo." *Molecular Psychiatry* 17, no. 12 (2012): 1347–53.

Moreira, Paula I., Cristina Carvalho, Xiongwei Zhu, Mark A. Smith, and George Perry. "Mitochondrial Dysfunction Is a Trigger of Alzheimer's Disease Pathophysiology." *Biochimica et Biophysica Acta* 1802, no. 1 (2010): 2–10.

Morris, Martha Clare, Denis A. Evans, Julia L. Bienias, Christine C. Tangney, David A. Bennett, Neelum Aggarwal, Robert S. Wilson, and Paul A. Scherr. "Dietary Intake of Antioxidant Nutrients and the Risk of Incident Alzheimer Disease in a Biracial Community Study." *JAMA* 287, no. 24 (2002): 3230–37.

Morris, Martha Clare, Denis A. Evans, Christine C. Tangney, Julia L. Bienias, and Robert S. Wilson. "Associations of Vegetable and Fruit Consumption with Age-Related Cognitive Change." *Neurology* 67, no. 8 (2006): 1370–6.

Morris, Martha Clare, Christy C. Tangney, Yamin Wang, Frank Martin Sacks, Lisa L. Barnes, David William Bennett, and Neelum T. Aggarwal. "MIND Diet Slows Cognitive Decline with Aging." *Alzheimers Dement* 11, no. 9 (2015): 1015–22.

Morris, Martha Clare, Christy C. Tangney, Yamin Wang, Frank Martin Sacks, David William Bennett, and Neelum T. Aggarwal. "MIND Diet Associated with Reduced Incidence of Alzheimer's Disease." *Alzheimers Dement* 11, no. 9 (2015): 1007–14.

Morris, Meaghan, Sumihiro Maeda, Keith Vossel, and Lennart Mucke. "The Many Faces of Tau." *Neuron* 70, no. 3 (2011): 410–26.

Mortimer, James A., Ding Ding, Amy R. Borenstein, Charles Decarli, Qihao Guo, Yougui Wu, Qianhua Zhao, and Shugang Chu. "Changes in Brain Volume and Cognition in a Randomized Trial of Exercise and Social Interaction in a Community-Based Sample of Non-Demented Chinese Elders." *Journal of Alzheimer's Disease* 30, no. 4 (2012): 757–66.

Murakami, Kazuma. "Conformation-Specific Antibodies to Target Amyloid β Oligomers and Their Application to Immunotherapy for Alzheimer's Disease." *Bioscience, Biotechnology, and Biochemistry* 78, no. 8 (2014): 1293–305.

Murphy, M. Paul, and Harry LeVine III. "Alzheimer's Disease and the β-Amyloid Peptide." *Journal of Alzheimer's Disease* 19, no. 1 (2010): 311–23.

Nagata, Ken, Hirohiko Saito, Tomoyuki Ueno, Mika Sato, Taizen Nakase, Tetsuya Maeda, Yuichi Satoh, et al. "Clinical Diagnosis of Vascular Dementia." *Journal of the Neurological Sciences* 257, no. 1 (2007): 44–48.

National Human Genome Research Institute. *Why Mouse Matters*. National Institutes of Health. Last modified July 23, 2010. https://www.genome.gov/10001345/importance-of-mouse-genome.

National Institutes of Health. "Estimates of Funding for Various Research, Condition, and Disease Categories (RCDC)." February 24, 2020, from https://report.nih.gov/categorical_spending.aspx.

National Weather Service. "Rochester Tornado August 21 1883." Accessed March 31, 2020. https://www.weather.gov/arx/aug211883.

Navarro, Ana, and Alberto Boveris. "The Mitochondrial Energy Transduction System and the Aging Process." *American Journal of Physiology: Cell Physiology* 292, no. 2 (2007): C670–C686.

Nelson, Peter T., Heiko Braak, and William R. Markesbery. "Neuropathology and Cognitive Impairment in Alzheimer Disease: A Complex but Coherent Relationship." *Journal of Neuropathology and Experimental Neurology* 68, no. 1 (2009): 1–14.

Newport, Mary. *Alzheimer's Disease: What If There Was a Cure? The Story of Ketones*. Laguna Beach, CA: Basic Health Publications, 2013.

Ng, Tze Pin, Liang Feng, Keng Bee Yap, Tih Shih Lee, Chay Hoon Tan, and Bengt Winblad. "Long-Term Metformin Usage and Cognitive Function among Older Adults with Diabetes." *Journal of Alzheimer's Disease* 41, no. 1 (2014): 61–68.

"Nicholas Wood Interviews John Hardy." YouTube. February 19, 2013. https://www.youtube.com/watch?v=YZThB_M8DXw.

Nicolakakis, Nektaria, Tahar Aboulkassim, Brice Ongali, Clotilde Lecrux, Priscilla Fernandes, Pedro Rosa-Neto, Xin-Kang Tong, and Edith Hamel. "Complete Rescue of Cerebrovascular Function in Aged Alzheimer's Disease Transgenic Mice by Antioxidants and Pioglitazone, a Peroxisome Proliferator-Activated Receptor Gamma Agonist." *Journal of Neuroscience* 28, no. 37 (2008): 9287–96.

Nicoll, James A. R., Edward Barton, Delphine Boche, Jim W. Neal, Isidro Ferrer, Petrina Thompson, Christina Vlachouli, et al. "Aβ Species Removal After Aβ42 Immunization." *Journal of Neuropathology and Experimental Neurology* 65, no. 11 (2006): 1040–8.

Nilsson, Anne, Ilkka Salo, Plaza Merichel, and Inger Björck. "Effects of a Mixed Berry Beverage on Cognitive Functions and Cardiometabolic Risk Markers; A Randomized Cross-Over Study in Healthy Older Adults." *PLoS One* 12, no. 11 (2017): e0188173.

Ninomiya, Toshiharu. "Japanese Legacy Cohort Studies: The Hisayama Study." *Journal of Epidemiology* 28, no. 11 (2018): 444–51.

Nissen, Steven E., and Kathy Wolski. "Effect of Rosiglitazone on the Risk of Myocardial Infarction and Death from Cardiovascular Causes." *New England Journal of Medicine* 356, no. 24 (2007): 2457–71.

———. "Rosiglitazone Revisited: An Updated Meta-Analysis of Risk for Myocardial Infarction and Cardiovascular Mortality." *Archives of Internal Medicine* 170, no. 14 (2010): 1191–201.

Novak, Petr, Reinhold Schmidt, Eva Kontsekova, Norbert Zilka, Branislav Kovacech, Rostislav Skrabana, Zuzana Vince-Kazmerova, et al. "Safety and Immunogenicity of the Tau Vaccine AADvac1 in Patients with Alzheimer's Disease: A Randomised, Double-Blind, Placebo-Controlled, Phase 1 Trial." *The Lancet Neurology* 16, no. 2 (2017): 123–34.

Novartis. "Novartis, Amgen and Banner Alzheimer's Institute Discontinue Clinical Program with BACE Inhibitor CNP520 for Alzheimer's Prevention." July 11, 2019. https://www.novartis.com/news/media-releases/novartis-amgen-and-banner-alzheimers-institute-discontinue-clinical-program-bace-inhibitor-cnp520-alzheimers-prevention.

Nurses' Health Study. "History." Accessed April 1, 2020. https://www.nurses-health-study.org/about-nhs/history.

O'Banion, M. Kerry, Paul D. Coleman, and Linda M. Callahan. "Regional Neuronal Loss in Aging and Alzheimer's Disease: A Brief Review." *Seminars in Neuroscience* 6, no. 5 (1994): 307–14.

O'Brien, Claire. "Auguste D. and Alzheimer's Disease." *Science* 273, no. 5271 (1996): 28.

Ohrui, T., N. Tomita, T. Sato-Nakagawa, T. Matsui, M. Maruyama, K. Niwa, H. Arai, and H. Sasaki. "Effects of Brain-Penetrating ACE Inhibitors on Alzheimer Disease Progression." *Neurology* 63, no. 7 (2004): 1324–25.

Okasha, Ahmed. "Mental Health in the Middle East: An Egyptian Perspective." *Clinical Psychology Review* 19, no. 8 (1999): 917–33.

Olazarán, Javier, Barry Reisberg, Linda Clare, Isabel Cruz, Jordi Peña-Casanova, Teodoro del Ser, Bob Woods, et al. "Nonpharmacological Therapies in Alzheimer's Disease: A Systematic Review of Efficacy." *Dementia and Geriatric Cognitive Disorders* 30, no. 2 (2010): 161–78.

Orgogozo, Jean M., Jean F. Dartigues, Sylviane Lafont, Luc Letenneur, Daniel Commenges, Roger Salamon, Susanne Renaud, and Monique B. Breteler. "Wine Consumption and Dementia in the Elderly: A Prospective Community Study in the Bordeaux Area." *Revue Neurologique* 153, no. 3 (1997): 185–92.

Orgogozo, J. M., S. Gilman, J. F. Dartigues, B. Laurent, M. Puel, L. C. Kirby, P. Jouanny, et al. "Subacute Meningoencephalitis in a Subset of Patients with AD After Aβ42 Immunization." *Neurology* 61, no. 1 (2003): 46–54.

Orr, William C., and Rajindar S. Sohal. "The Effects of Catalase Gene Overexpression on Life Span and Resistance to Oxidative Stress in Transgenic Drosophila melanogaster." Archives of Biochemistry and Biophysics 297, no. 1 (1992): 35–41.

———. "Effects of Cu-Zn Superoxide Dismutase Overexpression on Life Span and Resistance to Oxidative Stress in Transgenic Drosophila melanogaster." *Archives of*

Biochemistry and Biophysics 301, no. 1 (1993): 34–40.

——. "Extension of Life-Span by Overexpression of Superoxide Dismutase and Catalase in Drosophila melanogaster." *Science* 263, no. 5150 (1994): 1128–30.

Orr, William C., Robin J. Mockett, Judith J. Benes, and Rajindar S. Sohal. "Effects of Overexpression of Copper-Zinc and Manganese Superoxide Dismutases, Catalase, and Thioredoxin Reductase Genes on Longevity in Drosophila melanogaster." *Journal of Biological Chemistry* 278, no. 29 (2003): 26418–22.

Ostrowitzki, Susanne, Dennis Deptula, Lennart Thurfjell, Frederik Barkhof, Bernd Bohrmann, David J. Brooks, William E. Klunk, et al. "Mechanism of Amyloid Removal in Patients with Alzheimer Disease Treated with Gantenerumab." *Archives of Neurology* 69, no. 2 (2012): 198–207.

Ott, A., R. P. Stolk, F. van Harskamp, H. A. Pols, A. Hofman, and M. M. Breteler. "Diabetes Mellitus and the Risk of Dementia: The Rotterdam Study." *Neurology* 53, no. 9 (1999): 1937–42.

Ott, Brian, Lori Daiello, Issa Dahabreh, Beth Springate, Kimberly Bixby, Manjari Murali, and Thomas Trikalinos. "Do Statins Impair Cognition? A Systematic Review and Meta-Analysis of Randomized Controlled Trials." *Journal of General Internal Medicine* 30, no. 3 (2015): 348–58.

Page, Sean, and Tracey Fletcher. "Auguste D: One Hundred Years On: 'The Person' Not 'the Case'." *Dementia* 5, no. 4 (2006): 571–83.

Paholikova, Kristina, Barbara Salingova, Alena Opattova, Rostislav Skrabana, Petra Majerova, Norbert Zilka, Branislav Kovacech, et al. "N-Terminal Truncation of Microtubule Associated Protein Tau Dysregulates Its Cellular Localization." *Journal of Alzheimer's Disease* 43, no. 3 (2015): 915–26.

Paravastu, Anant K., Isam Qahwash, Richard D. Leapman, Stephen C. Meredith, and Robert Tycko. "Seeded Growth of Beta-Amyloid Fibrils from Alzheimer's Brain–Derived Fibrils Produces a Distinct Fibril Structure." *Proceedings of the National Academy of Sciences of the United States of America* 106, no. 18 (2009): 7443–48.

Pardridge, William M. "Receptor-Mediated Peptide Transport Through the Blood-Brain Barrier." *Endocrine Reviews* 7, no. 3 (1986): 314–30.

Pasqualetti, Patrizio, Cristina Bonomini, Gloria Forno, Luca Paulon, Elena Sinforiani, Camillo Marra, Orazio Zanetti, and Paolo Maria Rossini. "A Randomized Controlled Study on Effects of Ibuprofen on Cognitive Progression of Alzheimer's Disease." *Aging Clinical and Experimental Research* 21, no. 2 (2009): 102–10.

Pedersen, Ward A., Pamela J. McMillan, J. Jacob Kulstad, James B. Leverenz, Suzanne Craft, and Gleb R. Haynatzki. "Rosiglitazone Attenuates Learning and Memory Deficits in Tg2576 Alzheimer Mice." *Experimental Neurology* 199, no. 2 (2006): 265–73.

Pericak-Vance, M., J. L. Bebout, P. C. Gaskell, L. H. Yamaoka, W. Y. Hung, M. J. Alberts, A. P. Walker, et al. "Linkage Studies in Familial Alzheimer Disease: Evidence for Chromosome 19 Linkage." *American Journal of Human Genetics* 48, no. 6 (1991): 1034–50.

Perry, Elaine K., Robert H. Perry, Garry Blessed, and Bernard E. Tomlinson. "Necropsy Evidence of Central Cholinergic Deficits in Senile Dementia." *The Lancet* 1, no. 8004 (1977): 189.

Petersen, Ronald C., Ronald G. Thomas, Michael Grundman, David Bennett, Rachelle Doody, Steven Ferris, Douglas Galasko, et al. "Vitamin E and Donepezil for the Treatment of Mild Cognitive Impairment." *New England Journal of Medicine* 352, no. 23 (2005): 2379–88.

Philippidis, Alex. "Top 15 Best-Selling Drugs of 2018: Sales for Most Treatments Grow Year-over-Year Despite Concerns over Rising Prices." *Genetic Engineering & Biotechnology News* 39, no. 4 (2019): 16–17.

Pierson, Ransdell. "Lilly's Drug for Alzheimer's Fails Big Trial; Shares Drop." Reuters. November 23, 2016. https://www.reuters.com/article/us-health-alzheimer-s-lilly/lillys-drug-for-alzheimers-fails-big-trial-shares-drop-idUSKBN13I146.

Pitkala, Kaisu H., Pirkko Routasalo, Hannu Kautiainen, Harri Sintonen, and Reijo S. Tilvis. "Effects of Socially Stimulating Group Intervention on Lonely, Older People's Cognition: A Randomized, Controlled Trial." *American Journal of Geriatric Psychiatry: Official Journal of the American Association for Geriatric Psychiatry* 19, no. 7 (2011): 654–63.

Platt, Lauren R., Concepción F. Estívariz, and Roland W. Sutter. "Vaccine-Associated Paralytic Poliomyelitis: A Review of the Epidemiology and Estimation of the Global Burden." *Journal of Infectious Diseases* 210 Suppl 1 (2014): S380–S389.

Prince, Martin, Anders Wimo, Maëlenn Guerchet, Gemma-Claire Ali, Yu-Tzu Wu, Matthew Prina, and Alzheimer's Disease International. *World Alzheimer Report 2015: The Global Impact of Dementia: An Analysis of Prevalence, Incidence, Cost and Trends.* London: Alzheimer's Disease International, 2015.

Prusiner, Stanley B. *Madness and Memory: The Discovery of Prions—A New Biological Principle of Disease.* New Haven, CT: Yale University Press, 2014.

Qizilbash, Nawab, Anne Whitehead, Julian Higgins, Gordon Wilcock, Lon Schneider, and Martin Farlow. "Cholinesterase Inhibition for Alzheimer Disease: A Meta-Analysis of the Tacrine Trials." *JAMA* 280, no. 20 (1998): 1777–82.

Quraishe, S., C. M. Cowan, and A. Mudher. "NAP (Davunetide) Rescues Neuronal Dysfunction in a Drosophila Model of Tauopathy." *Molecular Psychiatry* 18, no. 7 (2013): 834–42.

Rajasekhar, K., Malabika Chakrabarti, and T. Govindaraju. "Function and Toxicity of Amyloid Beta and Recent Therapeutic Interventions Targeting Amyloid Beta in Alzheimer's Disease." *Chemical Communications* 51, no. 70 (2015): 13434–50.

Rasmussen, Peter, Patrice Brassard, Helle Adser, Martin V. Pedersen, Lotte Leick, Emma Hart, Niels H. Secher, Bente K. Pedersen, and Henriette Pilegaard. "Evidence for a Release of Brain-Derived Neurotrophic Factor from the Brain During Exercise." *Experimental Physiology* 94, no. 10 (2009): 1062–69.

Rea, Thomas D., John C. Breitner, Bruce M. Psaty, Annette L. Fitzpatrick, Oscar L. Lopez, Anne B. Newman, William R. Hazzard, et al. "Statin Use and the Risk of Incident Dementia: The Cardiovascular Health Study." *Archives of Neurology* 62, no. 7 (2005): 1047–51.

Refolo, Lorenzo M., Miguel A. Pappolla, John Lafrancois, Brian Malester, S. D. Schmidt, Tara Thomas-Bryant, G. Stephen Tint, et al. "A Cholesterol-Lowering Drug Reduces β-Amyloid Pathology in a Transgenic Mouse Model of Alzheimer's Disease." *Neurobiology of Disease* 8, no. 5 (2001): 890–9.

Refolo, Lorenzo M., Miguel A. Pappolla, Brian Malester, John Lafrancois, Tara Bryant-Thomas, Rong Wang, G. Stephen Tint, Kumar Sambamurti, and Karen Duff. "Hypercholesterolemia Accelerates the Alzheimer's Amyloid Pathology in a Transgenic Mouse Model." *Neurobiology of Disease* 7, no. 4 (2000): 321–31.

Reger, Mark A., Samuel T. Henderson, Cathy Hale, Brenna Cholerton, Laura D. Baker, G. Stennis Watson, Karen Hyde, Darla Chapman, and Suzanne Craft. "Effects of β-Hydroxybutyrate on Cognition in Memory-Impaired Adults." *Neurobiology of Aging* 25, no. 3 (2004): 311–14.

Reger, Mark A., G. Stennis Watson, Pattie S. Green, Laura D. Baker, Brenna Cholerton, Mark A. Fishel, Stephen R. Plymate, et al. "Intranasal Insulin Administration Dose-Dependently Modulates Verbal Memory and Plasma Amyloid-β in Memory-Impaired Older Adults." *Journal of Alzheimer's Disease* 13, no. 3 (2008): 323–31.

Reger, Mark A., G. Stennis Watson, Pattie S. Green, Charles W. Wilkinson, Laura D. Baker, Brenna Cholerton, Mark A. Fishel, et al. "Intranasal Insulin Improves Cognition and Modulates β-Amyloid in Early AD." *Neurology* 70, no. 6 (2008): 440–8.

Reiman, Eric M., Kewei Chen, Gene E. Alexander, Richard J. Caselli, Daniel Bandy, David Osborne, Ann M. Saunders, and John Hardy. "Functional Brain Abnormalities in Young Adults at Genetic Risk for Late-Onset Alzheimer's Dementia." *Proceedings of the National Academy of Sciences of the United States of America* 101, no. 1 (2004): 284–89.

Reines, S. A., G. A. Block, J. C. Morris, G. Liu, M. L. Nessly, C. R. Lines, B. A. Norman, and C. C. Baranak. "Rofecoxib: No Effect on Alzheimer's Disease in a 1-Year, Randomized, Blinded, Controlled Study." *Neurology* 62, no. 1 (2004): 66–71.

Reisberg, Barry, Rachelle Doody, Albrecht Stöffler, Frederick Schmitt, Steven Ferris, and Hans Jörg Möbius. "Memantine in Moderate-to-Severe Alzheimer's Disease." *New England Journal of Medicine* 348, no. 14 (2003): 1333–41.

Reiswig, Gary. *The Thousand Mile Stare: One Family's Journey through the Struggle and Science of Alzheimer's*. Boston: Nicholas Brealey, 2010.

Reitz, Christiane, Ming-Xin Tang, Nicole Schupf, Jennifer Manly, Richard Mayeux, and José Luchsinger. "Association of Higher Levels of High-Density Lipoprotein Cholesterol in Elderly Individuals and Lower Risk of Late-Onset Alzheimer Disease." *Archives of Neurology* 67, no. 12 (2010): 1491–97.

Risner, M. E., A. M. Saunders, J. F. B. Altman, G. C. Ormandy, S. Craft, I. M. Foley, M. E. Zvartau-Hind, D. A. Hosford, and A. D. Roses. "Efficacy of Rosiglitazone in a Genetically Defined Population with Mild-to-moderate Alzheimer's Disease." *Pharmacogenomics Journal* 6, no. 4 (2006): 246–54.

Rivera, Enrique J., Alison Goldin, Noah Fulmer, Rose Tavares, Jack R. Wands, and Suzanne M. de la Monte. "Insulin and Insulin-Like Growth Factor Expression and Function Deteriorate with Progression of Alzheimer's Disease: Link to Brain Reductions in Acetylcholine." *Journal of Alzheimer's Disease* 8, no. 3 (2005): 247–68.

Rizzo, Maria Rosaria, Michelangela Barbieri, Virginia Boccardi, Edith Angellotti, Raffaele Marfella, and Giuseppe Paolisso. "Dipeptidyl Peptidase-4 Inhibitors Have Protective Effect on Cognitive Impairment in Aged Diabetic Patients with Mild Cognitive Impairment." *Journals of Gerontology Series A: Biomedical Sciences and Medical Sciences* 69, no. 9 (2014): 1122–31.

Roberts, Sam. "Allen Roses, Who Upset Common Wisdom on Cause of Alzheimer's, Dies at 73." *New York Times*. October 5, 2016. https://www.nytimes.com/2016/10/06/science/allen-roses-who-upset-common-wisdom-on-cause-of-alzheimers-dies-at-73.html.

Rodrigue, Karen, Kristen Kennedy, and Denise Park. "Beta-Amyloid Deposition and the Aging Brain." *Neuropsychology Review* 19, no. 4 (2009): 436–50.

Rodriguez, Guido, Paolo Vitali, Piero Calvini, Chiara Bordoni, Nicola Girtler, Gioconda Taddei, Giuliano Mariani, and Flavio Nobili. "Hippocampal Perfusion in Mild Alzheimer's Disease." *Psychiatry Research* 100, no. 2 (2000): 65–74.

Rogers, Joseph, Scott Webster, Lih-Fen Lue, Libuse Brachova, W. Harold Civin, Mark Emmerling, Brenda Shivers, Douglas Walker, and Patrick McGeer. "Inflammation and Alzheimer's Disease Pathogenesis." *Neurobiology of Aging* 17, no. 5 (1996): 681–86.

Rogers, Madolyn Bowman. "Immunotherapy II: Active Approaches Down, New Passive Crops Up." Alzforum. December 17, 2014. http://www.alzforum.org/news/conference-coverage/immunotherapy-ii-active-approaches-down-new-passive-crops.

———. "Large Study Questions Tomm40's Effect on AD Age of Onset." Alzforum. August 15, 2011. https://www.alzforum.org/news/research-news/large-study-questions-tomm40s-effect-ad-age-onset.

———. "Protective APP Mutation Found—Supports Amyloid Hypothesis." Alzforum. July 13, 2012. https://www.alzforum.org/news/research-news/protective-app-mutation-found-supports-amyloid-hypothesis.

Rogers, Sharon L., Rachelle S. Doody, Richard C. Mohs, and Lawrence T. Friedhoff. "Donepezil Improves Cognition and Global Function in Alzheimer Disease: A 15-Week, Double-Blind, Placebo-Controlled Study." *Archives of Internal Medicine* 158, no. 9 (1998): 1021–31.

Román, Gustavo C. "Vascular Dementia: Distinguishing Characteristics, Treatment, and Prevention." *Journal of the American Geriatrics Society* 51, no. 5 (2003): S296–S304.

Rondeau, Virginie. "A Review of Epidemiologic Studies on Aluminum and Silica in Relation to Alzheimer's Disease and Associated Disorders." *Reviews on Environmental Health* 17, no. 2 (2002): 107–22.

Rosenblum, William I. "Why Alzheimer Trials Fail: Removing Soluble Oligomeric Beta Amyloid Is Essential, Inconsistent, and Difficult." *Neurobiology of Aging* 35, no. 5 (2014): 969–74.

Roses, Allen D., M. W. Lutz, H. Amrine-Madsen, A. M. Saunders, D. G. Crenshaw, S. S. Sundseth, M. J. Huentelman, K. A. Welsh, and E. M. Reiman. "A TOMM40 Variable-Length Polymorphism Predicts the Age of Late-Onset Alzheimer's Disease." *Pharmacogenomics Journal* 10, no. 5 (2010): 375–84.

Rösler, Michael, Ravi Anand, Ana Cicin-Sain, Serge Gauthier, Yves Agid, Peter Dal-Bianco, Hannes B. Stähelin, Richard Hartman, and Marguirguis Gharabawi. "Efficacy and Safety of Rivastigmine in Patients with Alzheimer's Disease: International Randomised Controlled Trial." *BMJ* 318, no. 7184 (1999): 633–38.

Rowland, Christopher. "Pfizer Had Clues Its Blockbuster Drug Could Prevent Alzheimer's. Why Didn't It Tell the World?" *Washington Post.* June 4, 2019. Retrieved January 8, 2020, from https://www.washingtonpost.com/business/economy/pfizer-had-clues-its-blockbuster-drug-could-prevent-alzheimers-why-didnt-it-tell-the-world/2019/06/04/9092e08a-7a61-11e9-8bb7-0fc796cf2ec0_story.html.

Saba, Magdi M., Hector O. Ventura, Mohamed Saleh, and Mandeep R. Mehra. "Ancient Egyptian Medicine and the Concept of Heart Failure." *Journal of Cardiac Failure* 12, no. 6 (2006): 416–21.

Sakono, Masafumi, and Tamotsu Zako. "Amyloid Oligomers: Formation and Toxicity of Aβ Oligomers." *FEBS Journal* 277 (2010): 1348–58.

Salkovic-Petrisic, M., and S. Hoyer. "Central Insulin Resistance as a Trigger for Sporadic Alzheimer-Like Pathology: An Experimental Approach." *Journal of Neural Transmission* Suppl 72 (2007): 217–33.

Salloway, Stephen, Reisa Sperling, Nick C. Fox, Kaj Blennow, William Klunk, Murray Raskind, Marwan Sabbagh, et al. "Two Phase 3 Trials of Bapineuzumab in Mild-to-Moderate Alzheimer's Disease." *New England Journal of Medicine* 370, no. 4 (2014): 322–33.

Salloway, Stephen, Reisa Sperling, S. Gilman, Nick C. Fox, Kaj Blennow, Murray Raskind, Marwan Sabbagh, et al. "A Phase 2 Multiple Ascending Dose Trial of Bapineuzumab in Mild to Moderate Alzheimer Disease." *Neurology* 73, no. 24 (2009): 2061–70.

Sano, M., K. L. Bell, D. Galasko, J. E. Galvin, R. G. Thomas, C. H. van Dyck, and P. S. Aisen. "A Randomized, Double-Blind, Placebo-Controlled Trial of Simvastatin to Treat Alzheimer Disease." *Neurology* 77, no. 6 (2011): 556–63.

Sano, Mary, Christopher Ernesto, Ronald G. Thomas, Melville R. Klauber, Kimberly Schafer, Michael Grundman, Peter Woodbury, et al. "A Controlled Trial of Selegiline, Alpha-Tocopherol, or Both as Treatment for Alzheimer's Disease." *New England Journal of Medicine* 336, no. 17 (1997): 1216–22.

Santacruz, K., J. Lewis, T. Spires, J. Paulson, L. Kotilinek, M. Ingelsson, A. Guimaraes, et al. "Tau Suppression in a Neurodegenerative Mouse Model Improves Memory Function." *Science* 309, no. 5733 (2005): 476–81.

Santos-Lozano, Alejandro, Helios Pareja-Galeano, Fabian Sanchis-Gomar, Miguel Quindós-Rubial, Carmen Fiuza-Luces, Carlos Cristi-Montero, Enzo Emanuele, Nuria Garatachea, and Alejandro Lucia. "Physical Activity and Alzheimer Disease: A Protective Association." *Mayo Clinic Proceedings* 91, no. 8 (2016): 999–1020.

Sato, Tomohiko, Haruo Hanyu, Kentaro Hirao, Hidekazu Kanetaka, Hirofumi Sakurai, and Toshihiko Iwamoto. "Efficacy of PPAR-γ Agonist Pioglitazone in Mild Alzheimer Disease." *Neurobiology of Aging* 32, no. 9 (2011): 1626–33.

Sattler, Christine, Pablo Toro, Peter Schönknecht, and Johannes Schröder. "Cognitive Activity, Education and Socioeconomic Status as Preventive Factors for Mild Cognitive Impairment and Alzheimer's Disease." *Psychiatry Research* 196, no. 1 (2012): 90–95.

Saunders, A., W. Strittmatter, D. Schmechel, P. George-Hyslop, M. Pericak-Vance, S. Joo, B. Rosi, et al. "Association of Apolipoprotein E Allele ε-4 with Late-Onset Familial and Sporadic Alzheimer's Disease." *Neurology* 43, no. 8 (1993): 1467–72.

Schellenberg, Gerard D., Thomas D. Bird, Ellen M. Wijsman, Harry T. Orr, Leojean

Anderson, Ellen Nemens, June A. White, et al. "Genetic Linkage Evidence for a Familial Alzheimer's Disease Locus on Chromosome 14." *Science* 258, no. 5082 (1992): 668–71.

Schenk, Dale, Robin Barbour, Whitney Dunn, Grace Gordon, Henry Grajeda, Teresa Guido, Kang Hu, et al. "Immunization with Amyloid-β Attenuates Alzheimer-Disease-Like Pathology in the PDAPP Mouse." *Nature* 400, no. 6740 (1999): 173–77.

Schenk, Dale, Michael Hagen, and Peter Seubert. "Current Progress in Beta-Amyloid Immunotherapy." *Current Opinion in Immunology* 16, no. 5 (2004): 599–606.

Schoonjans, Kristina, and Johan Auwerx. "Thiazolidinediones: An Update." *The Lancet* 355, no. 9208 (2000): 1008–10.

Schöll, Michael, Ove Almkvist, Karin Axelman, Elka Stefanova, Anders Wall, Eric Westman, Bengt Långström, et al. "Glucose Metabolism and PIB Binding in Carriers of a His163Tyr Presenilin 1 Mutation." *Neurobiology of Aging* 32, no. 8 (2011): 1388–99.

Selkoe, Dennis J. "The Molecular Pathology of Alzheimer's Disease." *Neuron* 6, no. 4 (1991): 487–98.

Serafini, M., A. Ghiselli, and A. Ferro-Luzzi. "In Vivo Antioxidant Effect of Green and Black Tea in Man." *European Journal of Clinical Nutrition* 50 (1996): 28–32.

Serrano-Pozo, Alberto, Matthew P. Frosch, Eliezer Masliah, and Bradley T. Hyman. "Neuropathological Alterations in Alzheimer Disease." *Cold Spring Harbor Perspectives in Medicine* 1, no. 1 (2011): a006189.

Sevigny, Jeff, Ping Chiao, Thierry Bussière, Paul H. Weinreb, Leslie Williams, Marcel Maier, Robert Dunstan, et al. "The Antibody Aducanumab Reduces Aβ Plaques in Alzheimer's Disease." *Nature* 537, no. 7618 (2016): 50–56.

Shah, Kaushik, Shanal DeSilva, and Thomas Abbruscato. "The Role of Glucose Transporters in Brain Disease: Diabetes and Alzheimer's Disease." *International Journal of Molecular Sciences* 13 (2012): 12629–55.

Sherrington, R., E. I. Rogaev, Y. Liang, E. A. Rogaeva, G. Levesque, M. Ikeda, H. Chi, et al. "Cloning of a Gene Bearing Missense Mutations in Early-Onset Familial Alzheimer's Disease." *Nature* 375, no. 6534 (1995): 754–60.

Shimizu, Hiroko, Luc Tritsmans, Tomoko Santoh, Ayako Shiraishi, Masayoshi Takahashi, Yushin Tominaga, and Johannes Streffer. "Pharmacocokinetic and Pharmacodynamic Study (54861911alz1006) with a BACE Inhibitor, JNJ-54861911, in Healthy Elderly Japanese Subjects." *Alzheimer's & Dementia* 12, no. 7(2016) P612.

Shugart, Jessica. "China Approves Seaweed Sugar as First New Alzheimer's Drug in 17 Years." Alzforum. November 7, 2019. https://www.alzforum.org/news/research-news/china-approves-seaweed-sugar-first-new-alzheimers-drug-17-years.

Shughrue, P. J., P. J. Acton, R. S. Breese, W. Q. Zhao, E. Chen-Dodson, R. W. Hepler, A. L. Wolfe, et al. "Anti-ADDL Antibodies Differentially Block Oligomer Binding to Hippocampal Neurons." *Neurobiology of Aging* 31, no. 2 (2010): 189–202.

Shukitt-Hale, Barbara, Vivian Cheng, and James A Joseph. "Effects of Blackberries on Motor and Cognitive Function in Aged Rats." *Nutritional Neuroscience* 12, no. 3 (2009): 135–40.

Siemers, Eric R., Stuart Friedrich, Robert A. Dean, Celedon R. Gonzales, Martin R. Farlow, Steven M. Paul, and Ronald B. Demattos. "Safety and Changes in Plasma and Cerebrospinal Fluid Amyloid Beta After a Single Administration of an Amyloid Beta Monoclonal Antibody in Subjects with Alzheimer Disease." *Clinical Neuropharmacology* 33, no. 2 (2010): 67–73.

Siemers, Eric R., J. F. Quinn, J. Kaye, Martin R. Farlow, A. Porsteinsson, P. Tariot, P. Zoulnouni, et al. "Effects of a Gamma-Secretase Inhibitor in a Randomized Study of Patients with Alzheimer Disease." *Neurology* 66, no. 4 (2006): 602–4.

Siemers, Eric R., Karen L. Sundell, Christopher Carlson, Michael Case, Gopalan Sethuraman, Hong Liu-Seifert, Sherie A. Dowsett, et al. "Phase 3 Solanezumab Trials: Secondary Outcomes in Mild Alzheimer's Disease Patients." *Alzheimer's & Dementia: The Journal of the Alzheimer's Association* 12, no. 2 (2016): 110–20.

Sigurdsson, Einar M. "Tau Immunotherapies for Alzheimer's Disease and Related Tauopathies: Progress and Potential Pitfalls." *Journal of Alzheimer's Disease* 64, no. S1 (2018): S555–S565.

Simons, John. "Lilly Goes Off Prozac: The Drugmaker Bounced Back from the Loss of Its Blockbuster, but the Recovery Had Costs." *Fortune.* June 28, 2004. https://archive.fortune.com/magazines/fortune/fortune_archive/2004/06/28/374398/index.htm.

Singh, P. P., M. Singh, and S. S. Mastana. "ApoE Distribution in World Populations with New Data from India and the UK." *Annals of Human Biology* 33, no. 3 (2006): 279–308.

Singh, Sonal, Yoon K. Loke, and Curt D. Furberg. "Long-Term Risk of Cardiovascular Events with Rosiglitazone: A Meta-Analysis." *JAMA* 298, no. 10 (2007): 1189–95.

Smith, C. M., M. Swash, A. N. Exton-Smith, M. J. Phillips, P. W. Overstall, M. E. Piper, and M. R. Bailey. "Choline Therapy in Alzheimer's Disease." *The Lancet* 312, no. 8084 (1978): 318.

Smyth, Chris. "Scientists Create the First Drug to Halt Alzheimer's." *Times* (London). July 28, 2016. https://www.thetimes.co.uk/article/scientists-create-the-first-drug-to-halt-alzheimers-xzlkvrkvp.

Snowdon, David A. "Aging and Alzheimer's Disease: Lessons from the Nun Study." *The Gerontologist* 37, no. 2 (1997): 150–56.

Snowdon, David A., Susan J. Kemper, James A. Mortimer, Lydia H. Greiner, David R. Wekstein, and William R. Markesbery. "Linguistic Ability in Early Life and Cognitive Function and Alzheimer's Disease in Late Life: Findings from the Nun Study." *JAMA* 275, no. 7 (1996): 528–32.

Solomon, Alina, Miia Kivipelto, Benjamin Wolozin, Jufen Zhou, and Rachel Whitmer, "Midlife Serum Cholesterol and Increased Risk of Alzheimer's and Vascular Dementia Three Decades Later," *Dementia and Geriatric Cognitive Disorders* 28, no. 1 (2009): 75–80.

Sperling, Reisa A., Dorene M. Rentz, Keith A. Johnson, Jason Karlawish, Michael Donohue, David P. Salmon, and Paul Aisen. "The A4 Study: Stopping AD Before Symptoms Begin?" *Science Translational Medicine* 6, no. 228 (2014): 228fs13.

Staton, Tracy. "Eli Lilly—10 Largest U.S. Patent Losses." FiercePharma. October 24, 2011. https://www.fiercepharma.com/special-report/eli-lilly-10-largest-u-s-patent-losses.

———. "GSK Settles Bulk of Avandia Suits for $460m." FiercePharma. July 14, 2010.

https://www.fiercepharma.com/pharma/gsk-settles-bulk-of-avandia-suits-for-460m.

Steen, Eric, Benjamin M. Terry, Enrique J. Rivera, Jennifer L. Cannon, Thomas R. Neely, Rose Tavares, X. J. Xu, Jack R. Wands, and Suzanne M. de La Monte. "Impaired Insulin and Insulin-Like Growth Factor Expression and Signaling Mechanisms in Alzheimer's Disease—Is This Type 3 Diabetes?" *Journal of Alzheimer's Disease* 7, no. 1 (2005): 63–80.

Steensma, David P., Robert A. Kyle, and Marc A. Shampo. "Abbie Lathrop, the 'Mouse Woman of Granby': Rodent Fancier and Accidental Genetics Pioneer." *Mayo Foundation for Medical Education and Research* 85, no. 11 (2010): e83.

Stein, Donald, Simón Brailowsky, and Bruno Will. *Brain Repair*. Oxford: Oxford University Press, 1995.

Stelzmann, Rainulf A., H. Norman Schnitzlein, and F. Reed Murtagh. "An English-Translation of Alzheimer's 1907 Paper, 'Über Eine Eigenartige Erkankung Der Hirnrinde.' " *Clinical Anatomy* 8, no. 6 (1995): 429–31.

Stern, Yaakov. "What Is Cognitive Reserve? Theory and Research Application of the Reserve Concept." *Journal of the International Neuropsychological Society* 8, no. 3 (2002): 448–60.

Stern, Yaakov, Barry Gurland, Thomas K. Tatemichi, Ming Xin Tang, David Wilder, and Richard Mayeux. "Influence of Education and Occupation on the Incidence of Alzheimer's Disease." *JAMA* 271, no. 13 (1994): 1004–10.

Streffer, Johannes, Anne Börjesson-Hanson, Bianca Van Broeck, Pascale Smekens, Maarten Timmers, Ina Tesseur, Kanaka Tatikola, et al. "Pharmacodynamics of the Oral BACE Inhibitor JNJ-54861911 in Early Alzheimer's Disease." *Alzheimer's & Dementia: The Journal of the Alzheimer's Association* 12, no. 7 (2016): P199–P200.

St George-Hyslop, Peter, Jonathan Haines, E. Rogaev, M. Mortilla, G. Vaula, Margaret Pericak-Vance, Jean-Francois Foncin, et al. "Genetic Evidence for a Novel Familial Alzheimer's Disease Locus on Chromosome 14." *Nature Genetics* 2, no. 4 (1992): 330–4.

St George-Hyslop, Peter H., Rudolph E. Tanzi, Ronald J. Polinsky, Jonathan L. Haines, Linda Nee, Paul C. Watkins, Richard H. Myers, et al. "The Genetic Defect Causing Familial Alzheimer's Disease Maps on Chromosome 21." *Science* 235, no. 4791 (1987): 885–90.

Stöhr, Jan, Joel C. Watts, Zachary L. Mensinger, Abby Oehler, Sunny K. Grillo, Stephen J. Dearmond, Stanley B. Prusiner, and Kurt Giles. "Purified and Synthetic Alzheimer's Amyloid Beta (Aβ) Prions." *Proceedings of the National Academy of Sciences of the United States of America* 109, no. 27 (2012): 11025–30.

Strittmatter, Warren, Ann Saunders, Donald Schmechel, Margaret Pericak-Vance, J. Enghild, G. Salvesen, and A. Roses. "Apolipoprotein E: High-Avidity Binding to β-Amyloid and Increased Frequency of Type 4 Allele in Late-Onset Familial Alzheimer Disease." *Proceedings of the National Academy of Sciences of the United States of America* 90, no. 5 (1993): 1977–81.

Strobel, Gabrielle. "Biogen Antibody Buoyed by Phase 1 Data and Hungry Investors." Alzforum. March 25, 2015. https://www.alzforum.org/news/conference-coverage/biogen-antibody-buoyed-phase-1-data-and-hungry-investors.

Strum, Jay C., Ron Shehee, David Virley, Jill Richardson, Michael Mattie, Paula Selley, Sujoy Ghosh, et al. "Rosiglitazone Induces Mitochondrial Biogenesis in Mouse Brain." *Journal of Alzheimer's Disease* 11, no. 1 (2007): 45–51.

Ströhle, Andreas, Dietlinde K. Schmidt, Florian Schultz, Nina Fricke, Theresa Staden, Rainer Hellweg, Josef Priller, Michael A. Rapp, and Nina Rieckmann. "Drug and Exercise Treatment of Alzheimer Disease and Mild Cognitive Impairment: A Systematic Review and Meta-Analysis of Effects on Cognition in Randomized Controlled Trials." *American Journal of Geriatric Psychiatry* 23, no. 12 (2015): 1234–49.

Sun, Jingtao, and John Tower. "FLP Recombinase-Mediated Induction of Cu/Zn-Superoxide Dismutase Transgene Expression Can Extend the Life Span of Adult Drosophila melanogaster Flies." *Molecular and Cellular Biology* 19, no. 1 (1999): 216–28.

Sun, Jingtao, Donna Folk, Timothy J. Bradley, and John Tower. "Induced Overexpression of Mitochondrial Mn-Superoxide Dismutase Extends the Life Span of Adult Drosophila melanogaster." *Genetics* 161, no. 2 (2002): 661–72.

Sünram-Lea, Sandra I., Jonathan K. Foster, Paula Durlach, and Catalina Perez. "The Effect of Retrograde and Anterograde Glucose Administration on Memory Performance in Healthy Young Adults." *Behavioural Brain Research* 134, no. 1 (2002): 505–16.

Swerdlow, Russell H., Jeffrey M. Burns, and Shaharyar M. Khan. "The Alzheimer's Disease Mitochondrial Cascade Hypothesis." *Journal of Alzheimer's Disease* 20 Suppl 2 (2010): 265–79.

———. "The Alzheimer's Disease Mitochondrial Cascade Hypothesis: Progress and Perspectives." *Biochimica et Biophysica Acta* 1842, no. 8 (2014): 1219–31.

Swiatek, Jeff. "Lean Years Behind It, Eli Lilly Sees Growth in New Drugs." IndyStar. May 31, 2015. https://www.indystar.com/story/money/2015/06/01/lean-years-behind-eli-lilly-sees-growth-new-drugs/28172457/.

Sydow, Astrid, Ann Van der Jeugd, Fang Zheng, Tariq Ahmed, Detlef Balschun, Olga Petrova, Dagmar Drexler, et al. "Tau-Induced Defects in Synaptic Plasticity, Learning, and Memory Are Reversible in Transgenic Mice After Switching Off the Toxic Tau Mutant." *The Journal of Neuroscience* 31, no. 7 (2011): 2511–25.

Szabados, Tamás, Csaba Dul, Katalin Majtényi, Judit Hargitai, Zoltán Pénzes, and Rudolf Urbanics. "A Chronic Alzheimer's Model Evoked by Mitochondrial Poison Sodium Azide for Pharmacological Investigations." *Behavioural Brain Research* 154, no. 1 (2004): 31–40.

Takahashi, Masayoshi, Luc Tritsmans, Hiroko Shimizu, Tomoko Santoh, Ayako Shiraishi, Yushin Tominaga, and Johannes Streffer. "A Pharmacodynamic Study (54861911alz1008) with a BACE Inhibitor, JNJ-54861911 in Japanese Asymptomatic Subjects at Risk for Alzheimer's Dementia." *Alzheimer's & Dementia* 12, no. 7 (2016): P608.

Takeda Pharmaceutical Company. "Takeda and Zinfandel Pharmaceuticals Discontinue TOMMORROW Trial Following Planned Futility Analysis." January 25, 2018. https://www.takeda.com/newsroom/newsreleases/2018/takeda-tommorrows-trial/.

Tan, Zaldy S., Nicole L. Spartano, Alexa S. Beiser, Charles DeCarli, Sanford H. Auerbach, Ramachandran S. Vasan, and Sudha Seshadri. "Physical Activity, Brain Volume, and Dementia Risk: The Framingham Study." *Journals of Gerontology Series A: Biomedical Sciences and Medical Sciences* 72, no. 6 (2017): 789–95.

Tan, Zaldy Sy, Sudha Seshadri, Alexa Beiser, Peter W. F. Wilson, Douglas P. Kiel, Michael Tocco, Ralph B. D'Agostino, and Philip A. Wolf. "Plasma Total Cholesterol Level as a Risk Factor for Alzheimer Disease: The Framingham Study." *Archives of Internal Medicine* 163, no. 9 (2003): 1053–57.

Tang, Ming-Xin, Yaakov Stern, Karen Marder, Karen Bell, Barry Gurland, Rafael Lantigua, Howard Andrews, et al. "The Apoe-4 Allele and the Risk of Alzheimer Disease Among African Americans, Whites, and Hispanics." *JAMA* 279, no. 10 (1998): 751–55.

Tang, M. X., P. Cross, H. Andrews, D. M. Jacobs, S. Small, K. Bell, C. Merchant, et al. "Incidence of AD in African-Americans, Caribbean Hispanics, and Caucasians in Northern Manhattan." *Neurology* 56, no. 1 (2001): 49–56.

Tanskanen, Maarit. " 'Amyloid'—Historical Aspects." In *Amyloidosis*, ed. Dali Feng, 3–24. London: IntechOpen, 2013.

Tanzi, Rudolph E., and Ann B. Parson. *Decoding Darkness: The Search for the Genetic Causes of Alzheimer's Disease.* Cambridge, MA: Perseus, 2000.

Teri, Linda, Laura E. Gibbons, Susan M. McCurry, Rebecca G. Logsdon, David M. Buchner, William E. Barlow, Walter A. Kukull, et al. "Exercise Plus Behavioral Management in Patients with Alzheimer Disease: A Randomized Controlled Trial." *JAMA* 290, no. 15 (2003): 2015–22.

Terry, Robert D. "Alzheimer's Disease at Mid-Century (1927–1977) and a Little More." In *Alzheimer: 100 Years and Beyond*, ed. Mathias Jucker, Konrad Beyreuther, Christian Haass, Roger M. Nitsch, and Yves Christen, 59–61. Heidelberg: Springer, 2006.

———. "Dementia. A Brief and Selective Review." *Archives of Neurology* 33, no. 1 (1976): 1–4.

Thal, L. J., W. Rosen, N. S. Sharpless, and H. Crystal. "Choline Chloride Fails to Improve Cognition in Alzheimer's Disease." *Neurobiology of Aging* 2, no. 3 (1981): 205–8.

Thangthaeng, Nopporn, Margaret Rutledge, Jessica M. Wong, Philip H. Vann, Michael J. Forster, and Nathalie Sumien. "Metformin Impairs Spatial Memory and Visual Acuity in Old Male Mice." *Aging and Disease* 8, no. 1 (2017): 17–30.

Timmers, Maarten, Bianca Van Broeck, Steven Ramael, John Slemmon, Katja De Waepenaert, Alberto Russu, Jennifer Bogert, et al. "Profiling the Dynamics of CSF and Plasma Aβ Reduction After Treatment with JNJ-54861911, a Potent Oral BACE Inhibitor." *Alzheimer's & Dementia: Translational Research & Clinical Interventions* 2, no. 3 (2016): 202–12.

Tolar, Martin, Bruno Vellas, Jeffrey Cummings, Anton Porsteinsson, Susan Abushakra, and John Hey. "Efficacy of Tramiprosate in APOE4 Heterozygous Patients with Mild to Moderate AD: Combined Sub-Group Analyses from Two Phase 3 Trials." *Neurobiology of Aging* 39 (2016): S22.

Tomata, Yasutake, Kemmyo Sugiyama, Yu Kaiho, Kenji Honkura, Takashi Watanabe, Shu Zhang, Yumi Sugawara, and Ichiro Tsuji. "Green Tea Consumption and the Risk of Incident Dementia in Elderly Japanese: The Ohsaki Cohort 2006 Study."

American Journal of Geriatric Psychiatry 24, no. 10 (2016): 881–89.

Trompet, Stella, Peter Vliet, Anton Craen, Jelle Jolles, Brendan Buckley, Michael Murphy, Ian Ford, et al. "Pravastatin and Cognitive Function in the Elderly. Results of the PROSPER Study." *Journal of Neurology* 257, no. 1 (2010): 85–90.

Tuppo, Ehab E., and Hugo R. Arias. "The Role of Inflammation in Alzheimer's Disease." *International Journal of Biochemistry and Cell Biology* 37, no. 2 (2005): 289–305.

Tuttle, Katherine. "A 60-Year-Old Man with Type 2 Diabetes, Hypertension, Dyslipidemia, and Albuminuria." *Advanced Studies in Medicine* 5, no. 1A (2005): S34–S35.

Tzimopoulou, Sofia, Vincent J. Cunningham, Thomas E. Nichols, Graham Searle, Nick P. Bird, Prafull Mistry, Ian J. Dixon, et al. "A Multi-Center Randomized Proof-of-Concept Clinical Trial Applying [¹⁸F]FDG-PET for Evaluation of Metabolic Therapy with Rosiglitazone XR in Mild to Moderate Alzheimer's Disease." *Journal of Alzheimer's Disease* 22, no. 4 (2010): 1241–56.

Ueshima, Hirotsugu. "Hisayama Study." University of Minnesota. Accessed April 3, 2020. http://www.epi.umn.edu/cvdepi/study-synopsis/hisayama-study/.

Ufer, Mike, Marie Rouzade-Dominguez, Gunilla Huledal, Nicole Pezous, Alexandre Avrameas, Olivier David, Sandrine Kretz, et al. "Results from a First-in-Human Study with the BACE Inhibitor CNP520." *Alzheimer's & Dementia* 12, no. 7 (2016): P200.

United Nations, Department of Economic and Social Affairs Population Division. *World Population Ageing.* New York: United Nations, 2015.

U.S. Food and Drug Administration. "The Drug Development Process Step 3: Clinical Research." January 4, 2018. https://www.fda.gov/ForPatients/Approvals/Drugs/ucm405622.htm.

———. "FDA Drug Safety Communication: Important Safety Label Changes to Cholesterol-Lowering Statin Drugs." February 28, 2012. https://www.fda.gov/Drugs/DrugSafety/ucm293101.htm.

———. "FDA Warning Letter to Accera, Inc." Case Watch. December 26, 2013. https://quackwatch.org/cases/fdawarning/prod/fda-warning-letters-about-products-2013/accera/.

———. "Frequently Asked Questions about Medical Foods." May 2016. https://www.fda.gov/downloads/food/guidanceregulation/guidancedocumentsregula-toryinformation/ucm500094.pdf.

Van Cauwenberghe, Caroline, Christine Van Broeckhoven, and Kristel Sleegers. "The Genetic Landscape of Alzheimer Disease: Clinical Implications and Perspectives." *Genetics in Medicine* 18, no. 5 (2016): 421–30.

van Norden, Anouk G. W., Ewoud J. van Dijk, Karlijn F. de Laat, Philip Scheltens, Marcel G. M. Olderikkert, and F. E. de Leeuw. "Dementia: Alzheimer Pathology and Vascular Factors: From Mutually Exclusive to Interaction." *Biochimica et Biophysica Acta* 1822, no. 3 (2012): 340–9.

Verghese, Joe, Richard B. Lipton, Mindy J. Katz, Charles B. Hall, Carol A. Derby, Gail Kuslansky, Anne F. Ambrose, Martin Sliwinski, and Herman Buschke. "Leisure Activities and the Risk of Dementia in the Elderly." *New England Journal of Medicine* 348, no. 25 (2003): 2508–16.

Viola, Kirsten, and William Klein. "Amyloid β Oligomers in Alzheimer's Disease Pathogenesis, Treatment, and Diagnosis." *Acta Neuropathologica: Pathology and Mechanisms of Neurological Disease* 129, no. 2 (2015): 183–206.

Vitek, Michael, Keshab Bhattacharya, J. Michael Glendening, Edward Stopa, Helen Vlassara, Richard Bucala, Kirk Manogue, and Anthony Cerami. "Advanced Glycation End Products Contribute to Amyloidosis in Alzheimer Disease." *Proceedings of the National Academy of Sciences of the United States of America* 91, no. 11 (1994): 4766–70.

Vreugdenhil, Anthea, John Cannell, Andrew Davies, and George Razay. "A Community-Based Exercise Programme to Improve Functional Ability in People with Alzheimer's Disease: A Randomized Controlled Trial." *Scandinavian Journal of Caring Sciences* 26, no. 1 (2012): 12–19.

Wakefield, A., S. Murch, A. Anthony, J. Linnell, D. M. Casson, M. Malik, M. Berelowitz, et al. "Ileal-Lymphoid-Nodular Hyperplasia, Non-Specific Colitis, and Pervasive Developmental Disorder in Children." *The Lancet* 351, no. 9103 (1998): 637–41.

Walsh, Dominic M., and Dennis J. Selkoe. "A Critical Appraisal of the Pathogenic Protein Spread Hypothesis of Neurodegeneration." *Nature Reviews Neuroscience* 17, no. 4 (2016): 251–60.

Walsh, Dominic M., Igor Klyubin, Julia V. Fadeeva, William K. Cullen, Roger Anwyl, Michael S. Wolfe, Michael J. Rowan, and Dennis J. Selkoe. "Naturally Secreted Oligomers of Amyloid β Protein Potently Inhibit Hippocampal Long-Term Potentiation in Vivo." *Nature* 416, no. 6880 (2002): 535–39.

Walsh, Fergus. "Alzheimer's Drug Solanezumab Could Slow Patients' Decline." BBC News. July 23, 2015. https://www.bbc.com/news/av/health-33618682/alzheimer-s-drug-solanezumab-could-slow-patients-decline.

Wang, Hui-Xin, Anita Karp, Bengt Winblad, and Laura Fratiglioni. "Late-Life Engagement in Social and Leisure Activities Is Associated with a Decreased Risk of Dementia: A Longitudinal Study from the Kungsholmen Project." *American Journal of Epidemiology* 155, no. 12 (2002): 1081–87.

Wang, Jing, Denis Gallagher, Loren M. Devito, Gonzalo I. Cancino, David Tsui, Ling He, Gordon M. Keller, et al. "Metformin Activates an Atypical PKC-CBP Pathway to Promote Neurogenesis and Enhance Spatial Memory Formation." *Cell Stem Cell* 11, no. 1 (2012): 23–35.

Wang, J., S. Xiong, C. Xie, W. R. Markesbery, and M. A. Lovell. "Increased Oxidative Damage in Nuclear and Mitochondrial DNA in Alzheimer's Disease." *Journal of Neurochemistry* 93, no. 4 (2005): 953–62.

Wang, Xinglong, Wenzhang Wang, Li Li, George Perry, Hyoung-Gon Lee, and Xiongwei Zhu. "Oxidative Stress and Mitochondrial Dysfunction in Alzheimer's Disease." *Biochimica et Biophysica Acta* 1842, no. 8 (2014): 1240–7.

Wang, Xinyi, Guangqiang Sun, Jing Zhang, Xun Huang, Tao Wang, Zuoquan Xie, Xingkun Chu, et al. "Sodium Oligomannate Therapeutically Remodels Gut Microbiota and Suppresses Gut Bacterial Amino Acids–Shaped Neuroinflammation to Inhibit Alzheimer's Disease Progression." *Cell Research* 29, no. 10 (2019): 787–803.

Wang, Yaming, Marina Cella, Kaitlin Mallinson, Jason D. Ulrich, Katherine L. Young, Michelle L. Robinette, Susan Gilfillan, et al. "TREM2 Lipid Sensing Sustains the

Microglial Response in an Alzheimer's Disease Model." *Cell* 160, no. 6 (2015): 1061–71.

Watson, G. Stennis, and Suzanne Craft. "Modulation of Memory by Insulin and Glucose: Neuropsychological Observations in Alzheimer's Disease." *European Journal of Pharmacology* 490, no. 1 (2004): 97–113.

Watson, G. Stennis, Brenna A. Cholerton, Mark A. Reger, Laura D. Baker, Stephen R. Plymate, Sanjay Asthana, Mark A. Fishel, et al. "Preserved Cognition in Patients with Early Alzheimer Disease and Amnestic Mild Cognitive Impairment During Treatment with Rosiglitazone: A Preliminary Study." *American Journal of Geriatric Psychiatry* 13, no. 11 (2005): 950–8.

Weggen, Sascha, and Dirk Beher. "Molecular Consequences of Amyloid Precursor Protein and Presenilin Mutations Causing Autosomal-Dominant Alzheimer's Disease." *Alzheimer's Research & Therapy* 4, no. 9 (2012): 1–14.

Weingarten, Murray D., Arthur H. Lockwood, Shu-Yin Hwo, and Marc W. Kirschner. "A Protein Factor Essential for Microtubule Assembly." *Proceedings of the National Academy of Sciences of the United States of America* 72, no. 5 (1975): 1858–62.

Weintraub, S., M. M. Mesulam, R. Auty, R. Baratz, B. N. Cholakos, L. Kapust, B. Ransil, et al. "Lethicin in the Treatment of Alzheimer's Disease." *Archives of Neurology* 40, no. 8 (1983): 527–28.

Wharton, Whitney, James H. Stein, Claudia Korcarz, Jane Sachs, Sandra R. Olson, Henrik Zetterberg, Maritza Dowling, et al. "The Effects of Ramipril in Individuals at Risk for Alzheimer's Disease: Results of a Pilot Clinical Trial." *Journal of Alzheimer's Disease* 32, no. 1 (2012): 147–56.

Wheless, James W. "History of the Ketogenic Diet." *Epilepsia* 49 (2008): 3–5.

White, P., M. J. Goodhardt, J. P. Keet, C. R. Hiley, L. H. Carrasco, I. E. I. Williams, and D. M. Bowen. "Neocortical Cholinergic Neurons in Elderly People." *The Lancet* 309, no. 8013 (1977): 668–71.

Whitehouse, Peter. The Myth of Alzheimer's: What You Aren't Being Told About Today's Most Dreaded Diagnosis. New York: St. Martin's Press, 2008. Whitehouse, Peter J., Donald L. Price, Robert G. Struble, Arthur W. Clark, Joseph T. Coyle, and Mahlon R. Delong. "Alzheimer's Disease and Senile Dementia: Loss of Neurons in the Basal Forebrain." *Science* 215, no. 4537 (1982): 1237–39.

Wiedemann, Nils, Ann E. Frazier, and Nikolaus Pfanner. "The Protein Import Machinery of Mitochondria." *The Journal of Biological Chemistry* 279, no. 15 (2004): 14473–76.

Wilcock, Gordon K., Serge Gauthier, Giovanni B. Frisoni, Jianping Jia, Jiri H. Hardlund, Hans J. Moebius, Peter Bentham, et al. "Potential of Low Dose Leuco-Methylthioninium Bis (Hydromethanesulphonate) (LMTM) Monotherapy for Treatment of Mild Alzheimer's Disease: Cohort Analysis as Modified Primary Outcome in a Phase III Clinical Trial." *Journal of Alzheimer's Disease* 61, no. 1 (2017): 435–57.

Wilcock, Gordon K., Sean Lilienfeld, and Els Gaens. "Efficacy and Safety of Galantamine in Patients with Mild to Moderate Alzheimer's Disease: Multicentre Randomised Controlled Trial." *BMJ* 321, no. 7274 (2000): 1445–49.

Wilson, R. S., D. A. Bennett, J. L. Bienias, N. T. Aggarwal, Mendes De Leon, M. C. Morris, J. A. Schneider, and D. A. Evans. "Cognitive Activity and Incident AD in a

Population-Based Sample of Older Persons." *Neurology* 59, no. 12 (2002): 1910–4.

Wilson-Fritch, Leanne, Sarah Nicoloro, My Chouinard, Mitchell Lazar, Patricia C. Chui, John Leszyk, Juerg Straubhaar, Michael P. Czech, and Silvia Corvera. "Mitochondrial Remodeling in Adipose Tissue Associated with Obesity and Treatment with Rosiglitazone." *Journal of Clinical Investigation* 114, no. 9 (2004): 1281–89.

Winblad, Bengt, and N. Poritis. "Memantine in Severe Dementia: Results of the 9M-Best Study (Benefit and Efficacy in Severely Demented Patients During Treatment with Memantine)." *International Journal of Geriatric Psychiatry* 14, no. 2 (1999): 135–46.

Winblad, Bengt, Niels Andreasen, Lennart Minthon, Annette Floesser, Georges Imbert, Thomas Dumortier, R. P. Maguire, et al. "Safety, Tolerability, and Antibody Response of Active Aβ Immunotherapy with CAD106 in Patients with Alzheimer's Disease: Randomised, Double-Blind, Placebo-Controlled, First-in-Human Study." *The Lancet Neurology* 11, no. 7 (2012): 597–604.

Winblad, Bengt, Ana Graf, Marie-Emmanuelle Riviere, Niels Andreasen, and J. M. Ryan. "Active Immunotherapy Options for Alzheimer's Disease." *Alzheimer's Research & Therapy* 6, no. 7 (2014):1–12.

Wirak, D. O., R. Bayney, T. V. Ramabhadran, R. P. Fracasso, J. T. Hart, P. E. Hauer, P. Hsiau, et al. "Deposits of Amyloid β Protein in the Central Nervous System of Transgenic Mice." *Science* 253, no. 5017 (1991): 323–25.

Wischik, Claude M., Roger T. Staff, Damon J. Wischik, Peter Bentham, Alison D. Murray, John M. D. Storey, Karin A. Kook, and Charles R. Harrington. "Tau Aggregation Inhibitor Therapy: An Exploratory Phase 2 Study in Mild or Moderate Alzheimer's Disease." *Journal of Alzheimer's Disease* 44, no. 2 (2015): 705–20.

Wolf-Klein, Gisele, Felix A. Siverstone, Meryl S. Brod, Arnold Levy, Conn J. Foley, Val Termotto, and Joseph Breuer. "Are Alzheimer Patients Healthier?" *Journal of the American Geriatrics Society* 36, no. 3 (1988): 219–24.

Wolozin, Benjamin, Wendy Kellman, Paul Ruosseau, Gastone G. Celesia, and George Siegel, "Decreased Prevalence of Alzheimer Disease Associated with 3-hydroxy-3-methyglutaryl Coenzyme A Reductase Inhibitors," *Archives of Neurology* 57, no. 10 (2000): 1439–43.

Wongrakpanich, Supakanya, Amaraporn Wongrakpanich, Katie Melhado, and Janani Rangaswami. "A Comprehensive Review of Non-Steroidal Anti-Inflammatory Drug Use in the Elderly." *Aging and Disease* 9, no. 1 (2018): 143–50.

Woods, Bob, Elisa Aguirre, Aimee E. Spector, and Martin Orrell. "Cognitive Stimulation to Improve Cognitive Functioning in People with Dementia." *Cochrane Database of Systematic Reviews*, no. 2 (2012): CD005562.

World Health Organization. "The Top 10 Causes of Death." May 24, 2018. https://www.who.int/news-room/fact-sheets/detail/the-top-10-causes-of-death.

Wyss-Coray, Tony, and Joseph Rogers. "Inflammation in Alzheimer Disease—A Brief Review of the Basic Science and Clinical Literature." *Cold Spring Harbor Perspectives in Medicine* 2, no. 1 (2012): a006346.

Yaffe, Kristine, and Tina Hoang. "Nonpharmacologic Treatment and Prevention Strategies for Dementia." *Continuum* 19, no. 2 (2013): 372–81.

Yankner, Bruce A., Linda R. Dawes, Shannon Fisher, Lydia Villa-Komaroff, Mary

Oster-Granite, and Rachael L. Neve. "Neurotoxicity of a Fragment of the Amyloid Precursor Associated with Alzheimer's Disease." *Science* 245, no. 4916 (1989): 417–20.

Yankner, Bruce A., Lawrence K. Duffy, and Daniel A. Kirschner. "Neurotrophic and Neurotoxic Effects of Amyloid β Protein: Reversal by Tachykinin Neuropeptides." *Science* 250, no. 4978 (1990): 279–82.

Yoshitake, T., Y. Kiyohara, I. Kato, T. Ohmura, H. Iwamoto, K. Nakayama, S. Ohmori, et al. "Incidence and Risk Factors of Vascular Dementia and Alzheimer's Disease in a Defined Elderly Japanese Population: The Hisayama Study." *Neurology* 45, no. 6 (1995): 1161–68.

Young, Jeremy, Maaike Angevaren, Jennifer Rusted, and Naji Tabet. "Aerobic Exercise to Improve Cognitive Function in Older People Without Known Cognitive Impairment." *Cochrane Database of Systematic Reviews*, no. 4 (2015): CD005381.

Yu, Chang-En, Elizabeth Marchani, Georg Nikisch, Ulrich Müller, Dagmar Nolte, Andreas Hertel, Ellen M. Wijsman, and Thomas D. Bird. "The N141I Mutation in PSEN2: Implications for the Quintessential Case of Alzheimer Disease." *Archives of Neurology* 67, no. 5 (2010): 631–33.

Yuede, Carla M., Scott D. Zimmerman, Hongxin Dong, Matthew J. Kling, Adam W. Bero, David M. Holtzman, Benjamin F. Timson, and John G. Csernansky. "Effects of Voluntary and Forced Exercise on Plaque Deposition, Hippocampal Volume, and Behavior in the Tg2576 Mouse Model of Alzheimer's Disease." *Neurobiology of Disease* 35, no. 3 (2009): 426–32.

Zakaib, Gwyneth Dickey. "In Surprise, Placebo, Not Aβ Vaccine, Said to Slow Alzheimer's." Alzforum. June 6, 2014. https://www.alzforum.org/news/research-news/surprise-placebo-not-av-vaccine-said-slow-alzheimers.

Zandi, Peter P., James C. Anthony, Kathleen M. Hayden, Kala Mehta, Lawrence Mayer, and John C. S. Breitner. "Reduced Incidence of AD with NSAID But Not H2 Receptor Antagonists: The Cache County Study." *Neurology* 59, no. 6 (2002): 880–6.

Zandi, Peter P., James C. Anthony, Ara S. Khachaturian, Stephanie V. Stone, Deborah Gustafson, Joann T. Tschanz, Maria C. Norton, Kathleen Welsh-Bohmer, and John C. S. Breitner. "Reduced Risk of Alzheimer Disease in Users of Antioxidant Vitamin Supplements: The Cache County Study." *Archives of Neurology* 61, no. 1 (2004): 82–88.

Zandi, Peter P., D. L. Sparks, Ara S. Khachaturian, Joann Tschanz, Maria Norton, Martin Steinberg, Kathleen Welsh-Bohmer, and John C. S. Breitner. "Do Statins Reduce Risk of Incident Dementia and Alzheimer Disease? The Cache County Study." *Archives of General Psychiatry* 62, no. 2 (2005): 217–24.

Zhang, Bin, Jenna Carroll, John Q. Trojanowski, Yuemang Yao, Michiyo Iba, Justin S. Potuzak, Anne-Marie L. Hogan, et al. "The Microtubule-Stabilizing Agent, Epothilone D, Reduces Axonal Dysfunction, Neurotoxicity, Cognitive Deficits, and Alzheimer-Like Pathology in an Interventional Study with Aged Tau Transgenic Mice." *Journal of Neuroscience* 32, no. 11 (2012): 3601–11.

Zhu, H., X. Wang, M. Wallack, H. Li, I. Carreras, A. Dedeoglu, J. Y. Hur, et al. "Intraperitoneal Injection of the Pancreatic Peptide Amylin Potently Reduces Behavioral Impairment and Brain Amyloid Pathology in Murine Models of Alzheimer's Disease." *Molecular Psychiatry* 20, no. 2 (2014): 232–39.

Zilka, Norbert, Peter Filipcik, Peter Koson, Lubica Fialova, Rostislav Skrabana, Monika Zilkova, Gabriela Rolkova, Eva Kontsekova, and Michal Novak. "Truncated Tau from Sporadic Alzheimer's Disease Suffices to Drive Neurofibrillary Degeneration in Vivo." *FEBS Letters* 580, no. 15 (2006): 3582–88.

Zlokovic, Berislav V. "Neurovascular Pathways to Neurodegeneration in Alzheimer's Disease and Other Disorders." *Nature Reviews Neuroscience* 12, no. 12 (2011): 723–38.

索引

A

N

S